BOIRE MIEUX POUR VIVRE VIEUX

Pr Roger Corder

Publié avec le soutien de la Région Languedoc-Roussillon

Traduction : Florence Ludi

Conception graphique et réalisation : Catherine Julia (Montfrin)

Photo couverture : © Sean Ellis
Photo page 129 : © Cephas / Hervé Champollion
Illustrations : Jérôme Chardin d'après celles de Webster International Publishers Limited

Dépôt légal : 3e trimestre 2009

ISBN : 978-2-916878-42-3

Publié pour la première fois en 2007 par Sphere, en Grande-Bretagne, sous le titre *The Wine Diet*

www.thierrysouccar.com

À Sue, ma compagne épicurienne

REMERCIEMENTS

Je remercie Jancis Robinson et les autres membres du comité du Geoffrey roberts Award qui m'ont encouragé à approfondir les relations entre consommation de vin et longévité. Merci aussi à Adrian Webster qui m'a convaincu d'écrire ce livre afin que plus de gens comprennent l'importance de bien manger, de boire du vin rouge avec modération et de vivre une vie plus longue en bonne santé.

Je suis particulièrement reconnaissant envers Maggie Ramsay dont les conseils éditoriaux lors de la rédaction de ce livre ont été inestimables.

Un remerciement spécial aussi à mes nombreux collègues et collaborateurs qui ont pris part à ces recherches au cours des années passées et sans lesquels je n'aurai pas été en mesure d'écrire ce livre. Je suis également redevable à de nombreux viticulteurs et producteurs de vin qui m'ont offert de leur temps et fourni des échantillons de vin pour mes analyses en laboratoire.

SOMMAIRE

PRÉFACE À L'ÉDITION FRANÇAISE

La question de savoir si un verre quotidien de vin est bénéfique pour la santé ou non a fait l'objet récemment d'une forte polémique en France. Tout a commencé avec la publication en mars 2009 d'un rapport de l'Institut national du cancer (INCa) indiquant que la consommation d'alcool augmente le risque de cancer. Ainsi, selon quelques hérauts puritains de la santé, boire du vin serait aussi risqué que consommer des alcools forts. Cela a conduit à la diffusion du message de santé publique suivant : « *l'abstinence totale est la seule option envisageable pour rester en bonne santé.* »

Cette recommandation part du principe que toutes les boissons alcoolisées ont les mêmes effets. Pourtant, plusieurs études ont noté une diminution du risque de certains cancers chez les buveurs de vin, par rapport aux non-buveurs. Il est important de souligner que cette tendance ne s'observe qu'en cas de **consommation modérée** (1 à 2 verres quotidiens au cours des repas), et concerne plus particulièrement les buveurs de **vin rouge** qui ont une **alimentation équilibrée**. Donc, le meilleur conseil pour éviter le cancer – et qui est aussi le plus simple à suivre pour une majorité de personnes – devrait être en réalité :

« *Pour rester en bonne santé, ayez une alimentation équilibrée (avec moins de viande et de produits laitiers, plus de fruits et de légumes), et côté alcool, ne buvez que du vin (rouge de préférence) au cours des repas et toujours avec modération.* »

C'est le message de ce livre et c'est celui qui sera, je l'espère, le plus utile et agréable pour tous.

En dépit de ces controverses récentes sur la consommation de vin, ce qui fascine le monde entier depuis des années, c'est que le vin rouge peut prévenir les maladies cardiovasculaires. Cet effet protecteur fait régulièrement les gros titres depuis que le Pr Serge Renaud a démontré en 1991 que la consommation de vin rouge était à la base du *French paradox* (les Français meurent moins du cœur que les Anglais et les Américains en dépit de facteurs de risque semblables). De nombreuses théories ont été proposées pour expliquer les effets protecteurs du vin sur la santé cardiovasculaire. Et c'est parce que je voulais percer ce mystère que j'ai orienté mes recherches sur ce thème. Je dois avouer que le moment était bien choisi car les vins commençaient à évoluer vers des vins plus fruités et plus alcoolisés. Il était donc important de recueillir des informations sur les vins traditionnels avant qu'ils ne disparaissent au profit de ces vins modernes. *Boire mieux pour vivre vieux* relate un peu mon parcours dans ce champ disciplinaire. J'espère que vous le trouverez à la fois intéressant et fascinant. Et même si ce n'est pas un guide détaillé des vins, je parie que vous apprécierez bientôt les types de vin qui se sont révélés être les plus protecteurs pour le cœur selon mes recherches.

Mon goût pour le vin s'est développé grâce à un séjour de 5 ans à Genève où je travaillais comme chercheur au département de médecine de l'hôpital universitaire. L'offre étendue de vins dans les supermarchés et chez les cavistes, particulièrement de vins français ou italiens, alliée à la possibilité de rejoindre de grandes régions viticoles en quelques heures de voiture a facilité mon éducation œnologique. De plus, en francophiles accomplis que nous sommes ma femme et moi, nous avons souvent choisi la France pour nos vacances durant les 20 dernières années. Nous avons profité de nos séjours pour visiter de nombreux vignobles mais c'est par le biais de mes recherches que nous nous sommes rendus pour la première fois dans le Sud-Ouest de la France et que nous avons découvert les vins de cette région. Quel séjour riche en bonnes surprises cela a été ! Je suis heureux de le partager avec vous.

Bonne santé et longue vie à vous !

CHAPITRE 1

RESTER EN BONNE SANTÉ TOUTE SA VIE

C'EST UN FAIT : DANS L'ENSEMBLE, LES PERSONNES QUI BOIVENT du vin sont en meilleure santé que les abstinents, et elles vivent souvent plus longtemps. En disant cela, je ne prends pas mes désirs pour des réalités. Depuis de nombreuses années, je mène des recherches sur les bienfaits du vin pour la santé, dont il ressort que les consommateurs de cette boisson sont moins sujets que le reste de la population aux maladies cardiovasculaires, au diabète, ainsi qu'à la démence sénile. Est-ce dû au vin lui-même, au régime alimentaire de ces personnes ou à leur mode de vie ? Sans doute à l'association des trois. Dans ce livre, je vais exposer l'importance de ces trois facteurs pour le maintien d'un bien-être physique optimal, et expliquer pourquoi une consommation quotidienne de vin rouge fait partie d'une bonne hygiène de vie. Pour les personnes qui ne souhaitent pas en boire, je proposerai des aliments et des boissons pouvant procurer des bienfaits comparables.

NOTRE SANTÉ EST ENTRE NOS MAINS

La santé est un marché de poids. Du grand laboratoire pharmaceutique à la pharmacie de proximité, du service de chirurgie à cœur ouvert au cabinet du médecin de quartier, on dépense d'énormes sommes d'argent pour aider la population à rester « en bonne santé ». Néanmoins, et malgré les progrès fantastiques des cinquante dernières années, notamment en termes de nouveaux médicaments et d'outils diagnostiques de pointe, je ne peux m'empêcher de penser que ces améliorations favorisent parfois une santé déficiente. En effet, un grand nombre de consommateurs insouciants s'en remettent au tout-médicament ou sont éblouis par un hédonisme suicidaire selon lequel « on n'a qu'une seule vie » et il faut en jouir même si cela signifie adopter des habitudes risquant fort de les envoyer prématurément au cimetière. Une approche différente pourrait allonger leur vie – sans pour autant la rendre moins agréable.

Il arrive aussi que les consommateurs soient eux-mêmes leurs pires ennemis. Des études portant sur les facteurs qui guident les choix alimentaires ont ainsi montré que dans les pays dotés d'un bon système de santé la nécessité de manger sainement jouait un rôle minime dans les comportements d'achat et les habitudes diététiques. Il semblerait que les consommateurs attendent du système de santé qu'il fonctionne comme un filet de sécurité, réparant leurs mauvaises habitudes et leurs excès. Ils feraient mieux d'éviter de s'exposer chroniquement au risque de contracter un diabète ou une maladie cardiovasculaire, car il vaut toujours mieux prévenir que guérir ! Un exemple : il est couramment admis que le pontage coronarien, coûteuse opération chirurgicale, sauve de nombreuses vies. Mais si la personne opérée ne change pas radicalement son mode de vie et son régime alimentaire, cinq ans après l'intervention le risque d'une mort subite sera le même que si elle n'avait jamais été opérée. Dans une perspective préventive, cet ouvrage propose de nouvelles pistes sur les bons comportements à adopter si l'on cherche à rester en bonne santé.

Il est intéressant de noter que certaines des régions dont les habitants jouissent d'une bonne santé et d'une grande longévité – comme la Sardaigne, la Crète, ou les régions rurales du sud-ouest de la France – n'ont pas toujours des services de santé de pointe. En revanche, leurs habitants prennent soin de leur santé, mangent essentiellement des aliments frais non transformés, et boivent du vin tous les jours. Il serait bon que nous suivions leur exemple et que nous accordions tous une plus grande attention au maintien de notre santé, afin de jouir à long terme d'une meilleure qualité de vie et d'être moins dépendant de la médecine. Avec cet ouvrage, j'aimerais susciter une conscience accrue de la nécessité pour chacun d'agir de façon responsable lorsqu'il s'agit de sa santé. En la matière, manger des aliments frais et peu transformés – donc riches en macro- et micronutriments – est un premier pas absolument indispensable.

NOUS SOMMES CE QUE NOUS MANGEONS

Des études récentes indiquent qu'aux États-Unis et dans certaines parties de l'Europe, l'espérance de vie est en train de décroître. Cette tendance alarmante est en grande partie imputée à la spectaculaire augmentation de l'obésité. Mais si l'on croit souvent que les seuls fléaux devant être combattus pour retrouver la ligne sont les sucres et les graisses saturées, la situation est en réalité nettement plus compliquée.

Beaucoup de gens doivent se battre en permanence pour conserver leur poids idéal. Est-ce dû à ce qu'ils mangent ou à la vie qu'ils mènent ? Jusqu'à présent, les professionnels de santé n'ont pas été en mesure de fournir une réponse fiable à cette question et les conseils contradictoires émanant de différentes autorités gouvernementales, organisations sanitaires et autres gourous de la diététique ont semé la confusion dans les esprits. Mais ce qui est encore plus inquiétant, c'est que les régimes obéissent souvent à des modes et ne garantissent aucunement une amélioration durable de l'état physique de ceux qui les suivent. Dans ce livre, j'aborde un certain nombre des grands problèmes de santé auxquels nous sommes confrontés ainsi que le rôle de la mauvaise alimentation dans ces problèmes.

Il faut notamment savoir que les régimes amaigrissants entraînent fréquemment des carences en nutriments essentiels, augmentant le risque de tomber malades pour celles et ceux qui les suivent. Avant de décider de faire un régime, il est donc important de prendre conscience d'une réalité assez incroyable : beaucoup de personnes en surpoids souffrent d'une forme de malnutrition et un régime draconien aggrave généralement leur état. Comment cela est-il possible ? La réponse est simple. Au cours de son évolution, l'être humain s'est longtemps nourri d'aliments assez pauvres en calories. Aussi devait-il en manger des quantités, pour se procurer l'énergie nécessaire à sa survie. De cette manière, il bénéficiait d'un apport important en micronutriments, ces vitamines et minéraux dont notre corps a besoin pour conserver chaque cellule en bonne santé. Mais depuis environ un siècle, les Occidentaux absorbent une nourriture de plus en plus riche sur le plan énergétique. Il faut donc désormais manger une quantité moindre d'aliments pour absorber le même nombre de calories. Et qui dit moins d'aliments, dit moins de micronutriments.

Pour aggraver le problème, notre mode de vie a changé au cours des vingt à trente dernières années : notre dépense énergétique a diminué du fait de la nature plus sédentaire de la plupart des activités professionnelles et d'une vie quotidienne n'exigeant plus aucun exercice physique. Les chasseurs-cueilleurs que nous sommes toujours génétiquement parlant n'ont maintenant plus besoin de passer leur journée à chercher leur pitance : il suffit de passer un coup de fil pour qu'on nous livre une pizza à domicile. Et puisque nous bougeons moins, nos besoins en calories ont diminué. Parallèlement, notre alimentation est de plus en plus transformée, de moins en moins naturelle, et beaucoup de personnes qui ingèrent des aliments très caloriques manquent donc de vitamines et de minéraux. En conséquence, elles sont nombreuses – adultes comme enfants – à souffrir à la fois de carences nutritionnelles et d'un apport calorique trop important. Autrement dit, que vous soyez ou non en surpoids, si vous mangez beaucoup de frites et de pizzas mais peu de fruits et légumes, il est fort possible que vous souffriez de malnutrition ! Les conséquences sanitaires de cette situation ne sont évidemment pas comparables à celles que subissent les populations affamées de l'Afrique subsaharienne, mais son impact sur le bien-être à long terme apparaît de plus en plus clairement. L'obésité augmente le risque de maladies cardiovasculaires mais aussi de cancer, et il en va de même d'une consommation insuffisante de certains minéraux et vitamines. Il est donc temps de penser moins à notre poids et plus à ce que nous mangeons.

Un régime se fonde généralement sur le principe suivant : la réduction de la consommation d'aliments et de boissons entraîne une perte de poids. Le problème c'est que cela implique généralement une réduction préjudiciable de l'apport en nutriments importants. Par ailleurs, la plupart des régimes excluent les boissons alcoolisées. Pourtant, toutes les recherches médicales indiquent qu'une consommation régulière d'alcool peut être bénéfique pour la santé. C'est pourquoi, outre des recommandations nutritionnelles visant à accroître votre bien-être, le présent ouvrage contient des conseils sur la façon de profiter au mieux d'une consommation de vin modérée mais régulière. Les meilleurs régimes sont ceux que l'on observe toute sa vie et non ceux qui nous font retrouver la ligne après les fêtes. Une alimentation saine doit être complète sur tous les plans pour pallier les carences comme les excès. Vous trouverez dans ce livre des conseils diététiques qui vous aideront à atteindre cet objectif et ainsi à jouir durablement d'une bonne santé. Si vous les suivez, vous devriez de surcroît perdre du poids au passage.

Chaque chapitre traite d'un sujet particulier, mais vous constaterez à la lecture que tous sont liés car ils constituent les différentes facettes du thème unique de cet ouvrage – comment vivre bien, longtemps et en bonne santé.

VIN ET SANTÉ

Les conseils que vous trouverez dans cet ouvrage se fondent sur différentes études menées sur l'alimentation, la consommation de vin et les conditions de vie de quelques-unes des populations dont la santé et la longévité sont parmi les meilleures au monde. Dans ce livre, j'analyse les résultats indiquant qu'il est plus sain de boire du vin que de ne pas en boire. Les vingt dernières années ont vu une large reconnaissance des bienfaits d'une consommation modérée et régulière de vin rouge. Ce phénomène a connu un important retentissement à travers l'idée que la consommation de vin était le socle de ce que l'on appelle le *French paradox* (paradoxe français) selon lequel, malgré une forte consommation de graisses saturées, les Français sont statistiquement assez peu sujets aux maladies cardiovasculaires.

On ne peut pas pour autant prétendre que le vin soit à recommander en toute occasion, nous verrons que c'est plus compliqué que cela. Néanmoins, en associant des aliments riches en bons nutriments et une quantité modérée de vin, chacun d'entre nous peut jouir à la fois d'une bonne santé et des plaisirs de la vie. J'ai rassemblé et résumé dans cet ouvrage les études scientifiques les plus récentes et les plus importantes et j'en ai tiré les conclusions sur la meilleure façon de consommer du vin.

LE VIN, UNE BOISSON PROTECTRICE

Le vin (autrement dit le jus fermenté du raisin) a de nombreux composants. Mais quels sont ceux qui améliorent le plus notre bien-être ? Pour vous aider à comprendre la façon dont les scientifiques tentent de répondre à cette question, je vous présente dans cet ouvrage leurs recherches les plus récentes. Elles ont pour certaines été menées dans mon propre laboratoire mais aussi par d'autres chercheurs qui, dans ce domaine, tentent de déterminer précisément les propriétés protectrices de différents nutriments. Parmi ces derniers, je m'intéresserai particulièrement aux polyphénols alimentaires. C'est une famille de quelques milliers de substances chimiques végétales dont nous ignorons encore partiellement les effets et dont les mécanismes d'action sur la santé commencent à peine à être compris. Parmi les nombreuses formes de polyphénols, il est important de distinguer celles qui ont une action bénéfique sur notre bien-être.

La bonne santé de nos vaisseaux sanguins est la clé de celle de notre cœur, de notre cerveau et de tous nos organes. Il est également possible qu'elle contribue à prévenir le cancer. C'est pourquoi je mentionne les conclusions de recherches menées par mon laboratoire pour identifier les constituants du vin ayant une action vasoprotectrice. En bref, sachez d'ores et déjà que nous avons identifié les procyanidines (ou proanthocyanidines) comme étant l'élément-clé de l'action positive du vin sur la santé. Elles constituent les polyphénols les plus présents dans les vins rouges jeunes.

LA MAGIE DES PROCYANIDINES

De nombreux aliments contiennent des procyanidines, substances chimiques végétales qui abondent dans la nature (mais que les procédés modernes de transformation alimentaire détruisent hélas en grande partie). C'est le cas de la pomme (l'adage « une pomme par jour éloigne le médecin pour toujours » pourrait renfermer plus de vérité qu'on ne le supposait), des airelles, du cacao et du chocolat – d'ailleurs l'histoire de ce dernier est intimement liée à son action sur la santé. Les procyanidines ne représentent qu'un sous-groupe parmi les milliers de polyphénols alimentaires. Les grenades et les noix contiennent d'autres types de polyphénols qui ont eux aussi de puissants effets positifs sur les vaisseaux sanguins. Si vous ne souhaitez pas boire d'alcool, il existe donc des moyens d'augmenter néanmoins votre consommation quotidienne de polyphénols.

VIVRE EN BONNE SANTÉ JUSQU'À 100 ANS ET PLUS

Vous n'avez pas la moindre envie de « finir » centenaire, physiquement amoindri(e) et dépendant(e) de l'aide d'autrui ? Ce n'est pourtant pas là le destin inéluctable d'un nonagénaire ou même d'un centenaire. Un nombre croissant d'études montre en effet que les personnes qui mènent une vie active et saine – et boivent d'ailleurs souvent un verre ou deux de vin par jour – vivent plus longtemps que la moyenne. Il est absolument indispensable d'être actif et d'avoir une alimentation équilibrée et saine. Lorsque nous ne respectons pas cette hygiène de vie, notre santé générale tend à décliner. Les deux principaux risques affectant les personnes âgées sont la démence et les maladies des yeux. Or, tous deux sont influencés par le régime alimentaire. Beaucoup de seniors rechignent à se nourrir correctement, surtout lorsqu'ils sont seuls à table ; ils choisissent souvent des aliments hypercaloriques ou tout préparés, inadéquats du point de vue nutritionnel. Or, un corps vieillissant a besoin de moins de calories et utilise moins bien les vitamines et les minéraux. Pour être en bonne santé quel que soit son âge, il est nécessaire d'adapter son apport calorique à ses besoins et manger de façon variée, notamment beaucoup de fruits et légumes.

Les recherches portant sur les facteurs de la longévité suscitent un grand intérêt, car elles suggèrent que l'on pourrait découvrir une formule secrète permettant à chacun de nous de dépasser son espérance de vie initiale. De nombreuses enquêtes ont été menées sur les populations jouissant d'une bonne santé et d'une longévité hors normes. Dans ce domaine, mes propres recherches ont porté sur le vin que l'on boit en Sardaigne, en Crète, dans le sud-ouest de la France et en Géorgie (l'ancienne République soviétique, pas l'État américain). Elles ont permis d'acquérir de nouvelles connaissances sur le type de vin le plus favorable à une bonne santé à long terme ; elles indiquent également que le *French paradox*, loin d'être une aberration statistique, révèle au contraire un aspect fondamental de l'alimentation et de la santé, qu'il serait utile d'étudier de plus près.

LA SANTÉ VIENT EN BUVANT

Il est important de savoir à quoi correspond une consommation de vin bonne pour la santé, et quelles habitudes les amateurs de vin devraient éviter. La question de savoir si tous les vins rouges apportent les mêmes bienfaits est également intéressante. Des tests menés dans mon laboratoire ont montré que certains vins rouges contiennent beaucoup plus de procyanidines (les polyphénols qui améliorent le fonctionnement des vaisseaux sanguins) que d'autres, et permettent donc d'obtenir un bénéfice maximum tout en buvant moins. Mais quelles bouteilles choisir ? Je présente au chapitre sept une sélection des vins les plus intéressants, et décris les caractéristiques communes qu'ils présentent en termes de pratiques viticoles, de cépages ou de choix œnologiques, afin de permettre aux lecteurs de se procurer des vins comparables. Et parce qu'en termes de santé, boire en mangeant est la meilleure façon de tirer profit du vin, tous ceux que je recommande accompagneront parfaitement vos repas.

AMÉLIORER SA SANTÉ PAR L'ALIMENTATION ET L'HYGIÈNE DE VIE

On répond à la plupart des maladies par des médicaments ou des interventions chirurgicales. C'est une manière de combattre les symptômes ou de modifier l'évolution du mal, mais ne vaudrait-il pas mieux tenter de rester en bonne santé toute sa vie et faire ainsi régresser les maladies graves, notamment le cancer ? Il serait également bon d'investir dans la recherche sur les processus du vieillissement afin de faire de l'âge avancé non pas une période de déclin physique inéluctable, mais une phase où l'on jouit encore d'une bonne vitalité.

Il est de plus en plus communément admis que des maladies chroniques progressives comme les maladies cardiovasculaires, le diabète, la démence ou différentes formes de perte de la vision comportent un certain nombre de symptômes communs sous-jacents, dont le plus important est sans doute un mauvais fonctionnement des vaisseaux sanguins, notamment des capillaires. Dans ce domaine, des recherches récentes ont donné lieu à des découvertes surprenantes. Par exemple, il s'avère que l'ostéoporose est plus répandue chez les personnes présentant des facteurs de risque de maladies cardiovasculaires. Mais est-ce parce qu'une alimentation et un mode de vie favorisant ces maladies augmentent également le risque d'ostéoporose ? Ou bien parce que des anomalies vasculaires consécutives à ces maladies modifient le métabolisme osseux, entraînant ainsi l'ostéoporose ?

On étudie également les facteurs alimentaires qui pourraient influer sur le risque de cancer. Par exemple, on sait qu'une nourriture riche en flavonoïdes (un type de polyphénols) réduit non seulement la gravité des maladies cardiaques, mais aussi la fréquence des cancers. Mais cela vient-il de ce que les flavonoïdes bloquent la croissance des cellules cancéreuses, ou de ce qu'ils améliorent la santé vasculaire (notamment ceux du vin rouge), ce qui rend la croissance des tumeurs ou la propagation des cellules cancéreuses plus difficile ?

Quant au surpoids, il augmente le risque de nombreux problèmes de santé. Et ne pas manger les bons aliments ne fait qu'aggraver la situation. Il est donc primordial d'adopter une alimentation qui contribue à éviter la prise de poids mais aussi à améliorer notre santé globale. Si depuis une vingtaine d'années, la graisse a été montrée du doigt par les professionnels de la minceur et l'industrie agro-alimentaire, il est maintenant avéré que certaines graisses sont bénéfiques. Par exemple, les « acides gras essentiels » sont des graisses dont notre corps a besoin pour bien fonctionner. Les matières grasses contribuent également à l'absorption de micronutriments, dont certaines vitamines. Les régimes très pauvres en graisses ne sont donc pas à conseiller pour être en pleine forme.

Dans ce contexte où la recherche avance à grands pas mais où de nombreuses questions subsistent encore, et où les régimes alimentaires successifs contribuent à brouiller les pistes, ce livre souligne l'importance d'une alimentation complète pour qui veut jouir d'un bien-être maximum. Tandis que dans un simple régime équilibré, l'accent est mis sur la nécessité d'une combinaison d'aliments choisis en fonction de leur composition en glucides, graisses et protéines, *une alimentation complète* signifie que l'on consomme des aliments variés afin d'assurer un apport optimal en nutriments essentiels, vitamines et minéraux, dans le cadre d'un régime équilibré. Je recommande des aliments sains, tout en proposant des clés pour comprendre en quoi certains modes de vie et de nourriture peuvent être des facteurs de risque de maladie.

Par ailleurs, j'insiste sur le fait qu'il est crucial de se dépenser physiquement pour équilibrer sa consommation de calories et sa dépense énergétique. De plus, l'exercice donne de l'énergie et une bonne image de soi. Je crois sincèrement qu'une meilleure compréhension de la façon dont l'alimentation affecte la santé peut vous convaincre de l'importance de changer certaines de vos habitudes. Et si vous ne vous sentez pas en mesure d'abandonner immédiatement l'une ou l'autre d'entre elles, vous saurez sans doute vous adapter progressivement à un mode de vie et à une nourriture plus favorables, une fois que vous connaîtrez les conséquences des comportements à éviter.

Je plaide également en faveur d'une alimentation complète se passant d'un recours à des suppléments minéraux ou vitaminiques. L'efficacité de ces produits n'a jamais été prouvée par des essais cliniques, et certaines études minutieuses menées sur les compléments vitaminiques à haute dose ont même montré qu'ils étaient parfois plus nocifs que bénéfiques. Pour jouir d'une santé optimale, il vaut donc mieux ne pas se fier à ce genre de substituts, mais privilégier une grande variété d'aliments à fort apport nutritionnel, répartis sur des cycles d'une semaine ou plus. C'est ainsi que nous pouvons avoir toujours des réserves suffisantes de vitamines et de minéraux.

MES RECETTES SANTÉ

Le dernier chapitre propose des recettes faciles à réaliser, étudiées pour vous apporter une alimentation complète. Elles constituent la base même du régime alimentaire que je propose, qui est un régime santé de type méditerranéen incluant une consommation quotidienne de vin rouge. Cependant, les abstinents peuvent suivre les conseils diététiques en faisant l'impasse sur le vin, car l'effet protecteur des procyanidines est assuré par cette sélection de recettes, qui utilisent des ingrédients riches en polyphénols permettant de réaliser des mets savoureux et sains. À votre santé !

CHAPITRE 2

LES EFFETS DU VIN SUR LA SANTÉ

DANS LA MYTHOLOGIE GRECQUE, LE NECTAR ÉTAIT LA BOISSON des Dieux – *nectar* signifiant « qui triomphe de la mort ». Quand les Grecs de l'Antiquité comparaient le vin au nectar, avaient-ils déjà conscience de ses bienfaits sur la santé ? Vers 400 av. J.-C., le médecin grec Hippocrate utilisait déjà le vin comme antiseptique, diurétique et sédatif. Plus tard, Galien, médecin et érudit grec du IIe siècle ap. J.-C., développa son usage médical, et écrivit un ouvrage d'hygiène (hygiène signifiant dans ce contexte « conservation de la santé ») intitulé *De Sanitate Tuenda*, qui traitait des vertus thérapeutiques du vin. Avant la découverte des procédés modernes de fabrication, le vin garantissait aux potions médicinales un degré de stabilité et de propreté que l'eau n'aurait pu leur fournir. D'ailleurs, le chimiste français Louis Pasteur (1822-95), dont les travaux révolutionnaires constituent la base de la microbiologie moderne, pensait que « Le vin est la plus saine et la plus hygiénique des boissons. »

Au fil des siècles, d'autres grands personnages ont évoqué les bienfaits du vin sur la santé. Parmi eux Arnaud de Villeneuve, médecin et philosophe catalan du XIIIe siècle, qui écrivit un manuel de santé intitulé *Regimen Sanitatis*, dans lequel il conseillait de boire du vin à table mais mettait en garde contre les éventuels dommages causés par une consommation de vin en dehors des repas. Ou encore au XVIe siècle, le médecin suisse Paracelse considéré par certains comme le père de la thérapeutique moderne, qui déclara : « Le vin est un aliment, un médicament, et un poison – ce n'est une question de dose. »

LES *AUSTRALIAN WINE DOCTORS*

Dans l'Australie du XIXe siècle, la profession médicale fut intimement liée au développement de certains des premiers vignobles et à l'introduction du vin dans la vie des colons. L'influence de ces *Australian wine doctors* est encore perceptible aujourd'hui. En 1814, les bateaux qui déportaient des condamnés vers l'Australie connaissant une mortalité élevée, le Gouverneur Macquarie demanda au Dr William Redfern d'enquêter sur les conditions de vie à leur bord. Afin de prévenir la malnutrition et le scorbut (carence grave en vitamine C) parmi les passagers, Redfern recommanda, entre autres, de leur distribuer quotidiennement un quart de pinte (environ 12 cl) de vin additionné de jus de citron. En cela, il suivait simplement les pratiques antiscorbutiques les plus efficaces de l'époque. En effet, le chirurgien naval écossais Dr James Lind avait découvert en 1747 l'importance des agrumes contre le scorbut. L'ajout du vin par Redfern reflète quant à lui les croyances de l'époque sur les effets bénéfiques du vin sur la santé.

William Redfern fut le premier médecin à mettre en place son propre vignoble à Campbellfields au sud-ouest de Sydney et, à sa suite, beaucoup de ses confrères créèrent des domaines viticoles en Australie. Parmi eux, on peut distinguer trois figures marquantes, eu égard à leur grande influence sur la production de vin australien : les docteurs Lindeman, Penfold, et Kelly. Avant d'émigrer vers l'Australie, Henry John Lindeman et Christopher Rawson Penfold avaient tous deux été formés au St. Bartholomew's Hospital de Londres. En raison de mes propres liens avec cet hôpital depuis 1978, j'ai une affinité personnelle avec ces médecins.

C'est en parcourant l'Europe que Lindeman s'était pris de fascination pour les effets bénéfiques du vin sur la santé. Il émigra en Australie en 1840. Inquiet de la forte consommation de spiritueux qu'il y constata, il décida d'éduquer les premiers colons sur les aspects positifs du vin. En 1843, il planta ses premières vignes à Cawarra (Hunter Valley, Nouvelle-Galles du Sud). Dans un courrier adressé en 1871 à la *New South Wales Medical Gazette*, il recommandait que l'on fasse du vin la boisson nationale, en raison de ses bienfaits sur la santé physique comme sur le bien-être mental.

Penfold obtint pour sa part son doctorat de médecine en 1838 (quatre ans après Lindeman) et c'est en 1844 qu'il émigra en Australie-Méridionale avec sa femme et sa petite fille. Convaincu de l'intérêt médical du vin, il amena dans ses bagages des boutures de vignes issue du Midi de la France ; il les planta à Magill, à la périphérie est d'Adélaïde. Au début il ne produisit que des vins mutés (c'est-à-dire fortifiés à l'alcool), principalement pour ses patients. Mais la demande augmentant, le domaine Magill Estate se développa rapidement. Dans les années 1920, on disait qu'une bouteille de vin australien sur deux venait de chez Penfold.

Le Dr Alexander Charles Kelly avait, lui, suivi ses études à l'université d'Édimbourg avant d'émigrer en 1840 dans la région d'Adélaïde. Il acheta des terres à Morphett Vale, au sud d'Adélaïde, et commença à cultiver la vigne vers 1845. Kelly devint un spécialiste en matière d'élaboration du vin et publia en 1861 *The Vine in Australia*. Cet ouvrage contenant des informations détaillées sur les meilleures pratiques vitivinicoles allait avoir un retentissement considérable. En 1862, avec le soutien de cinq hommes d'affaires parmi les plus importants d'Adélaïde, Kelly fonda la Tintara Vineyard Company, prenant en charge la création du vignoble et de la cave du même nom près de McLaren Vale. Mais en dépit de son expertise, l'entreprise se solda par un échec commercial. Racheté en 1877 par Thomas Hardy, Tintara devint le cœur de l'entreprise vinicole éponyme. C'est aujourd'hui encore un important centre de production de vin.

Étonnamment, alors qu'au XIXe siècle les *Australian wine doctors* étaient déjà convaincus des bienfaits du vin et avaient sans doute amassé nombre de connaissances empiriques, ce n'est que très récemment que la recherche scientifique s'est penchée sur les rapports existant entre vin et santé.

LA RECHERCHE AU XXE SIÈCLE

En 1926, le biologiste américain Raymond Pearl fit état de données médicales prouvant qu'une consommation modérée d'alcool pouvait être bonne pour la santé. Au cours des recherches qu'il menait sur la tuberculose dans l'État du Maryland, Pearl avait découvert que les malades qui buvaient des quantités modérées d'alcool vivaient plus longtemps que les abstinents. En rendant ses observations publiques, il courait le risque de se heurter à une forte opposition, car c'était durant la Prohibition (1920-33). À cette époque, on connaissait déjà parfaitement les effets de l'excès d'alcool, mais c'était le première fois qu'une étude scientifique établissait qu'une consommation modérée n'était, elle, *en aucun cas dommageable* (ce qui ne signifie d'ailleurs pas qu'il n'y avait pas déjà eu des études du même type qui se seraient perdues dans les archives médicales…).

Datant de 1933, la couverture de la carte routière française ci-contre indique que d'autres personnes dans le monde étaient mues par le même genre d'idées.

Attribuer au vin des bienfaits sur la santé n'est certes pas une démarche nouvelle. Mais la question qui a tant fait débat ces derniers temps est de savoir si toutes les boissons alcoolisées ont les mêmes vertus – particulièrement lorsque un certain nombre de gardiens de la moralité affirment que consommer de l'alcool ne peut que nuire à la santé. Examinons donc les effets d'une consommation d'alcool sur la santé.

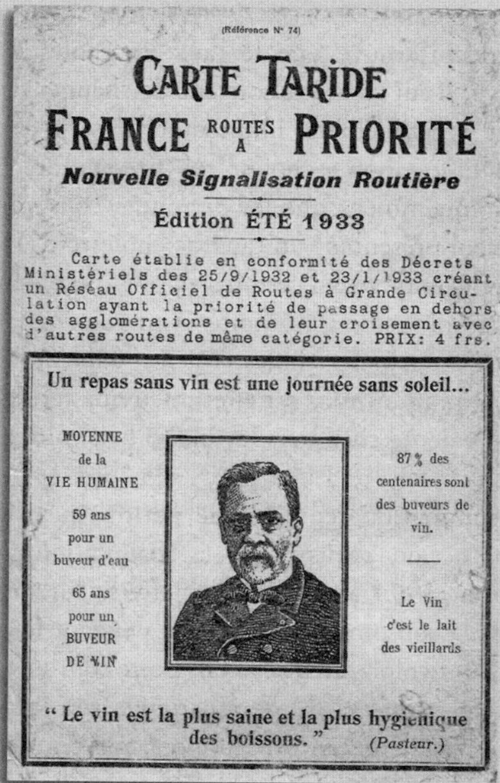

(Référence N° 74)

CARTE TARIDE

FRANCE ROUTES A PRIORITÉ

Nouvelle Signalisation Routière

Édition ÉTÉ 1933

Carte établie en conformité des Décrets Ministériels des 25/9/1932 et 23/1/1933 créant un Réseau Officiel de Routes à Grande Circulation ayant la priorité de passage en dehors des agglomérations et de leur croisement avec d'autres routes de même catégorie. PRIX : 4 frs.

Un repas sans vin est une journée sans soleil...

MOYENNE de la VIE HUMAINE

59 ans pour un buveur d'eau

65 ans pour un BUVEUR DE VIN

87 % des centenaires sont des buveurs de vin.

Le Vin c'est le lait des vieillards

" Le vin est la plus saine et la plus hygiénique des boissons. " (Pasteur.)

Aux XIXe et XXe siècles, Taride publia des cartes routières de France. La couverture de celle-ci, qui date de 1933, mentionne les bienfaits du vin :

- « Moyenne de la vie humaine – 59 ans pour un buveur d'eau, 65 ans pour un buveur de vin »
- « 87 % des centenaires sont des buveurs de vin »
- « Le vin c'est le lait des vieillards »

Je remercie le Professeur Sandro Capponi de l'université de Genève pour m'avoir signalé cette carte ancienne.

LES EFFETS DE L'ALCOOL

Lorsqu'un médecin trouve que le taux de cholestérol total d'un patient est élevé, il lui conseille souvent de changer d'alimentation. Or, ce qui est véritablement inquiétant, c'est un faible taux de cholestérol HDL, le « bon » cholestérol (lire encadré ci-contre). On observe ainsi fréquemment que les personnes consommant régulièrement de l'alcool présentent un taux de cholestérol HDL supérieur à celui de non-buveurs. Aussi certains en ont-ils conclu que l'intérêt sanitaire de l'alcool résidait au moins pour moitié dans ce pouvoir d'augmentation du « bon » cholestérol. En effet, le vin, la bière et les spiritueux produisent tous cet effet, bien que cette augmentation ne soit pas équivalente chez tous les individus, voire même très faible chez certains.

Une consommation régulière de petites quantités d'alcool a également une action positive sur la coagulation sanguine. Une étude publiée en 1994 a examiné les effets, sur des hommes en bonne santé, de la consommation d'alcool pendant le dîner. Pendant plusieurs jours, les volontaires devaient boire soit 400 ml d'eau, soit un litre de bière, soit 400 ml de vin rouge, soit 144 ml de spiritueux – ce qui représente environ 40 g d'alcool pour chaque boisson alcoolisée. Toutes les boissons alcoolisées augmentèrent l'activateur tissulaire du plasminogène (tPA), une substance qui active l'enzyme désagrégeant localement les caillots dans les vaisseaux sanguins. De plus, l'augmentation de tPA induite par l'alcool se prolongeait jusqu'au matin suivant. Ce fut une découverte importante, car elle signifiait que consommer de l'alcool dans la soirée avait un effet anti-coagulant jusqu'au lendemain. Étant donné que les infarctus se produisent souvent tôt le matin, cette inhibition de la formation de caillots aurait un effet protecteur non négligeable chez les buveurs modérés. Il vaut donc mieux accompagner son dîner d'un peu de vin que boire uniquement de l'eau.

QU'EST-CE QUE LE CHOLESTÉROL ?

Vous avez sans doute déjà entendu parler du « bon » et du « mauvais » cholestérol. Le cholestérol est une substance grasse produite par le corps humain, qui en a besoin pour être en bonne santé. Mais si le corps produit trop de cholestérol, celui-ci risque de s'accumuler sur les parois des vaisseaux sanguins. Avec le temps, ces dépôts graisseux s'oxydent et durcissent jusqu'à former des plaques : c'est un stade précoce d'athérosclérose (lire page 54).

Le cholestérol circule dans le sang lié à des protéines de transport ; on appelle lipoprotéine cette combinaison graisse-protéine. Les lipoprotéines de basse densité – ou cholestérol LDL – contiennent une forte proportion de graisse : c'est le « mauvais cholestérol », qui forme des dépôts dans les vaisseaux sanguins. Le cholestérol HDL – les lipoprotéines de haute densité – contient beaucoup plus de protéines que de graisses ; ce « bon cholestérol » a de multiples effets protecteurs sur la santé. Avant tout, il « nettoie » le cholestérol LDL présent dans le sang et dans d'autres cellules tissulaires, et le transporte vers le foie. Ce dernier dégrade le cholestérol, qui peut alors être excrété. Le cholestérol HDL est aussi associé à la paraoxonase, une enzyme antioxydante pouvant protéger le cholestérol LDL de l'oxydation. Le cholestérol HDL a également plusieurs effets anti-inflammatoires sur la fonction des vaisseaux sanguins. Tous ces effets protecteurs contribuent à expliquer pourquoi un faible taux de cholestérol HDL est un facteur de risque cardiovasculaire.

La consommation d'alcool a également des effets sur la tension artérielle. Si dans les heures qui suivent l'ingestion d'alcool, cette dernière peut baisser, elle est par contre plus élevée le lendemain que si la personne n'avait pas bu. C'est ce qui explique qu'une consommation régulière et excessive d'alcool peut devenir un facteur de risque d'hypertension artérielle : la modération est donc de mise. Il a également été prouvé que boire de l'alcool avant un test d'effort visant à évaluer une angine de poitrine aggrave cette dernière. Autrement dit, si vous présentez des facteurs de risque cardiovasculaire, il est absolument déconseillé de vous livrer à un exercice intense après avoir bu de l'alcool.

LE VIN ET LE *FRENCH PARADOX*

L'intérêt porté aux avantages pour la santé d'une consommation régulière de vin a considérablement augmenté au cours des 25 dernières années. Ce sont le Dr Selwyn St-Leger et ses collègues qui ont attiré l'attention sur les propriétés protectrices du vin lorsqu'ils décrivirent l'existence d'une relation inverse entre la consommation de vin et la mortalité par maladie cardiovasculaire en Europe, Amérique du Nord et Australasie. Publiés dans le *Lancet* en 1979, les résultats de leurs recherches, qui comparaient des hommes âgés de 55 à 64 ans – un groupe présentant un risque élevé de maladie cardiovasculaire précoce –, révélèrent que le taux de mortalité était plus élevé dans les pays où l'on boit traditionnellement de la bière et des alcools forts (Amérique du Nord, Australasie, Grande-Bretagne, Irlande, Finlande et Norvège). À l'opposé, la France présentait à la fois le taux de mortalité le plus bas et la plus forte consommation de vin.

Environ à la même époque, des épidémiologistes (scientifiques qui étudient les facteurs influant sur les maladies) français observèrent que leurs compatriotes présentaient un nombre assez faible de maladies cardiovasculaires malgré une importante consommation de graisses saturées. On appela ce phénomène le *French paradox*. L'idée qu'une consommation régulière de vin pouvait être à l'origine de ce « paradoxe français » ébranla l'Amérique lorsque en 1991, le Dr Serge Renaud* exposa cette explication au cours de l'émission *60 Minutes* sur CBS. L'année suivante, Renaud et Michel de Lorgeril publiaient dans le *Lancet* les résultats de la désormais célèbre étude de Lyon qui étayaient cette assertion. Ils exprimaient également l'idée que cet effet protecteur était dû au fait que l'alcool inhibe la coagulation sanguine. Des sceptiques suggérèrent que le *French paradox* n'était rien d'autre qu'une anomalie statistique, résultant de la façon dont l'administration française enregistrait les causes de décès. Dès lors, la question des bienfaits du vin sur la santé a séparé les experts en deux camps : les croyants et les non-croyants.

CBS consacra au sujet une deuxième édition de *60 Minutes* en 1995, ce qui sensibilisa encore plus les médias et l'opinion publique à la relation pouvant exister entre la consommation de vin et une réduction des maladies cardiovasculaires. Pour les personnes ayant un faible pour l'alcool, le *French paradox* devint l'excuse idéale. Il n'est en effet pas toujours facile pour les consommateurs de percevoir la frontière ténue qui sépare les effets bénéfiques des effets dommageables ; j'y reviendrai en détail au chapitre huit.

LE VIN EST-IL MEILLEUR POUR LA SANTÉ QUE LES AUTRES ALCOOLS ?

Le débat scientifique des dix dernières années a notamment porté sur la question de savoir si les boissons alcoolisées avaient toutes les mêmes bienfaits. En 1996, le *British Medical Journal* a publié un rapport sur vingt-cinq études consacrées aux effets respectifs de la bière, du vin et des spiritueux sur les maladies coronariennes. Bien que d'après plusieurs d'entre elles, le vin apparaisse comme étant le

* NdT : Serge Renaud était alors le directeur de l'Inserm de Lyon, et c'est lui qui a initié l'étude de Lyon sur l'alimentation traditionnelle des Crétois avec Michel de Lorgeril (cardiologue, à l'époque chercheur à l'Inserm de Lyon).

plus profitable, la façon dont certaines études avaient été menées n'a pas permis un jugement définitif. Conclusion du rapport : consommés modérément, la bière, le vin et les spiritueux atténuent tous le risque de maladies cardiovasculaires. Les auteurs de ce rapport (dont le Dr E. B. Rimm) attribuaient cet effet positif à la seule consommation régulière d'alcool, et non à d'autres composants de ces boissons. Ils soulignaient également l'importance d'autres facteurs tels que le mode de vie et le statut socio-économique des populations.

En 2003, Rimm et ses collègues ont publié dans le *New England Journal of Medicine* leurs analyses de données collectées auprès de 38 077 hommes dans le cadre de l'Étude des professionnels de santé (*Health Professionals Follow-up Study*). Cette étude incluait des dentistes, des vétérinaires, des opticiens optométristes, des ostéopathes et des podologues de sexe masculin, âgés de 40 à 75 ans, qui ont été suivis pendant douze ans, de 1986 à 1998. Au cours de cette période, les chercheurs ont notamment enregistré le nombre de décès et d'infarctus non fatals dus à une maladie coronarienne. Chaque volontaire a rempli en 1986, 1990 et en 1994 un questionnaire d'évaluation de son alimentation et de sa consommation d'alcool. Puis les participants ont été classés selon leur type d'alcool de prédilection : vin rouge, vin blanc, bière ou spiritueux. Résultat : les buveurs réguliers (un à quatre verres par jour) présentaient moins d'accidents coronariens que les abstinents et que ceux qui buvaient de façon irrégulière, quel que soit le type d'alcool consommé. À nouveau, Rimm a conclu qu'aucun type d'alcool en particulier n'était préférable aux autres. Ce qui est ressorti de cette étude est que boire de l'alcool tous les jours protège mieux des maladies cardiovasculaires qu'une consommation d'alcool irrégulière ou nulle. Ceci est d'ailleurs largement corroboré par d'autres études.

Personnellement, je ne vois pas l'intérêt d'analyser des données du seul point de vue des maladies cardiaques. L'impact d'un schéma particulier de consommation d'alcool sur le bien-être général, ainsi que le risque de contracter une maladie quelle qu'elle soit, sont également primordiaux pour qui veut vivre longtemps et en bonne santé. C'est pourquoi les résultats de deux études d'envergure, menées l'une au Danemark et l'autre en France, qui ont analysé tous les décès survenus, et pas uniquement ceux dus à des cardiopathies coronariennes (« mortalité toutes causes »), sont-ils particulièrement importants. L'étude danoise a porté sur plus de 24 000 hommes et femmes vivant à Copenhague. Les sujets, recrutés entre 1964 et 1976, ont été suivis jusqu'en 1995. Les résultats ont montré qu'un à trois verres de bière ou de vin par jour réduisent les maladies coronariennes, mais que seuls les buveurs de vin bénéficient d'une réduction de la mortalité toutes causes confondues.

L'étude publiée par Serge Renaud a présenté des résultats comparables pour l'est de la France. Recrutés entre 1978 et 1983, 36 250 hommes âgés de 40 à 60 ans ont été suivis pendant 12 à 18 ans. Comme dans l'étude danoise, les buveurs de bière et de vin ont présenté moins de maladies cardiovasculaires. Mais l'aspect sans doute le plus significatif de cette étude est le fait que parmi les participants buvant quotidiennement deux à quatre verres de vin, la mortalité toutes causes était inférieure de 30 % à la fois à celle des non-buveurs et à celle de ceux buvant plus de quatre verres de vin par jour. En d'autres termes, c'étaient les buveurs modérés de vin qui jouissaient de la meilleure santé.

Sans surprise, une consommation excessive de boissons alcoolisées (quelles qu'elles soient) a été associée dans les deux études à une mortalité accrue, ce qui souligne une fois de plus la frontière ténue qui sépare la consommation modérée du risque d'effets nocifs.

D'autres preuves du fait que les buveurs de vin sont généralement en meilleure santé ont été fournies par une étude publiée en 2003 par Klatsky et plusieurs de ses collègues californiens. Conduite sur une période de vingt années, cette analyse a examiné les liens entre le taux de mortalité et la consommation d'alcool chez 128 934 personnes. Selon ses résultats, les buveurs de vin modérés (un à deux verres par jour) ont le plus faible taux de mortalité toutes causes confondues, et chez eux, les décès dus aux maladies coronariennes sont inférieurs de 40 à 60 % à ceux des autres participants. Par contre, les buveurs réguliers d'au moins un verre par jour de bière ou de spiritueux ne présentent aucun avantage ni en termes de mortalité globale, ni concernant les décès dus à des maladies coronariennes.

L'IMPORTANCE DE L'ALIMENTATION ET DU MODE DE VIE

Il est évident qu'une consommation modérée d'alcool n'est pas la seule habitude susceptible de vous aider à rester en bonne santé. L'étude INTERHEART (publiée dans le *Lancet* en septembre 2004) en est une bonne illustration. Elle a examiné les liens entre des facteurs de risques sur lesquels on peut agir et la fréquence des infarctus du myocarde. 15 152 personnes qui y ont participé avaient subi un infarctus du myocarde aigu. Elles appartenaient à 52 pays (tous les continents habités étant représentés). Pour chaque participant ayant subi un infarctus, les chercheurs ont recruté un individu en bonne santé, du même âge, du même sexe, et vivant dans la même région pour servir de témoin. De la sorte, différents facteurs de risque pouvaient être comparés afin de déterminer lequel avait la plus grande influence sur le risque d'accident coronarien. Un certain nombre de points intéressants sont ressortis de cette étude. Sans surprise étant donné ce que l'on sait des facteurs de risque de maladies cardiovasculaires, les fumeurs diabétiques souffrant d'hypertension artérielle ont présenté un risque d'infarctus treize fois supérieur à celui des personnes ne répondant à aucune de ces caractéristiques. À l'inverse, une consommation régulière d'alcool (au moins trois fois par semaine), le fait de manger des fruits ou des légumes chaque jour, et la pratique d'un exercice physique régulier ont fait chacun baisser le risque d'infarctus de 10 à 30 %. Les personnes associant ces trois bonnes habitudes et étant de surcroît non-fumeurs ont présenté quant à elles un risque d'accident coronarien 5 fois inférieur à celui d'une personne ne suivant pas cette hygiène de vie. Le message d'INTERHEART est simple : une santé optimale repose sur un mode de vie global.

Une étude française publiée en 2004 a analysé les liens entre régime alimentaire et consommation d'alcool dans les trois centres MONICA (*MONItoring of trends and determinants in CArdiovascular disease*) sis à Lille, Strasbourg et Toulouse. Elle a porté sur 1 100 hommes âgés de 45 à 64 ans. La qualité du régime a été considérée comme particulièrement bonne si la consommation de fruits, légumes, légumineuses, pain, céréales, poisson, viande maigre, huile végétale, lait et fromage frais était supérieure à la moyenne, et la consommation de beurre, sucre, pommes de terre, fromage, œufs et viandes grasses inférieure à la moyenne. Cette analyse a montré que les buveurs de vin ont une meilleure alimentation que les buveurs de bière. Ils consomment davantage de fruits et légumes, moins de glucides et de graisses saturées, sont moins nombreux à fumer, et font davantage d'exercice.

Une étude danoise menée sur 48 763 hommes et femmes âgés de 50 à 64 ans a révélé des résultats similaires. Selon ses résultats, les buveurs réguliers de vin fument moins, sont plus minces que les abstinents et les buveurs de bière ou d'alcools forts, et ont plus souvent suivi des études supérieures. Sur le plan alimentaire, ils consomment plus de fruits et légumes, de salades, de poisson, et cuisinent de préférence à l'huile d'olive. Ces comportements sont particulièrement marqués chez les personnes buvant un à trois verres de vin par jour.

Vous concluez peut-être de tout cela que si les buveurs de vin présentent moins de maladies cardiovasculaires et de cancers, c'est simplement parce qu'ils mènent une existence plus saine et plus raisonnable. Étant donné l'engouement pour ce sujet, ce serait décevant ! Lors de mes recherches sur les effets positifs du vin, l'un des principaux défis a justement été pour moi de découvrir si certains aspects de la consommation de vin offraient ou non un plus par rapport aux avantages d'un régime alimentaire sain.

LE VIN : UN MÉDICAMENT ?

Serge Renaud est l'un des personnages les plus influents dans les domaines de la diététique et des maladies cardiovasculaires. Convaincu par les résultats de l'Étude des sept pays (*Seven Countries Study*), menée dans les années 1960, qui montraient que les habitants de la Crète avaient peu d'infarctus malgré une alimentation riche en graisses, il lança l'Étude de Lyon (*Lyon Diet Heart Study*) en 1985. Il s'agissait de tester l'impact d'un régime méditerranéen de type crétois sur le taux de survie et le risque de récidive chez des patients ayant déjà subi un infarctus du myocarde. Les participants qui suivaient le régime méditerranéen devaient manger davantage de pain, de légumes et de poisson, consommer des fruits tous les jours, et réduire la viande rouge ; de plus, chez eux, le beurre et la crème étaient intégralement remplacés par une margarine à l'huile de colza fournie par les responsables de l'étude. La composition de cette margarine était proche de celle de l'huile d'olive, sauf qu'elle contenait beaucoup plus d'acide alpha-linolénique, l'acide gras oméga-3 d'origine végétale. Au bout de quatre ans, le nombre d'accidents coronaires fatals et non fatals avait diminué de moitié dans le groupe qui suivait le régime méditerranéen.

Outre l'impact du régime alimentaire, l'Étude de Lyon a aussi permis d'examiner celui de la consommation de vin sur la santé cardiaque. Pour cette analyse, les chercheurs n'ont retenu que les 353 hommes pour lesquels ils disposaient d'informations complètes concernant l'alimentation et la consommation d'alcool. Durant les quatre ans de l'étude, 190 de ces hommes ont suivi le régime de type méditerranéen. Abstraction faite de l'alimentation, la consommation de vin s'est avérée être un facteur-clé pour le risque de récidive d'infarctus chez les 353 participants, deux à quatre verres de vin quotidiens réduisant de moitié le nombre de récidives. Cette observation était d'autant plus significative que, pour ce groupe, les bienfaits de la consommation de vin étaient clairement indépendants du régime suivi. Dans ce contexte, il est intéressant de noter qu'un traitement combiné aspirine-clopidogrel (Plavix), deux des médicaments les plus efficaces pour prévenir la formation de caillots sanguins, ne réduit que d'environ un tiers les risques de récidive chez une personne ayant déjà subi un infarctus du myocarde.

Pour tous ceux qui aiment boire du vin au quotidien, l'Étude de Lyon a constitué un réel encouragement à ne rien changer à leurs habitudes. Du point de vue de mes recherches, les données de cette étude ont suggéré que la consommation de vin a réellement sur la santé des bienfaits supérieurs à ceux que l'on peut attribuer à une vie saine et à des facteurs de risque faibles. Le fait qu'elle offre un certain degré de protection, y compris à des personnes cardiaques, encourageait des recherches visant à comprendre ces effets protecteurs afin, éventuellement, de développer des médicaments susceptibles de profiter à tous.

AVC ET AUTRES MALADIES VASCULAIRES

Il est probable que les effets protecteurs du vin dévoilés par l'Étude de Lyon proviennent d'une modification de la fonction vasculaire. Il nous fallait donc examiner ce que les chercheurs avaient découvert sur les autres maladies où une anomalie vasculaire est à l'origine d'un accident vasculaire comme c'est le cas pour l'accident vasculaire cérébral (AVC). Nous étions particulièrement curieux de voir comment les buveurs de vin étaient affectés par rapport aux consommateurs d'autres boissons alcoolisées.

Une personne cardiaque présente un risque accru d'AVC. Le type le plus commun d'AVC est **l'accident ischémique**, au cours duquel se produit une forte diminution de l'apport sanguin au cerveau. Il présente de nombreuses similitudes avec l'infarctus du myocarde. L'accident ischémique peut être dû à l'athérosclérose. En effet, cette dernière, qui est un encrassement progressif des artères dû à la formation de plaques sur les parois artérielles, ne se produit pas uniquement dans les coronaires, mais peut aussi survenir dans les artères cérébrales. Lorsque des morceaux de plaques d'athérome se détachent, ils peuvent entraîner la formation d'un caillot qui bloque le flux sanguin vers une partie du cerveau, provoquant ainsi un AVC ischémique. Par ailleurs, la consommation d'alcool augmente la tension artérielle, ce qui élève le risque d'AVC. Il est donc crucial de savoir si les risques inhérents à la consommation d'un verre de vin l'emportent ou non sur les bénéfices.

De récentes analyses des accidents vasculaires ischémiques relevés au cours de l'Étude des professionnels de santé (*Health Professionals Follow-up Study*) ont montré que les personnes buvant plus de deux verres de bière ou de spiritueux trois jours ou plus par semaine présentaient une légère augmentation du risque. En revanche, chez les personnes qui buvaient au moins un verre de vin rouge par jour, on a constaté une diminution de 40 % des AVC. Étant donné qu'aucune autre boisson alcoolisée n'a eu cet effet, il faut en conclure que ce n'était pas l'alcool qui en était responsable. La consommation de vin rouge aurait donc prévenu la formation de caillots sanguins dans les artères cérébrales.

L'artériopathie des membres inférieurs est une autre forme d'athérosclérose, se produisant dans les artères des membres inférieurs. Elle s'accompagne rarement de symptômes, mais on peut la détecter en comparant les tensions artérielles mesurées au bras et à la cheville : si la seconde est inférieure à la première, cela signifie que les artères des jambes sont plus ou moins obstruées.

Il apparaîtrait que l'alcool joue aussi un rôle protecteur dans cette pathologie. Ainsi, l'Étude de Rotterdam (*Rotterdam Study*), portant sur un groupe de 3 975 sujets de 55 ans et plus, a montré qu'une consommation modérée d'alcool (un verre ou deux par jour) entraînait une réduction de l'artériopathie des membres inférieurs chez les hommes comme chez les femmes, sauf chez les fumeurs. L'Étude de Framingham (*Framingham Heart Study*) a, quant à elle, examiné la relation entre la consommation d'alcool et l'apparition d'une claudication intermittente, symptôme caractéristique d'artériopathie des membres inférieurs (ce symptôme est dû à une gêne dans la jambe ou à des crampes au mollet, qui apparaissent au cours d'un exercice physique du type marche à pied sur un terrain en pente raide, et disparaissent au repos). L'étude a révélé que ce symptôme touche moins fréquemment les hommes et les femmes qui consomment un ou deux verres d'alcool chaque jour, notamment de la bière ou du vin.

FONCTIONS COGNITIVES ET DÉMENCE

Nous savons qu'une consommation d'alcool excessive peut avoir des effets très nocifs sur les fonctions mentales. Mais qu'en est-il d'une consommation modérée pendant de nombreuses années ? Présente-t-elle un risque pour nos vieux jours ? Il semble que ce soit plutôt le contraire.

Il existe deux principaux types de démence : la maladie d'Alzheimer et la démence vasculaire. La seconde résulte généralement d'accidents cérébro-vasculaires ischémiques répétés. C'est pourquoi les facteurs diététiques réduisant l'athérosclérose diminuent aussi non seulement les maladies cardiovasculaires, mais également le risque d'être atteint un jour de démence sénile.

Une étude portant sur 3 777 personnes de 65 ans ou plus, vivant en Gironde et en Dordogne, a montré que les buveurs de vin présentaient un risque réduit de démence. Phénomène typique de cette région, 95 % des participants avaient déclaré ne boire que du vin, et principalement du vin rouge. Dans cette étude, une consommation modérée (2 à 4 verres de vin par jour) réduisait d'environ un quart le risque d'Alzheimer et de démence vasculaire par rapport aux non-buveurs.

L'incidence de la démence chez les sujets de 65 ans et plus a également été examinée dans le cadre de la *Copenhagen City Heart Study*. Cette dernière a elle aussi démontré que le risque de démence était plus faible chez les consommateurs de vin que chez les abstinents ou les buveurs occasionnels. Ce sont les buveurs de bière qui présentaient le plus haut risque, mais plutôt qu'à la consommation d'alcool, il semble que cela ait été dû aux carences alimentaires de cette population.

Aux États-Unis, des tests menés dans le cadre de l'Étude des infirmières (*Nurses' Health Study*) sur 12 480 femmes âgées de 70 à 81 ans ont montré que la consommation quotidienne d'un verre de boisson alcoolisée entraînait de meilleurs résultats aux tests d'aptitude mentale. Parue en 2005 dans le *New England Journal of Medicine*, cette étude concluait que les femmes buvant un verre d'alcool par jour présentaient des fonctions cognitives équivalentes à celles de femmes plus jeunes d'un an et demi environ. L'étude *Whitehall II*, portant sur des fonctionnaires londoniens des deux sexes, a elle aussi révélé qu'une consommation d'alcool régulière et modérée améliorait les performances aux tests mentaux, et a donc donné lieu à des conclusions comparables. Dans ce cas, les sujets étudiés étaient plus jeunes (46 à 68 ans). Aucun effet nocif n'a été observé.

D'autres recherches ont également montré qu'une consommation modérée d'alcool ne nuisait pas aux fonctions cognitives. Mais ce que ces enquêtes n'évaluent pas en détail, c'est si le mode de vie des consommateurs d'alcool est différent de celui des non-buveurs. Par exemple, on sait grâce à d'autres études que plus une personne âgée est active mentalement et physiquement, plus le déclin mental lié à l'âge est lent. Autrement dit, les buveurs d'alcool ont-ils un mode de vie plus actif qui expliquerait leurs bonnes performances aux tests mentaux, ou l'alcool a-t-il un effet protecteur particulier sur la fonction cérébrale ?

Une chose est sûre : c'est que le lien indubitablement établi entre la consommation de vin et la réduction du risque de démence est très rassurant pour les amateurs de vin. Mais il est nécessaire de mener des recherches complémentaires pour déterminer si ce lien dépend d'un composant du vin, ou de certains modes de vie ou d'alimentation.

LA CONSOMMATION DE VIN ET LA PERTE DE VISION LIÉE À L'ÂGE

La dégénérescence maculaire liée à l'âge (DMLA) est la première cause de cécité chez les personnes âgées. Actuellement, il n'existe aucun traitement permettant de réparer les dommages de cette affection, due principalement à des altérations irréversibles de la structure des vaisseaux capillaires du fond de l'œil. Un certain nombre de facteurs diététiques semblent avoir un impact sur ce processus, mais il n'existe pas encore d'étude poussée concernant les effets de la consommation d'alcool sur la DMLA. Cependant, une enquête menée aux États-Unis a montré que les buveurs de vin étaient moins sujets à cette maladie. Ceci est certes peut-être dû à un régime alimentaire plus sain, mais indique en tout cas une fois de plus que les modes de vie et d'alimentation des buveurs de vin ne sont pas condamnables pour la seule raison qu'ils incluent une consommation d'alcool.

CONSOMMATION DE VIN ET INFLAMMATIONS ARTICULAIRES

On imagine souvent les malades de la goutte (lire encadré page 207) comme des vieillards grincheux buvant volontiers un petit verre, et la goutte elle-même (qui est une inflammation des articulations, notamment du gros orteil et de la cheville) est souvent attribuée à l'excès d'alcool, et singulièrement de vin rouge. Qu'en est-il vraiment ? Dans l'Étude des professionnels de santé, aucun lien n'a été établi entre la goutte et la consommation de vin. Les buveurs de bière et de spiritueux étaient plus sujets à cette douloureuse maladie, qui était notamment associée à une consommation de bière importante et fréquente, sans toutefois que l'on sache expliquer pourquoi.

Malgré d'intenses recherches dans diverses revues médicales, je n'ai trouvé aucune étude ayant comparé l'incidence de la polyarthrite rhumatoïde (inflammation et raidissement chroniques et progressifs des articulations) chez les buveurs de vin et les non-buveurs. Selon les données dont on dispose, le fait d'observer un régime méditerranéen strict réduit le risque de contracter cette douloureuse affection – des essais cliniques menés durant trois mois sur des patients atteints de polyarthrite rhumatoïde suivant un régime crétois traditionnel ont fait état d'une réduction de l'inflammation et d'une amélioration des symptômes –, mais il semble que cela soit surtout dû à une baisse de la consommation de viande et à une ingestion accrue d'acides gras oméga-3.

VIN, POIDS ET DIABÈTE

Le diabète et l'obésité représentant des facteurs de risque majeurs de maladies cardiovasculaires, il est important de savoir si la consommation d'alcool accroît leur incidence (ces deux affections sont aussi abordées au chapitre 9). Ceci est particulièrement pertinent lorsqu'il s'agit de conseiller des personnes souhaitant perdre du poids. La plupart des régimes amaigrissants restreignent ou interdisent la consommation d'alcool, car ces calories sont considérées comme étant dénuées de valeur nutritionnelle, et donc superflues. Pourtant, on constate que les buveurs modérés de vin sont moins sujets au surpoids que les abstinents.

Dans le cadre d'une étude française, des volontaires – femmes et hommes – qui devaient boire jusqu'à six verres de vin par jour, restèrent plus minces que les abstinents et que les personnes buvant plus. En Espagne, des chercheurs ont établi un lien étroit entre d'une part l'observation stricte d'un régime méditerranéen comprenant une consommation quotidienne de vin, et d'autre part un indice de masse corporelle (IMC) bas et une absence d'obésité. Une étude menée aux États-Unis a quant à elle révélé que le syndrome métabolique (aussi appelé syndrome d'insulino-résistance ou syndrome X), qui associe l'obésité et les symptômes d'un début de diabète, était moins répandu chez les buveurs modérés, quel que soit l'alcool consommé. Mais c'est chez les buveurs de vin que la plus faible incidence de syndrome métabolique a été observée.

Différentes études ont aussi montré que, comparées aux non-buveurs, les personnes consommant régulièrement (au moins cinq jours par semaine) un à trois verres de boisson alcoolisée par jour quelle qu'elle soit réduisaient de 40 à 50 % leur risque de contracter un diabète de type II. En 2004, un article synthétisant de façon détaillée des conclusions se rapportant à ce sujet notait que les diabétiques buvant régulièrement des quantités modérées d'alcool étaient moins sujets aux maladies cardiovasculaires. La récurrence de ces observations suggère que chez les personnes qui souhaitent perdre du poids, il pourrait être contre-productif de mettre fin à une consommation modérée d'alcool à seule fin d'éviter l'augmentation du risque de diabète.

La consommation d'alcool augmente la sensibilité du corps à l'insuline, ce qui est une bonne chose. En effet, la sensibilité du corps à l'insuline est l'un des indicateurs du risque de maladie cardiovasculaire : en règle générale, plus un individu est sensible à l'insuline, moins il risque de contracter une cardiopathie. Chez certains diabétiques, il arrive que boire de l'alcool entraîne une hypoglycémie (baisse du taux de sucre dans le sang), mais généralement cela n'a aucun effet. Une étude publiée en 1998 a montré que chez des hommes en bonne santé, l'alcool absorbé le matin à jeun pouvait inhiber la capacité du foie à synthétiser du glucose. Néanmoins, l'effet n'était pas suffisant pour modifier le taux de glucose sanguin. Par conséquent, chez un diabétique, une crise d'hypoglycémie dépend probablement à la fois de la durée écoulée depuis qu'il a mangé pour la dernière fois, et de sa capacité à compenser l'effet de l'alcool sur la production de glucose par le foie. Dans l'ensemble, une consommation d'alcool modérée au cours d'un repas ou d'une collation ne semble pas comporter de risque particulier pour les diabétiques, et pourrait même accroître leur sensibilité à l'insuline.

Ce qui indique qu'il est sans doute plus bénéfique pour le bien-être à long terme de préférer un régime méditerranéen incluant un verre de vin durant les repas à un régime draconien sans alcool.

ALCOOL ET CANCER

On entend souvent dire que chez les femmes de moins de quarante ans, le risque accru de **cancer du sein** lié à la consommation quotidienne d'un verre de vin pèse plus lourd que les bénéfices de cette consommation sur la santé cardiovasculaire. Pourtant, dans une large mesure, l'Étude des infirmières (*Nurses' Health Study*) a mis fin aux éventuelles inquiétudes des buveuses modérées. En 2000, la publication de la partie de cette étude concernant le cancer du sein a montré que, comparée à l'abstinence, la consommation d'un verre de vin par jour augmentait seulement de 7 % le risque de cancer du sein. Cette différence est si faible qu'il est probable qu'elle s'explique par d'autres facteurs liés au mode de vie ou à l'alimentation. Selon la même étude, la consommation d'alcool s'est avérée être un facteur de risque de cancer du sein bien moins important que la prédisposition familiale, le recours à un traitement hormonal substitutif de la ménopause, ou une forte prise de poids post-ménopausale.

Une synthèse de 42 études (concernant en tout 41 477 personnes) sur les liens entre consommation d'alcool et cancer du sein, a conclu qu'un verre d'alcool par jour était associé à une augmentation de 10 % du risque, un résultat comparable à celui de l'Étude des infirmières. Aucune différence n'a été notée entre le vin, la bière et les spiritueux. Avec deux verres par jour, le risque augmentait de 21 %. Ceci indique combien il est important que les femmes limitent leur consommation d'alcool à des quantités modérées, mais comme on ignore la façon dont l'alcool cause cette augmentation du risque, il est difficile de conseiller des mesures préventives complémentaires. Néanmoins, il est possible que d'autres habitudes alimentaires jouent elles aussi un rôle dans ce domaine. Par exemple, le fait de boire de l'alcool en dehors des repas entraîne un taux d'alcoolémie particulièrement élevé, c'est donc un comportement potentiellement plus nocif.

La plupart des études sur la consommation d'alcool montrent que généralement, les hommes boivent plus que les femmes. Cela les expose-t-il à un risque de cancer accru ? Tandis que certains rapports suggèrent que la consommation d'alcool est un facteur de risque du **cancer de la prostate**, d'autres ne voient aucun lien. L'évaluation des informations collectées au cours de l'Étude des professionnels de santé indique que deux à quatre verres d'alcool par jour augmentent le risque de cancer de la prostate de 13 % environ, ce qui est relativement faible. Selon cette étude, les buveurs de vin rouge, eux, ne présentent pas de risque accru. Une consommation excessive d'alcool sur un à deux jours par semaine (le week-end par exemple) est la plus dangereuse pour le cancer de la prostate (risque accru de 64 %). Les hommes atteints de diabète de type II présentent également un risque plus important de cancer de la prostate, mais cela peut être dû à des habitudes alimentaires indépendantes de la seule consommation d'alcool.

Enfin, une consommation excessive d'alcool est liée à une augmentation du risque de **cancers de la bouche, de la gorge et de l'estomac**. Elle est souvent associée à d'autres facteurs de risque comme le tabac. D'une manière générale, ces cancers relativement rares ne sont pas liés à une consommation modérée de vin.

LE VIN PEUT-IL DIMINUER LES RISQUES DE CANCER ?

Certaines données expérimentales ont établi un lien entre les polyphénols (substances chimiques d'origine végétale présentes dans le vin rouge) et un effet anti-cancer, mais l'importance de ces études menées en laboratoire n'a pas encore été déterminée. L'influence de la nourriture sur le risque de cancer est si grande, qu'il est souvent difficile de distinguer les bénéfices respectifs du vin et des habitudes alimentaires des buveurs de vin. Ainsi, il est possible qu'une consommation importante de fruits et légumes suffise à prévenir une augmentation du risque du cancer du sein potentiellement induite par la consommation d'un à deux verres de vin par jour.

Une étude publiée en 2005 dans l'*American Journal of Gastroenterology* suggérait qu'une consommation modérée de vin pouvait réduire les risques d'apparition de cancer du côlon. Comparées à l'augmentation du risque chez les gros buveurs de bière ou d'alcool fort, ces conclusions étaient frappantes. Cela dit, un examen approfondi des résultats a montré que les buveurs de vin étudiés étaient plus minces, mangeaient davantage de fruits et légumes, faisaient plus d'exercice, et étaient plus souvent non-fumeurs. Tous ces facteurs entraînant une diminution du risque de cancer du côlon, on ne peut considérer la consommation de vin comme expliquant à elle seule ce phénomène.

Cependant, concernant d'autres cancers, le vin est peut-être vraiment plus bénéfique que l'abstinence. Selon une enquête danoise portant sur 28 463 femmes et hommes, le cancer de l'estomac est en effet moins répandu chez les buveurs de vin que chez les abstinents et les consommateurs d'autres alcools. Les chercheurs en ont conclu qu'il était possible que quelques verres de vin quotidiens préviennent le cancer de l'estomac. Ils ont également noté que cet effet protecteur était peut-être imputable aux polyphénols puisque 80 % du vin bu au Danemark est rouge.

CONCLUSION

Sauf en ce qui concerne le cancer du sein, on peut établir un lien de principe entre une consommation modérée de vin – c'est-à-dire un à trois verres de vin quotidiens bus au cours des repas – et une santé meilleure que la moyenne. Pour moi comme pour d'autres chercheurs, la question qui se pose ici est de savoir si cet état de fait est dû principalement à des modes de vie ou d'alimentation plus sains, ou si ce sont certains composants du vin qui détiennent une partie du secret de la bonne santé.

CHAPITRE 3

LA BOTTE SECRÈTE DU VIN ROUGE

DANS CE CHAPITRE, JE VAIS VOUS DIRE PRÉCISÉMENT COMMENT le vin rouge peut vous aider à rester en bonne santé. Les détails scientifiques sont nombreux et vous pouvez choisir de les ignorer, mais ils permettent de comprendre comment mes recherches m'ont permis de conclure que certaines des molécules présentes dans le vin rouge ont un effet particulier et très bénéfique sur nos vaisseaux sanguins. Un examen détaillé des études résumées dans le chapitre précédent m'a en effet permis de déduire qu'alors qu'une consommation modérée et régulière d'alcool a un effet bénéfique pour la santé, celle de vin rouge est la meilleure pour le bien-être à long terme. Ce point de vue est étayé par des études expérimentales. En 1981, des chercheurs ont étudié les effets de l'alcool pur, de la bière, du whisky, du vin blanc et du vin rouge sur un modèle expérimental d'athérosclérose (accumulation de dépôts de graisse dans les artères). Selon leurs résultats, la bière n'a pas conféré plus de protection que l'eau et les effets bénéfiques de l'alcool pur, du whisky et du vin blanc ont été modérés. Seul le vin rouge a procuré une réelle protection contre l'athérosclérose.

Des études ultérieures ont largement confirmé ces observations mais, parfois, le vin rouge ne semblait pas prévenir l'athérosclérose. Ce dernier résultat m'a amené à me demander si tous les vins rouges ont le même potentiel de protection. Si la protection est due à une substance spéciale contenue dans le vin rouge, peut-être certains

L'ATHÉROSCLÉROSE, UNE MALADIE SILENCIEUSE

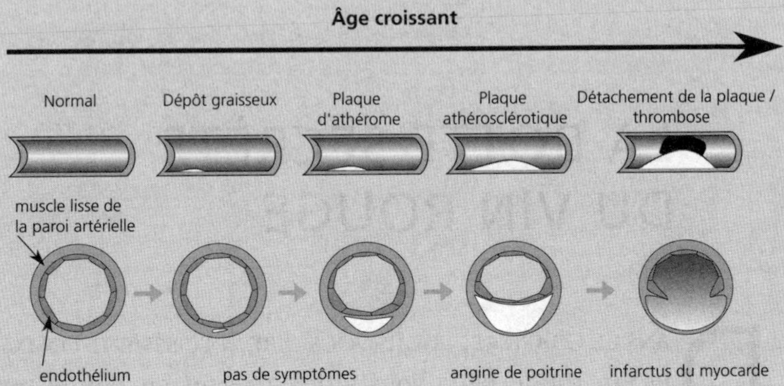

La maladie coronarienne est progressive. Le schéma ci-dessus représente une coupe longitudinale (haut) et une coupe transversale (bas) d'artère coronaire. On peut y observer la progression naturelle de l'athérosclérose jusqu'à la formation d'un caillot sanguin (thrombose) qui entraîne un infarctus du myocarde. Les parois des artères normales et saines peuvent accumuler progressivement de petits dépôts graisseux de mauvais cholestérol. Ce phénomène peut débuter avant l'âge de 20 ans si votre régime alimentaire n'est pas adéquat ou si vous présentez d'autres facteurs de risque. Une modification du régime alimentaire et du mode de vie peut suffire à vous débarrasser de ces dépôts. Par contre, si vous ne faites rien, ces plaques athérosclérotiques augmentent lentement jusqu'à gêner la circulation sanguine et entraîner une angine de poitrine en cas d'effort physique. L'angine de poitrine stabilisée, même si elle influe sur la qualité de vie, ne met pas nécessairement la vie en danger : certaines personnes vivent pendant de longues années avec cette maladie. Le danger réel provient de la formation d'un caillot qui, en empêchant l'alimentation en sang du muscle cardiaque, peut provoquer une anomalie du rythme cardiaque, et avoir des conséquences dramatiques.

vins en contiennent-ils plus que d'autres ? Ceci permettrait d'expliquer pourquoi les avantages apportés par le vin rouge ne sont pas les mêmes dans toutes les études. Si les personnes participant à l'étude dans un pays donné consomment un vin rouge hautement protecteur alors que dans d'autres pays, la concentration de cette substance protectrice est inférieure, il est logique que les améliorations en termes de santé ne soient pas homogènes. Et dans ce cas, la détermination du composant actif faciliterait l'investigation plus détaillée de ses effets, et permettrait aussi de produire des vins rouges aux propriétés optimisées, ou des solutions de remplacement dépourvues d'alcool.

Des études expérimentales ont également indiqué que l'un des principaux composants responsables de l'effet anti-athérosclérotique du vin rouge n'était pas lié à l'alcool. Il a en effet été démontré qu'une dose équivalente à environ 1,5 à 2 g par jour d'extrait de pépins de raisin réduisait de moitié l'athérosclérose induite par le cholestérol. D'autres chercheurs ont trouvé que le jus de raisin violet Concord pouvait prévenir les modifications des vaisseaux sanguins qui déclenchent l'athérosclérose.

GROS PLAN SUR LES VAISSEAUX SANGUINS

La paroi des artères est formée de cellules de muscle lisse et de tissu conjonctif fibreux. Les cellules musculaires sont commandées par des nerfs qui parcourent la partie externe de la paroi de l'artère. Ces nerfs provoquent la contraction et le relâchement du muscle, ce qui entraîne le resserrement ou la dilatation du vaisseau sanguin (respectivement vasoconstriction et vasodilatation). La vasodilatation relâche les vaisseaux, ce qui augmente le débit sanguin et diminue la tension artérielle. La vasoconstriction, quant à elle, rétrécit les vaisseaux sanguins et augmente la tension artérielle. L'un des effets du stress – l'hypertension artérielle – survient lorsque les nerfs provoquent la constriction des vaisseaux sanguins.

Le tissu conjonctif fibreux rend la paroi de l'artère plus résistante pour qu'elle puisse supporter des variations importantes de la tension artérielle, mais cette résistance doit être souple et non pas rigide. Or, un excès de tissu fibreux durcit l'artère et diminue son aptitude à supporter ces changements de tension artérielle, de sorte que tout effort physique peut élever dangereusement la tension. Au fil des ans, les vaisseaux sanguins ont tendance à se durcir, ce qui augmente le risque d'hypertension artérielle et de maladies cardiovasculaires.

À l'intérieur, les vaisseaux sanguins sont tapissés d'une couche unique de cellules appelée endothélium. Cette couche forme une barrière non adhésive entre le sang circulant et les couches de muscle lisse sous-jacentes. Sir John Vane, lauréat du prix Nobel de médecine en 1982, a surnommé l'endothélium le « maestro de la circulation », car il se comporte comme une surface dynamique qui intègre l'interaction entre le sang circulant, la paroi du vaisseau et les cellules qui forment les tissus propres à chaque organe. L'endothélium joue également un rôle de portier, car il contrôle la réponse de l'organisme à l'inflammation. Du fait de ses interactions avec le sang, l'endothélium peut communiquer aux globules blancs l'endroit où ils doivent intervenir pour contrecarrer une infection ou réagir à d'autres stimuli inflammatoires.

COMMENT VOS VAISSEAUX SANGUINS VOUS PERMETTENT DE RESTER EN BONNE SANTÉ

L'un des principaux rôles de l'endothélium est de contribuer au contrôle du tonus des vaisseaux sanguins. Ce contrôle se fait principalement par la libération de petites quantités d'oxyde nitrique, une substance qui provoque la vasodilatation et augmente le débit sanguin. Dans l'endothélium, comme dans d'autres cellules de l'organisme, l'oxyde nitrique est fabriqué à partir de l'arginine, un acide aminé. L'oxyde nitrique, lorsqu'il est présent en grandes quantités, est un gaz. Mais ne croyez pas que des bulles d'acide nitrique circulent dans le sang ! Les petites quantités produites par l'endothélium restent dissoutes dans les liquides interstitiels, entre les cellules et le sang. (Notez qu'il ne faut pas confondre l'acide nitrique [NO] et l'oxyde nitreux [N_2O] aux vertus anesthésiantes, parfois appelé gaz hilarant). Parce qu'il joue plusieurs rôles importants dans l'organisme – lutte contre les infections, contrôle de la fonction vasculaire (vaisseaux sanguins) et régulation de l'activité cérébrale – l'oxyde nitrique s'est vu décerner le titre de « molécule de l'année » par le magazine *Science* en 1992. Chez les hommes, il joue également un rôle essentiel dans l'érection. La participation de l'oxyde nitrique dans la vasodilatation, souvent appelé vasodilatation d'origine endothéliale, est considérée comme l'une des principales contributions de l'endothélium au maintien de la santé vasculaire. Les chercheurs ont même défini la diminution de la production d'oxyde nitrique par l'endothélium comme un symptôme retrouvé chez les personnes à risque d'hypertension artérielle et de maladies cardiovasculaires.

L'endothélium produit également d'autres substances qui sont indispensables au bon fonctionnement des vaisseaux. Pour un grand nombre de ces substances, le paramètre le plus important est la quantité dans laquelle elles sont produites. Nous en avons un bon exemple avec l'endothéline-1. De petites quantités de cette substance sont nécessaires pour conserver l'intégrité structurelle de la paroi des vaisseaux sanguins, mais des taux trop élevés provoquent vasoconstriction, durcissement de la paroi des artères et, finalement, athérosclérose.

La prostacycline est un autre produit important de l'endothélium. Elle est synthétisée à partir d'un acide gras appelé acide arachidonique. À l'instar de l'oxyde nitrique, la prostacycline est une molécule vasodilatatrice. Cependant, son rôle le plus important consiste à réduire l'adhésivité des plaquettes et à empêcher la coagulation du sang. Les plaquettes sont de toutes petites cellules sanguines qui sont souvent décrites comme de minuscules particules circulant dans le sang. Les plaquettes ne font cependant pas preuve de l'inertie que semble impliquer cette description. Leur principal rôle est d'arrêter le saignement en bouchant les vaisseaux sanguins dans les plaies et de contrôler la coagulation du sang. Si elles deviennent trop collantes, les plaquettes peuvent adhérer à l'endothélium et entraîner la formation de petits caillots sanguins qui risquent à leur tour de s'unir pour en former un gros (thrombus) et provoquer une thrombose. La prostacycline, en diminuant l'adhésivité des plaquettes, représente un facteur de protection essentiel qui empêche la formation de caillots ; si la production de cette substance est interrompue, le risque de thrombose augmente.

Des changements survenant dans l'endothélium peuvent entraîner la réduction de la production d'oxyde nitrique et l'augmentation de celle d'endothéline-1, et donc avoir une incidence grave sur la santé. Si le taux d'oxyde nitrique diminue, sa fonction vasodilatatrice fait de même, et la tension artérielle augmente. Si le taux d'endothéline augmente en même temps, la vasoconstriction est encore plus importante, et donc nocive pour le cœur. Comme l'oxyde nitrique a aussi des effets anticoagulants, sa diminution élève aussi le risque de formation de caillots. La baisse de la production d'oxyde nitrique et l'augmentation de la production d'endothéline-1 sont aujourd'hui définis comme un dysfonctionnement endothélial. Au cours des 10 à 15 dernières années, les investigations ont démontré que ce dysfonctionnement était l'un des symptômes les plus courants présentés par les patients développant par la suite des maladies cardiaques.

Cependant, à la différence de la tension artérielle, il n'existe aucun moyen simple pour mesurer la fonction endothéliale. De ce fait, ce dysfonctionnement passe souvent inaperçu tant que les symptômes caractéristiques des maladies cardiaques ne font pas leur apparition. Aucun médicament ne cible actuellement le dysfonctionnement endothélial. Il est donc particulièrement intéressant pour les chercheurs comme moi de prouver que certaines substances présentes dans le vin rouge sont susceptibles de rétablir une fonction endothéliale normale et saine.

QUELLES SONT LES SUBSTANCES BÉNÉFIQUES DU VIN ROUGE ?

La réponse à cette question essentielle est loin d'être simple. On pourrait dire que ces substances sont les polyphénols – les molécules qui donnent au vin rouge sa couleur et son goût. Cependant, le terme « polyphénol » est un terme scientifique général qui regroupe diverses substances dont les structures et les propriétés sont très différentes. Le phénol (ci-dessous gauche) est un composé chimique simple dont vous avez peut-être entendu parler à l'école en cours de chimie. Le terme « polyphénol » s'emploie pour toute substance chimique comportant plusieurs groupes phénol dans sa structure.

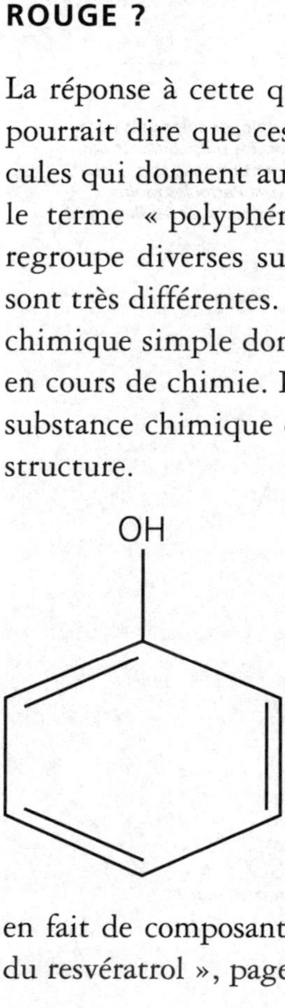

Phénol

Dans le vin, les polyphénols les plus courants sont les flavonoïdes (à gauche sur le schéma de la page suivante). Dans le vin rouge, les flavonoïdes les plus abondants sont les flavanols et les anthocyanes. La quercétine et le resvératrol ont souvent été utilisés dans des études expérimentales pour représenter les polyphénols du vin, mais il s'agit en fait de composants mineurs du vin rouge (lire « La controverse du resvératrol », page 66).

Les polyphénols présents dans le vin

Les flavonoïdes

Les flavanols,
par exemple l'épicatéchine :
présents dans les pépins de raisin, le thé vert et le chocolat

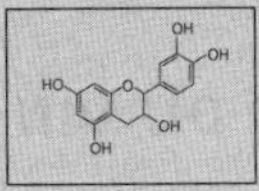

Les procyanidines :
présentes dans le vin rouge, les airelles et le chocolat

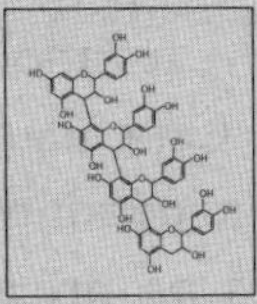

Les anthocyanes,
par exemple la delphinidine :
donnent leur couleur aux pellicules (peaux) des grains de raisin, aux fruits, aux fleurs

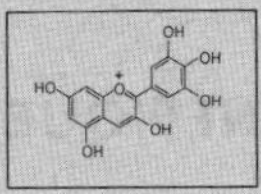

Les flavonols,
par exemple la quercétine : *présents dans le vin et les oignons*

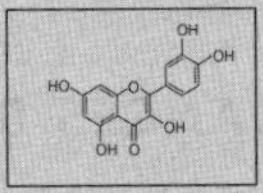

Les non-flavonoïdes

Les polyphénols de la famille des stilbènes,
par exemple le resvératrol :
présents dans certains vins rouges

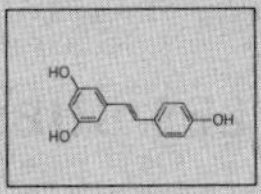

Les ellagitanins :
présents dans les vins vieillis en fûts de chêne, les noix, et certains fruits (grenades, framboises)

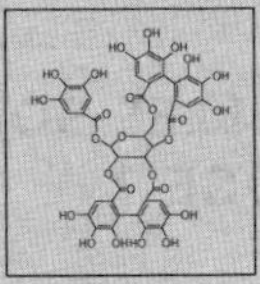

Ces exemples illustrent la structure moléculaire de quelques composés parmi les milliers de polyphénols différents. Les polyphénols les plus courants dans le vin sont les flavonoïdes, dont les plus abondants sont regroupés en deux catégories principales : les flavanols et les anthocyanes. Parmi les moins importants, on peut citer les flavonols (à ne pas confondre avec les flavanols) et les non-flavonoïdes, tels que le resvératrol.

O = Oxygène
H = Hydrogène

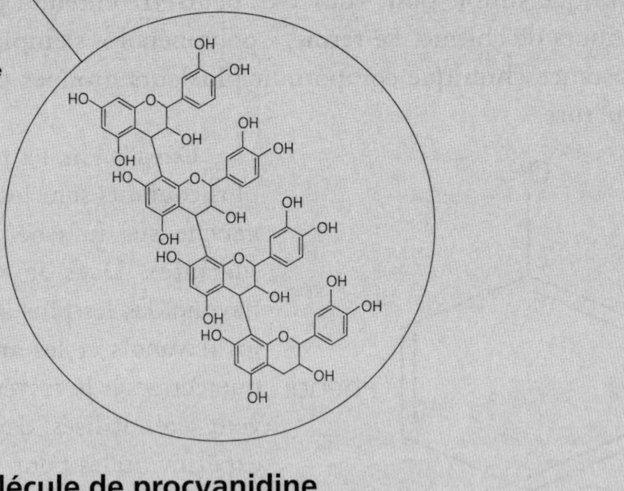

Une molécule de procyanidine

Cette molécule de procyanidine, la tétra-épicatéchine, comprend quatre motifs répétés de molécules d'épicatéchine (tetra signifie quatre en grec).

GROS PLAN SUR LES FLAVANOLS

Les flavonoïdes les plus abondants dans le vin rouge sont les flavanols, en particulier ceux présents autour des pépins de raisin comme la catéchine et l'épicatéchine. Plus le nombre de pépins par unité de poids est élevé dans le raisin, plus la quantité de flavanols sera grande dans le vin rouge. De ce fait, les variétés de raisin à petits grains sont susceptibles de produire des vins plus riches en polyphénols de ce type. Les flavanols de pépins de raisin sont surtout présents sous forme de procyanidines. Lorsque ces petits polymères (composés chimiques) comprennent trois à dix unités de molécules plus petites, comme la catéchine ou l'épicatéchine, on les appelle parfois des procyanidines oligomères (du grec *oligo* qui signifie petit ou peu, et *meros*, partie).

Les procyanidines sont les polyphénols les plus abondants dans les vins rouges jeunes. Ils peuvent représenter jusqu'à 1 ou 2 g par litre de la quantité totale de polyphénols, qui est en général inférieure à 3 g par litre. Les molécules de procyanidine sont faiblement solubles dans le jus de raisin, mais au fur et à mesure de l'augmentation de la teneur en alcool pendant la fermentation, ces substances passent dans le vin. Ces molécules sont la principale source de l'astringence (crispation des muqueuses buccales) des vins rouges jeunes. Au fil du temps, les procyanidines réagissent les unes avec les autres pour former des polymères plus longs, appelés tanins condensés. La longueur de ces polymères augmente avec l'âge du vin. Avec le temps, ils deviennent aussi moins solubles et finissent parfois par former un dépôt au fond de la bouteille.

LE VIN ROUGE : UN COCKTAIL DE POLYPHÉNOLS

Les pigments colorés du vin sont des anthocyanes (ou anthocyanines). Dans la nature, ces substances chimiques végétales sont les principales responsables de la couleur rouge des fruits et des fleurs (hormis la tomate). Certaines anthocyanines, lorsqu'elles se lient à des ions métalliques, donnent des fruits et des fleurs de couleur bleue. Les anthocyanes du vin rouge proviennent essentiellement de la peau des raisins et sont extraits pendant la fermentation. Pour obtenir du vin blanc ou rosé, on sépare le jus des pépins avant la fermentation ; ces vins sont donc pratiquement dépourvus des polyphénols issus des pépins ou de la peau. Ceci est également vrai pour les vins blancs et rosés fabriqués à partir de raisins rouges, tels le Champagne obtenu à partir de la variété Pinot Noir et le vin rosé californien issu du cépage Zinfandel.

Les polyphénols présents dans le vin peuvent également apparaître lors du vieillissement en fûts de chêne, en particulier lorsque les tonneaux utilisés sont neufs. Le bois de chêne frais contient en effet des taux élevés de polyphénols non flavonoïdes appelés gallotanins, qui se dissolvent graduellement dans le vin après 6 à 18 mois de vieillissement. Ces substances, ajoutées aux saveurs provenant également des fûts de chêne, contribuent au goût général et aux « sensations en bouche » du vin rouge.

La composition en polyphénols des vins est très variable et dépend, entre autres, du cépage, de la méthode de vinification et du type du sol. De plus, les polyphénols sont des molécules hautement instables. Au cours de la fermentation et du vieillissement du vin, de nombreux composés peuvent se former par réaction les uns avec les autres, ainsi qu'avec les autres substances présentes dans le vin, comme les sucres. Les réactions d'oxydation des polyphénols sont aussi très courantes et elles entraînent la formation d'un grand nombre de polyphénols différents. Il a été estimé qu'une bouteille de vin classique pouvait renfermer plusieurs milliers de composés. Un grand nombre de ces composés sont présents en des quantités si infimes que leurs structures n'ont pas encore été identifiées. Ces modifications naturelles des structures polyphénoliques expliquent également l'évolution du goût du vin au fur et à mesure de son vieillissement. De même que les producteurs et les amateurs de vin accueillent avec enthousiasme les saveurs évidentes ou plus subtiles qui confèrent au vin son admirable complexité, les chimistes s'émerveillent aussi devant les différentes structures chimiques des polyphénols du vin.

Il est clair que les vins rouges sont un cocktail de polyphénols admirablement bien dosé. Mais comment ces substances agissent-elles sur notre bien-être ? Certains polyphénols sont-ils plus importants que d'autres ? Les réponses à ces questions sont essentielles pour déterminer si tous les vins rouges sont dotés du même potentiel pour la prévention des maladies cardiaques, ou si certains vins comportent des propriétés spécifiques qui augmentent leur efficacité.

RECHERCHES SUR LES EFFETS BÉNÉFIQUES DES POLYPHÉNOLS DU VIN ROUGE

La recherche sur les fonctions protectrices du vin rouge et de ses polyphénols contre les maladies cardiovasculaires s'est initialement orientée selon deux axes : les plaquettes d'un côté, et l'oxydation du cholestérol à lipoprotéines de faible densité (cholestérol LDL ou « mauvais cholestérol ») de l'autre.

L'adhésivité des plaquettes est le principal facteur déclenchant des mécanismes de coagulation du sang. Elle est mesurée expérimentalement en évaluant leur vitesse d'agrégation, processus appelé agrégation plaquettaire. L'effet de la consommation de vin rouge sur les plaquettes a fait l'objet d'un grand intérêt depuis la parution en 1992 dans le *Lancet* de l'article provocateur de Serge Renaud et Michel de Lorgeril intitulé « *Wine, alcohol, platelets, and the French paradox for coronary heart disease* » (Vin, alcool, plaquettes et coronaropathies : le paradoxe français). Dans ce rapport, ils ont apporté les preuves préliminaires démontrant que la réponse des agriculteurs du Var dans le sud de la France aux tests d'agrégation plaquettaire était bien moins marquée que celle des agriculteurs du sud-ouest de l'Écosse, ce qui était donc un bon point pour les Français.

Bien que les recherches sur les effets du vin rouge et des polyphénols du raisin sur les plaquettes aient été poursuivies, l'intérêt s'est surtout orienté vers les effets antioxydants de ces substances. Dans un cadre expérimental, les polyphénols du vin rouge se sont avérés être des antioxydants plus efficaces que les vitamines C et E, pourtant des références en termes d'antioxydants. Cet effet pourrait-il aider à prévenir les maladies cardiaques ? Nombreux sont ceux qui savent qu'un taux élevé de cholestérol dans le sang est un important facteur de risque pour les maladies cardiovasculaires. Cela s'explique par le fait que le cholestérol LDL circulant peut s'accumuler dans la paroi des artères, en dessous de l'endothélium, où il s'oxyde. Cette oxydation est un facteur déclenchant de l'athérosclérose, car le cholestérol LDL oxydé n'est pas facile à éliminer : une fois présent dans la paroi de l'artère, il stimule une réponse inflammatoire permanente qui induit le processus d'athérosclérose. Cependant, si le cholestérol LDL est protégé contre l'oxydation, il est moins susceptible d'entraîner l'athérosclérose.

En 1993, Frankel et ses collaborateurs ont rapporté dans le *Lancet* que les polyphénols du vin rouge inhibaient l'oxydation du cholestérol LDL. Cette action n'était pas du tout liée à l'effet de l'alcool puisqu'elle ne concernait que le vin rouge, et pas les autres boissons alcoolisées. Plusieurs études ont démontré que la consommation par des volontaires de 400 ml de vin rouge par jour permettait de protéger le cholestérol LDL contre l'oxydation. Étant donné que cet effet n'a pas pu être obtenu avec du vin blanc, il semble clair que les composants polyphénoliques du vin rouge sont responsables de ce bénéfice. Cependant, une étude néerlandaise, au cours de laquelle les participants ont consommé 550 ml de vin rouge ou blanc à faible teneur en alcool (3,5 %) a semé le doute. La réduction de la teneur en alcool avait été obtenue par évaporation sous vide. Aucune protection contre l'oxydation du cholestérol LDL n'a été décelée ni pour le vin blanc ni pour le rouge. Ce manque d'effet pouvait-il être attribué à la nature du vin rouge (Chianti), ou l'alcool favorise-t-il l'absorption des polyphénols ?

En 1998, l'*American Journal of Clinical Nutrition* a publié les résultats de recherches menées au Papworth Hospital, à Cambridge, au Royaume-Uni, et qui permettent de répondre à cette question. Pour cette étude, des volontaires avaient consommé 375 ml d'une boisson spéciale (sur 5 boissons testées), tous les jours pendant deux semaines, avant l'évaluation de l'oxydation de leur cholestérol LDL. Les cinq boissons étaient les suivantes : vin rouge (Cabernet Sauvignon français), vin blanc auquel étaient ajoutés des polyphénols de vin rouge en quantité équivalente, poudre de polyphénols de vin rouge en capsules, vin blanc et boisson témoin à base de vodka. Le vin rouge, le vin blanc additionné de polyphénols de vin rouge et la poudre de polyphénols de vin rouge ont tous entraîné la suppression de l'oxydation du cholestérol LDL. Le vin blanc et la vodka n'ont eu aucun effet bénéfique : les effets antioxydants ne sont donc pas liés à la teneur en alcool.

D'après ces rapports et les autres études similaires, beaucoup de chercheurs ont attribué les vertus anti-athérosclérotiques du vin rouge aux propriétés antioxydantes de ses polyphénols. Cependant, ces dernières années, des essais cliniques portant sur le rôle des antioxydants dans les maladies coronariennes n'ont démontré qu'un faible effet bénéfique en termes de réduction de la survenue de crises cardiaques. Alors qu'ils pensaient que les propriétés antioxydantes étaient cruciales, les scientifiques en viennent maintenant à mettre en doute leur pertinence.

LA CONTROVERSE DU RESVÉRATROL

L'objectif de mes recherches a été d'identifier les polyphénols du vin rouge étant responsables de son action sur l'endothélium. Lorsque j'ai commencé, plusieurs personnes m'ont déconseillé de me pencher sur ce sujet, puisqu'il était communément admis que le principe actif du vin rouge était le resvératrol. Cependant, les résultats de mes essais en laboratoire ne confirmaient pas cette hypothèse. La quantité de resvératrol présente dans le vin est généralement inférieure à 2 milligrammes (mg) par litre, ce qui représente guère plus que le volume d'une tête d'épingle. Il s'agit donc d'un polyphénol mineur du vin rouge. Pourquoi la présence du resvératrol dans le vin est-elle alors si souvent citée pour expliquer le *French paradox* ? À l'époque où j'ai rédigé le présent ouvrage, plus de 1 000 études rendaient compte des effets de cette substance, désormais admise comme étant le polyphénol qui protège les amateurs de vins de tous les pays contre les maladies cardiovasculaires et le cancer. Ce phénomène m'a laissé perplexe pendant plusieurs années : à quoi était dû cet engouement pour le resvératrol ?

Le resvératrol est une phytoalexine. Ce terme vient du grec *phyto* – qui signifie plante – et *alexein* – empêcher –, et indique donc une substance produite par la plante afin de se protéger. La quantité de resvératrol présente dans les peaux de raisin augmente suite à des situations de stress environnemental tels que le rayonnement ultraviolet ou une attaque fongique. La teneur en resvératrol a tendance à être supérieure dans les cépages à peau fine telles que le Pinot Noir ; des analyses de vins à base de Cabernet Sauvignon (cépage à peau plus épaisse) indiquent une concentration inférieure à 0,1 mg par litre. Le resvératrol est également présent dans les vins blancs et rosés, mais en des quantités inférieures que dans les vins éla-

borés avec des raisins rouges. Certaines actions du resvératrol pourraient être utilisées pour de nouvelles thérapies : il peut en effet inhiber la coagulation du sang, et possède des propriétés anticancéreuses et anti-inflammatoires. Cependant, les doses mises en œuvre dans un cadre expérimental pour obtenir de tels effets posent de sérieux problèmes de faisabilité quand on les transpose en quantités journalières de resvératrol qu'il serait nécessaire d'absorber sous forme d'une consommation concrète de vin ou d'autre produits à base de végétaux.
En 1993, des études menées à l'université de Davis en Californie ont démontré que le resvératrol pouvait empêcher l'oxydation du cholestérol LDL. Depuis, un grand nombre d'expériences ont permis d'accumuler de vastes connaissances sur cette substance. David Goldberg et ses collaborateurs de l'université de Toronto se sont appliqués à rechercher ses effets. En 1995, ils ont décrit la capacité du resvératrol à stopper la coagulation du sang – mais la concentration sanguine nécessaire pour obtenir cet effet était d'au moins 10 à 20 mg de resvératrol par litre. Des études ultérieures, menées sur des volontaires en bonne santé, n'ont pas pu démontrer qu'il était possible d'obtenir un effet visible sur la coagulation du sang grâce à des quantités de l'ordre de celles que l'on peut absorber en buvant du vin, et une autre étude a démontré que le resvératrol pouvait certes bloquer les premiers stades d'une athérosclérose expérimentale, mais que la dose nécessaire impliquait de boire au moins 5 litres de vin par jour ! Le même phénomène a été observé lors d'études portant sur les propriétés anticancéreuses du resvératrol. Dans des expériences menées sur des souris, la dose minimale mise en œuvre était 0,2 mg, soit pour une souris de 30 g l'équivalent de 100 ml de vin (presque un verre entier).

Il est difficile de concevoir comment en buvant du vin – et même en s'y plongeant tout entier –, un être humain pourrait absorber une quantité de resvératrol suffisante pour lui fournir la concentration protectrice requise.

D'autres recherches ont contribué à expliquer le *French paradox* par la consommation du resvératrol issu du vin. En 1997, des chercheurs de la Northwestern University Medical School de Chicago ont décrit la manière dont le resvératrol pouvait imiter certaines des actions des œstrogènes. Cette découverte a été considérée comme une preuve supplémentaire du rôle essentiel joué par le resvératrol dans les bénéfices de la consommation de vin rouge. Peter Kopp, un chercheur travaillant dans le même institut de cette université, a rédigé dans le *European Journal of Endocrinology* un éditorial dont le titre était *Resveratrol, a phytoestrogen found in red wine. A possible explanation for the conundrum of the "French paradox"?* (Le resvératrol, un phyto-œstrogène présent dans le vin rouge. Une explication possible à l'énigme du *French paradox* ?). Cet éditorial, écrit surtout pour mettre en exergue les recherches d'un collègue, a inscrit le resvératrol dans la légende : depuis, il a été cité dans plus de 60 autres articles scientifiques comme étant l'explication du *French paradox*.

Nous avons réalisé des tests dans mon laboratoire pour examiner si cette substance modifiait la fonction endothéliale ; au regard des très fortes concentrations nécessaires à l'obtention d'un quelconque effet, nous avons conclu qu'il était impossible d'obtenir une action satisfaisante à travers la seule consommation de vin. D'autres chercheurs sont arrivés aux mêmes conclusions. Déjà en 1997, George Soleas avait publié dans *Clinical Biochemistry* une liste détaillée des effets connus du resvératrol. À la lecture du titre, nous pouvons supposer que l'auteur ne fondait pas beaucoup d'espoir sur cette substance pour révéler le secret du *French paradox* : *Resveratrol: a molecule whose time has come? And gone?* (Le resvératrol : une molécule dépassée ?). Commentant sa relative incapacité à provoquer la dilatation des vaisseaux sanguins, ou à agir comme antioxydant, Soleas écrivait : « ... le rôle du resvératrol est en effet mineur, et on peut même affirmer qu'il s'agit d'un rôle de spectateur ». Cette conclusion était tout à fait adéquate, et à l'heure actuelle, rien ne permet encore de considérer le resvératrol autrement que comme un simple spectateur du phénomène du *French paradox*.

COMMENT LE VIN ROUGE PROTÈGE LES VAISSEAUX SANGUINS

La perte de la fonction endothéliale normale des vaisseaux sanguins est un événement si critique dans le développement de l'athérosclérose que les traitements visant à protéger ou à rétablir l'endothélium sont susceptibles d'avoir un effet bénéfique considérable. Ceci expliquerait aussi pourquoi l'action des polyphénols du vin rouge sur l'endothélium joue un rôle si important dans leur effet protecteur. L'hypertension artérielle, un taux élevé de cholestérol LDL, le manque d'exercice, le vieillissement et le tabac diminuent tous les propriétés protectrices de l'endothélium, rendant les vaisseaux sanguins du cœur et d'autres tissus moins résistants au développement de l'athérosclérose. On ne sait pas encore si les polyphénols du vin rouge peuvent rompre les liens qui existent entre tous ces facteurs de risque et les maladies cardiovasculaires. Sans nul doute, les études expérimentales démontrent que les polyphénols du vin rouge protègent l'endothélium contre l'élévation du taux de cholestérol LDL.

Ce résultat vient étayer la théorie selon laquelle la consommation de vin rouge fournit l'explication du *French paradox* : un faible taux de maladies cardiovasculaires en France malgré une forte consommation de graisses saturées. À mon avis, la découverte la plus importante pour comprendre la manière dont les polyphénols du vin rouge procurent une protection contre les maladies cardiaques est celle de Fitzpatrick et ses collaborateurs dans leurs études de 1993. Ils ont démontré que le vin rouge et des extraits de raisin entraînaient une vasodilatation d'origine endothéliale via la libération d'oxyde nitrique. Des études antérieures avaient déjà porté sur l'effet antithrombotique des flavonoïdes sur l'endothélium.

Des études réalisées sur des personnes en bonne santé et des patients souffrant de maladie coronarienne ont fourni des preuves de l'interaction entre les polyphénols du raisin et l'endothélium. Chez les volontaires sains, la consommation de 500 ml de vin rouge ou du même vin rouge dépourvu d'alcool (obtenu par évaporation sous vide) a entraîné une vasodilatation d'origine endothéliale, alors que la boisson à base de vodka servant de témoin n'a pas eu le même effet. Il est intéressant de noter que l'effet du vin sans alcool était bien supérieur à celui du vin rouge lui-même. Les patients souffrant de maladies coronariennes et ayant consommé 320 ml de jus de raisin violet Concord deux fois par jour pendant deux semaines, ont eux aussi montré une amélioration de la vasodilatation d'origine endothéliale. Ce traitement a également diminué la susceptibilité du cholestérol LDL à l'oxydation.

Des études ont également révélé les effets anti-inflammatoires de la consommation de vin par des volontaires sains. Lors d'une étude, la consommation de vin rouge contrecarrait les effets nocifs d'un repas riche en graisses, alors que la non-consommation de vin ou la consommation de vodka n'avait aucun effet. Une deuxième étude visant à comparer l'effet de la consommation de vin rouge et de gin pendant quatre semaines chez des hommes âgés de 30 à

50 ans vivant à Barcelone, est venue soutenir la théorie d'une action anti-inflammatoire et d'une interaction spécifique avec l'endothélium. Après 28 jours de consommation de vin rouge, les leucocytes (globules bancs) présentaient des modifications prouvant les effets anti-inflammatoires du vin rouge. Des prélèvements sanguins ont également permis de révéler des modifications liées aux effets de protection de l'endothélium.

À LA RECHERCHE DE L'INGRÉDIENT PROTECTEUR

L'histoire des recherches sur le resvératrol (lire page 66) souligne le danger d'attribuer à un seul composé l'entière responsabilité des effets bénéfiques d'un aliment ou d'une boisson, uniquement à partir de résultats expérimentaux. Pour pouvoir établir ce type de lien, il est nécessaire d'utiliser des approches complémentaires. Il faut aussi prendre en compte le fait qu'une consommation normale de vin, par exemple deux verres par jour, apporte une quantité suffisante de la substance à identifier pour obtenir l'effet protecteur observé.

Le but de nos recherches était donc de découvrir lequel des composants du vin rouge était le plus important dans la modification de la fonction vasculaire et la prévention de l'athérosclérose. Nous espérions ainsi identifier une substance susceptible de procurer une protection contre les maladies cardiovasculaires.

Nos études expérimentales étaient limitées par plusieurs facteurs. D'une part, le principal groupe de patients dont les services de santé étaient rattachés à mon école de médecine (Barts et la London School of Medicine and Dentistry) présentait un taux de maladies cardiovasculaires très élevé. Pour des raisons de goût, de coût et de religion, la consommation de vin rouge par ces personnes est minime, voire inexistante. Même si les effets bénéfiques de la consommation de vin rouge venaient à être prouvés sans équivoque, le vin ne figurerait toujours pas sur leur liste de courses. En conséquence, la seule manière de leur apporter l'effet bénéfique du vin était de leur administrer un comprimé contenant l'équivalent de la consommation quotidienne de vin rouge.

D'autre part, dans le cas des rares amateurs de vin, la question la plus importante consistait à savoir si tous les vins rouges avaient le même effet bénéfique. En effet, il me semble possible que les habitudes de consommation de vin puissent être influencées par le fait de savoir qu'un vin possède plus de propriétés protectrices qu'un autre.

Notre étude initiale, publiée dans *Nature* en 2001, a concerné l'effet du vin rouge sur la synthèse d'endothéline-1 dans des cellules endothéliales cultivées en laboratoire. Nous avons choisi l'endothéline-1, car les investigations de la décennie précédente avaient démontré que cette substance jouait un rôle essentiel dans les maladies cardiaques. L'endothéline-1 est un vasoconstricteur puissant ; elle resserre les vaisseaux sanguins et augmente donc la tension artérielle, déclenchant les processus qui mènent à l'athérosclérose. Ainsi, si le vin rouge venait à inhiber la synthèse d'endothéline-1, il pourrait alors avoir des effets bénéfiques considérables en termes de protection contre les cardiopathies. Pour cette investigation, nous avons testé des extraits de différents vins afin de mesurer leurs effets sur la production d'endothéline-1 – des effets étroitement liés à la concentration de polyphénols dans le vin. Tous les vins rouges testés ont inhibé la production d'endothéline-1. Le jus de raisin rouge a démontré une certaine activité inhibitrice, mais les vins blancs et rosés n'ont eu aucun effet. Ces résultats suggéraient fortement que les polyphénols correspondants étaient issus des pépins ou de la peau. Quelques polyphénols, dont le resvératrol, ont eu un effet minime ou nul sur la production d'endothéline-1, même à des concentrations susceptibles d'avoir des effets antioxydants. Nous en avons donc conclu que l'effet n'était pas dû à des propriétés antioxydantes.

LA DÉCOUVERTE DES PROCYANIDINES

Pour définir quels polyphénols du vin rouge étaient responsables de cet effet bénéfique, nous avons purifié les polyphénols les plus puissants impliqués dans l'inhibition de la synthèse de l'endothéline-1. Bill Mullen et Alan Crozier de l'université de Glasgow ont identifié les composés que nous avions purifiés : il s'agissait dans tous les cas de procyanidines de tailles et structures différentes. Il est intéressant de noter que Fitzpatrick et ses collaborateurs avaient déjà purifié les polyphénols d'extraits de pépins de raisin, responsables de la vasodilatation d'origine endothéliale. Là aussi, il s'agissait de procyanidines de taille et de structure semblables à celles que nous avons identifiées dans le vin rouge. De même, des recherches portant sur la suppression de l'agrégation plaquettaire par le jus de raisin violet Concord ont indiqué qu'elle était probablement due aux procyanidines présentes dans le jus.

Des travaux plus récents menés sur une grande diversité de vins démontrent également que l'aptitude d'un vin donné à modifier la synthèse d'endothéline-1 est liée à sa teneur en procyanidines. La bonne nouvelle est que de nombreux vins rouges ont une teneur en procyanidines élevée (environ 1 g par litre), près de mille fois supérieure à la teneur moyenne en resvératrol. Il suffirait donc de ne boire qu'un peu de vin pour bénéficier des effets des procyanidines.

LE VIN ROUGE N'EST PAS LE SEUL CONCERNÉ !

Les procyanidines sont abondantes dans de nombreuses plantes. Cela laisse supposer que l'ingestion de ces substances chimiques végétales peut contribuer à améliorer la santé des vaisseaux sanguins. Nous allons donc aborder maintenant l'importance des procyanidines et de leur apport à travers différents types d'aliments, de boissons, et d'autres sources naturelles.

CHAPITRE 4

LES AUTRES SOURCES DE POLYPHÉNOLS

PLUSIEURS ÉTUDES ONT RÉVÉLÉ QUE LES PERSONNES QUI consomment beaucoup de fruits riches en flavonoïdes présentent non seulement une plus faible incidence de maladies cardiovasculaires, mais aussi moins de risques de cancer. Les flavonoïdes font partie de la grande famille des polyphénols (lire pages 59 à 61). Il existe de nombreux types de flavonoïdes, mais tous possèdent des propriétés antioxydantes, et c'est cette particularité qui expliquerait leurs effets bénéfiques. Cependant, des compléments alimentaires contenant des antioxydants tels que la vitamine C, la vitamine E et le bêta-carotène peinent à démontrer un avantage particulier pour la santé. Les scientifiques commencent aujourd'hui à se demander s'il existe des interactions spécifiques entre les flavonoïdes et les systèmes enzymatiques, interactions qui pourraient mieux expliquer pourquoi une alimentation riche en flavonoïdes naturels garantit une meilleure santé. Des recherches menées dans mon laboratoire comme ailleurs indiquent de plus que les procyanidines (un certain type de flavonoïdes) ont sur les vaisseaux sanguins un effet particulier non lié à leurs propriétés antioxydantes.

L'ALIMENT, PREMIER MÉDICAMENT

Les recherches résumées dans le chapitre précédent ont identifié les procyanidines comme étant les polyphénols les plus actifs présents dans le vin rouge. Le chapitre 7 expliquera dans le détail comment identifier les vins rouges dont la teneur en procyanidines est la plus élevée. Ceci dit, la consommation de vin rouge au cours des repas n'est pas possible pour tout le monde. Les raisons peuvent être d'ordre professionnel, médical, religieux ou autre. Par ailleurs, certaines personnes préfèrent le vin blanc. Au fur et à mesure de l'avancement de nos connaissances sur les procyanidines, la question qui se pose le plus souvent est de savoir s'il existe des sources alternatives de ces substances végétales protectrices naturelles. La réponse est oui. Le chocolat, certains fruits comme les pommes et les airelles, les fruits à coque et les épices contiennent de grandes quantités de procyanidines. À partir de la page 263, vous trouverez une sélection de recettes élaborées avec ces ingrédients.

Les procyanidines sont pratiquement absentes du jus de raisin, car elles sont surtout présentes dans les pépins et ne se dissolvent dans le vin qu'au moment de la fermentation. Le jus de raisin ne peut donc pas se substituer au vin rouge, à l'exception de celui que l'on produit à partir du raisin violet Concord (lire encadré à la page suivante).

Les procyanidines ne sont pas les seuls polyphénols qui agissent sur la fonction vasculaire. Certains aliments contiennent des polyphénols dont nous ne savons pas encore grand-chose ; cela peut vous surprendre, mais la raison en est que la complexité de leurs structures chimiques les rend difficiles à purifier et à étudier dans le détail. Les grenades, par exemple, contiennent de nombreux polyphénols qui agissent sur les vaisseaux sanguins de manière équivalente à celle des procyanidines du vin.

Tous les types de polyphénols sont assez astringents, et il est très intéressant d'observer les stratégies que l'homme a adoptées au fil du temps pour développer des produits au goût moins prononcé (culture de variétés de fruits moins acides, modification des techniques de fabrication, ajout de sucre aux jus de fruits). Malheureusement, ces stratégies ont eu pour effet de réduire le taux de polyphénols protecteurs dans les aliments et les boissons potentiellement bénéfiques. Le meilleur exemple est celui du chocolat : initialement consommé en tant que boisson amère, il s'est ensuite répandu sous la forme d'un bloc de graisse additionnée de sucres, pratiquement dépourvue de procyanidines résiduelles. Cependant, étant donné que l'importance des procyanidines est de mieux en mieux connue, les processus industriels de fabrication et préparation des aliments sont en train d'être adaptés pour empêcher la destruction de ces molécules.

LE JUS DE RAISIN CONCORD

Le jus de raisin violet Concord a des arômes singuliers, que l'écrivain du vin Oz Clarke a décrit comme un « mélange d'aubépine et de vernis à ongles » – ce qui n'est sûrement pas du goût de tout le monde ! À la différence des raisins utilisés pour élaborer les vins européens, qui appartiennent tous à l'espèce *Vitis vinifera*, le raisin Concord appartient à l'espèce *Vitis labrusca*. Ce cépage a été créé dans les années 1850 à partir de variétés américaines originaires des alentours du village de Concord, dans le Massachusetts.

Un certain docteur Welch ayant joué au cours des années 1890 un rôle prépondérant dans la commercialisation du jus de raisin Concord, celui-ci est encore le plus souvent vendu en Amérique du Nord et en Grande-Bretagne sous le nom de Welch. Malheureusement en Europe continentale, il est pratiquement introuvable.

250 ml de jus de raisin violet Concord contiennent environ la même quantité de procyanidines que 125 ml de vin rouge riche en procyanidines.

Si vous buvez du vin rouge et mangez quotidiennement deux à trois portions de fruits, vous consommez peut-être 1 à 2 g de polyphénols protecteurs par jour. Le taux de procyanidines contenu dans cette dose journalière peut varier considérablement, mais l'idéal serait de consommer 300 à 500 mg de procyanidines par jour. Dans ce chapitre, j'ai identifié quelques aliments et boissons particulièrement bénéfiques pour les vaisseaux sanguins. Pour chacun d'entre eux, j'ai proposé des quantités approximatives pouvant remplacer 125 ml (un verre) de vin rouge. À titre de référence de vin riche en procyanidines, j'ai choisi un Cabernet Sauvignon argentin dont le score est de ♥♥♥ dans ma classification des vins (lire page 159). Il contient moins de procyanidines que les vins extra ♥♥♥♥♥, mais il se situe au-dessus de la moyenne de la plupart des vins rouges modernes faciles à boire.

Comme dans tout conseil nutritionnel sensé, la diversité est importante ; aussi, même si vous buvez du vin rouge, mangez des pommes et autres aliments riches en polyphénols, rappelez-vous qu'une alimentation optimale signifie manger une grande variété d'aliments : le chapitre 11 vous fournira plus de détails à ce sujet.

LA LONGUE ÉPOPÉE DU CACAO

Les cacaoyers, arbres qui fournissent le cacao et le chocolat, sont originaires de régions d'Amérique Centrale et du Sud. On pense qu'il y environ 3 500 ans, le peuple olmèque cultivait déjà le cacao dans les régions côtières du golfe du Mexique ; les linguistes suggèrent que le mot « cacao » est dérivé du mot *kakawa* de la langue mixe-zoque, parlée à cette époque. Les Mayas ont établi les premières plantations de cacao dans les régions septentrionales de l'Amérique du Sud vers 600 ap. J.-C. Naturellement amer, le cacao pouvait être aromatisé avec de la vanille, du piment, ou d'autres épices ; on y ajoutait parfois du miel, mais les Mayas sucraient très peu leurs boissons au cacao. À partir du Xe siècle, les fèves de cacao ont servi de monnaie d'échange dans un grand nombre de régions d'Amérique Centrale et du Sud ; cet usage s'est maintenu sous le règne des Aztèques, qui dominèrent le centre du Mexique du XIVe jusqu'au début du XVIe siècle. Les Aztèques avaient leurs propres mythes et rituels autour du chocolat, qu'ils appelaient *cacahuatl* ou *xocolatl* (soit « eau amère », de *xococ* signifiant amer, et *atl*, eau).

En 1502, Christophe Colomb fut le premier Européen à découvrir les fèves de cacao lors de sa rencontre avec une pirogue commerciale maya à Guanaja (au Nicaragua actuel). Il emporta des échantillons de ces fèves, mais on ne connaissait alors ni leur utilisation, ni leurs propriétés. Ce n'est que lorsque Hernan Cortes quitta Cuba pour aller au Mexique en 1519, et qu'il fut accueilli à la cour de l'empereur aztèque Montezuma, que l'élaboration d'une boisson à base de fèves de cacao a été documentée de manière détaillée. On ne sait pas exactement quand le chocolat a été consommé en Europe pour la première fois ; certains écrits relatent que les cadeaux apportés par Cortes à l'empereur espagnol en 1528 incluaient des fèves de cacao et des instructions pour la préparation du chocolat sous forme de boisson. D'autres suggèrent que la boisson chocolatée a été introduite en Europe par un groupe de Kekchi Mayas accompagnant des frères dominicains auprès de la cour du futur roi Philippe II d'Espagne en 1544. L'ajout de sucre rendit la boisson amère plus appréciable pour les palais européens. En un siècle, la consommation de chocolat s'étendit à la plupart des pays européens, bien que seule une élite minoritaire pût y accéder. Vers la fin du XVIIe siècle, à Londres, les « chocolate houses » représentaient ainsi des lieux de rencontre très en vogue pour quelques privilégiés. Le plus fameux de ces établissements était le *White's Chocolate House* dans St James's Street ; il existe encore de nos jours sous la forme d'un club exclusivement masculin.

Au XVIIIe siècle, le cacaoyer a été baptisé *Theobroma cacao* (ce qui signifie « nourriture des dieux ») par le naturaliste suédois Linné. Le goût naturellement amer du cacao est dû à la présence de théobromine, un alcaloïde dont la structure est similaire à celle de la caféine, et dont les propriétés sont également comparables : ils sont tous deux stimulants et diurétiques.

COMMENT LE CHOCOLAT EST DEVENU MOINS BON POUR LA SANTÉ

Au fur et à mesure de la banalisation de la consommation de chocolat, les modifications apportées aux processus de fabrication et l'augmentation de la mécanisation ont permis de faire baisser son prix, et ont facilité la fabrication de boissons chocolatées. Les producteurs de chocolat de nombreux pays trouvèrent également le moyen de faire de la « dégustation de chocolat » une nouvelle mode dans la première moitié du XIXe siècle.

Les fèves de cacao représentent l'une des sources les plus riches de procyanidines, mais la fabrication moderne du chocolat a évolué à un tel point que ces substances chimiques bénéfiques pour la santé sont aujourd'hui en grande partie éliminées du produit final. La fabrication du chocolat comporte plusieurs étapes, au cours desquelles une grande partie des procyanidines est perdue. Lorsque les cabosses de cacao sont cueillies et ouvertes, les graines (fèves de cacao) sont retirées et mises à fermenter. Cette étape permet de réduire l'amertume, mais également la quantité de procyanidines : plus la fermentation est longue et effectuée à température élevée, moins il en restera. Les fèves sont ensuite séchées et torréfiées, essentiellement en vue de développer leur arôme. Ces deux opérations, séchage et torréfaction, diminuent encore la teneur en procyanidines. Puis, les fèves torréfiées sont broyées, vannées pour éliminer les coques, et moulues pour obte-

L'ÉNIGME DES KUNAS

Depuis l'époque des Mayas, certaines populations d'Amérique Centrale préparent une boisson amère à partir de fèves de cacao fraîches, sans avoir recours à aucun procédé de fabrication moderne. C'est le cas des Indiens Kuna, qui vivent dans les îles de San Blas au large de la côte septentrionale du Panama. Le professeur Norman Hollenberg de la Harvard Medical School a observé que ces Indiens souffraient très rarement d'hypertension, sauf lorsqu'ils migraient vers le continent. Hollenberg a identifié le lien qui existait entre la pression artérielle saine des Kunas et leur consommation quotidienne de cinq tasses de boisson chocolatée préparée avec les fèves des cacaoyers locaux. Cette observation a signé le début de la collaboration du chercheur avec la société Mars, au sein de laquelle Harold Schmitz et ses collaborateurs travaillent depuis le début des années 1990 sur les flavonoïdes du chocolat. C'est lorsque les chercheurs ont réalisé que c'était très probablement la teneur élevée en procyanidines de ces boissons chocolatées qui expliquait l'hypotension des habitants de San Blas qu'un tournant décisif a lieu chez Mars. (Pour en savoir plus sur les recherches menées chez Mars, lire page 83).

nir une masse poisseuse. Du sucre, du lait et d'autres ingrédients peuvent être mélangés avec l'extrait de cacao pour le rendre moins amer. « Le procédé hollandais » mis au point par un chimiste hollandais appelé van Houten en 1825 utilise quant à lui une substance alcaline pour neutraliser les acides du cacao et produire un chocolat au goût adouci. Mais, dans un environnement alcalin, les procyanidines sont particulièrement susceptibles à l'oxydation et, de ce fait, ce traitement entraîne une perte supplémentaire de ces polyphénols.

CHOCOLAT ET SANTÉ

L'effet antioxydant des flavonoïdes (tels les flavanols présents dans le chocolat) est bien connu, mais l'action spécifique de certains flavanols – les procyanidines – sur la santé vasculaire est un sujet d'étude plus récent.

En 2003, le professeur Norman Hollenberg a publié avec sa collègue Naomi Fisher les résultats d'une étude montrant qu'un chocolat riche en flavonoïdes entraînait une vasodilatation d'origine endothéliale (relâchement et élargissement bénéfiques des vaisseaux sanguins) chez des volontaires en bonne santé. Dans cette étude, les participants avaient consommé tous les jours pendant quatre jours 920 ml d'une boisson au cacao ; cela représentait une dose quotidienne d'environ 670 mg de procyanidines. Dans une étude ultérieure, Fisher et Hollenberg ont indiqué que la réponse vasculaire était plus importante chez les personnes âgées de plus de 50 ans que chez les plus jeunes. Il est généralement admis que les effets vasodilatateurs de l'endothélium diminuent avec l'âge, et cette étude permet de penser que l'augmentation de la consommation de procyanidines pourrait améliorer la fonction vasculaire chez les personnes âgées de plus de 50 ans.

Une autre étude a décrit l'effet sur la tension artérielle de la consommation pendant 15 jours d'un chocolat noir riche en flavanols. Vingt patients souffrant d'hypertension modérée non traitée ont consommé soit du chocolat noir, soit du chocolat blanc dépourvu de flavanols. La tension artérielle a diminué chez ceux qui consommaient le chocolat noir. Ce traitement a également réduit leur cholestérol LDL, et augmenté leur sensibilité à l'insuline. Tous ces effets sont encourageants pour la recherche future sur le chocolat noir riche en procyanidines.

Ces études qui lient les effets bénéfiques du cacao et du chocolat sur la santé vasculaire à leurs teneurs en procyanidines renforcent ma conviction selon laquelle les procyanidines présentes dans le vin représentent le facteur déterminant pour la protection des vaisseaux sanguins que l'on observe chez les consommateurs de vin rouge.

En 2006, la *Zutphen Elderly Study* menée aux Pays-Bas a également indiqué que la consommation de chocolat pouvait être bénéfique à un âge avancé. Cette étude menée sur 470 hommes pendant 15 ans, a montré que le groupe qui consommait en moyenne 4,2 g de cacao par jour avait un taux de décès inférieur de 45 à 50 % à celui du groupe qui ne consommait aucun produit à base de chocolat. Cet effet peut être dû aux flavonoïdes du chocolat, mais d'autres aspects du régime alimentaire de ce groupe sont également susceptibles d'avoir contribué à ce résultat, étant donné que ces personnes consommaient également moins de viande et davantage de fruits à coque.

LE CHOCOLAT DE L'AVENIR

Les fabricants de chocolat commencent à fabriquer des produits ayant une teneur en procyanidines plus élevée.

Au début des années 1990, Harold Schmitz et ses collègues de la société Mars ont admis que le processus de fabrication était responsable de la destruction de la plupart des procyanidines du cacao. La recherche menée chez Mars a largement contribué à notre compréhension des effets de ces procyanidines, et John Hammerstone a développé la méthodologie de référence qui permet de les analyser précisément. Après plusieurs années de recherche, Mars a déposé une série de brevets couvrant les modifications apportées aux étapes de fabrication visant à retenir une grande partie de ces molécules. (Les champs d'application des brevets de Mars sont si vastes qu'ils incluent jusqu'à des recettes de biscuits et autres friandises au chocolat – attention, si vous vendez un brownie au chocolat que vous avez fait vous-même en utilisant un chocolat riche en flavanols élaboré par un autre fabricant, vous enfreignez peut-être un brevet de Mars !)

Les produits de la société Mars qui utilisent du chocolat riche en flavanols obtenu selon ce nouveau procédé sont commercialisés sous la marque CocoaVia®. Le produit initial était une boisson chocolatée qui, à mon avis, contenait bien trop de sucre ajouté pour être considérée comme un produit « sain » (100 ml de boisson con-

LES PROCYANIDINES PEUVENT-ELLES CONTRIBUER À LUTTER CONTRE LE CANCER ?

Certains scientifiques se demandent actuellement si les procyanidines peuvent aider à lutter contre le cancer. Dirigé par le professeur d'oncologie Robert Dickson, un groupe de chercheurs de l'université de Georgetown, à Washington DC, a étudié l'effet des procyanidines sur les cellules du cancer du sein. Leur étude a montré que les procyanidines extraites des fèves de cacao, ainsi que les procyanidines de synthèse, étaient susceptibles d'inhiber la croissance des cellules du cancer du sein en culture. Cette découverte permet d'envisager que les effets directs des procyanidines sur certaines cellules tumorales puissent limiter la dissémination des cancers.

Des études expérimentales ont également montré que le jus de grenade avait des propriétés anticancéreuses, mais il est difficile de juger si des études menées sur des patients atteints de cancer auront, elles aussi, des résultats positifs significatifs. De plus en plus de scientifiques admettent que la bonne santé des vaisseaux sanguins est un atout certain dans la protection contre le cancer, dû à ce qu'elle diminue peut-être la dissémination de la maladie. Les recherches gagneraient à être approfondies, mais cette hypothèse expliquerait en tout cas pourquoi les personnes qui consomment du vin rouge, ou dont l'alimentation est riche en flavonoïdes, présentent des taux de cancer moins élevés que la moyenne.

tenaient presque 14 g de sucre, soit 2 à 3 cuillerées à café). Ce produit n'est plus en vente, mais de nouvelles boissons chocolatées sont en projet. Les barres chocolatées et autres friandises CocoaVia® font l'objet d'importantes campagnes marketing, mais elles contiennent toujours une grande quantité de sucre (9 g dans une barre chocolatée de 22 g).

Mars n'est pas le seul industriel à fabriquer du chocolat riche en procyanidines. C'est le cas également de Barry Callebaut, le leader mondial de la fabrication de cacao et de chocolat, présent dans plus de 20 pays. La société a été fondée en 1996 après la fusion des fabricants de chocolats belges Callebaut et français Cacao Barry. Le premier avait fabriqué ses premières barres chocolatées en 1911. La compagnie Cacao Barry était, elle, issue d'une compagnie anglaise créée en 1842 par Charles Barry qui n'avait commencé à fabriquer du chocolat en France qu'en 1920. De nos jours, Barry Callebaut contrôle 15 % de la récolte mondiale de fèves de cacao et fournit 35 % du marché du chocolat fin dans le monde entier. Un nombre important de grandes marques, mais aussi de fabricants de chocolat artisanal, dépendent de Barry Callebaut pour leur ravitaillement en chocolat. Barry Callebaut a mis au point le procédé ACTICOA™ qui permet de conserver les procyanidines du cacao. Pour ce faire, les fèves sont soigneusement sélectionnées et lavées à la main, plutôt que de passer par les techniques standard de fermentation, séchage et torréfaction. Le chocolat obtenu selon ce procédé sera bientôt disponible dans un grand nombre de pays, mais vous ne le saurez pas à moins qu'il ne porte la marque ACTICOA™.

On suppose que les produits à base de chocolat et de cacao riches en procyanidines seront bien accueillis en tant que nouveaux aliments fonctionnels, avec à la clé des ventes de plusieurs milliards de dollars par an. Cependant, l'effet bénéfique pour le consommateur sera minime, à moins qu'il ne s'agisse de produits à faible teneur en sucre. Ainsi, si vous comptez vous reposer sur le chocolat pour améliorer votre bien-être vasculaire, il vous faudra peut-être changer vos habitudes gustatives, et abandonner le chocolat très sucré pour adopter l'amertume du produit authentique.

Les résultats des essais cliniques menés sur des volontaires et des patients seront décisifs. S'ils sont positifs, un grand nombre de consommateurs choisiront peut-être de surmonter leur aversion pour l'amertume du chocolat noir !

Une étude de longue durée portant sur le chocolat riche en flavanols teste actuellement l'efficacité de ce produit pour modifier le rapport entre le bon cholestérol (HDL) et le mauvais (LDL), le statut antioxydant, et la tension artérielle des volontaires. D'autres études cherchent à savoir si ces friandises au cacao peuvent améliorer la fonction vasculaire chez les diabétiques ou chez les patients atteints de maladies coronariennes. Un autre domaine d'intérêt est l'impact du chocolat sur le débit sanguin dans le cerveau et la performance cognitive. Dans ce dernier cas, l'association d'une meilleure fonction vasculaire avec la légère action stimulante de la théobromine pourrait représenter une aide précieuse, surtout pour les personnes d'un âge avancé. À ce propos, il est intéressant de noter que la supercentenaire française Jeanne Calment attribuait sa longévité à la consommation d'huile d'olive, d'un verre de vin régulier et d'un kilogramme de chocolat par semaine. Son esprit et sa lucidité, même à 120 ans, ont fait couler beaucoup d'encre.

UN GUIDE POUR L'AMATEUR DE CHOCOLAT

Certains chercheurs, en particulier ceux qui s'intéressent à l'industrie chocolatière, prétendent que le chocolat est une meilleure source d'antioxydants et de procyanidines que le vin rouge. D'après nos travaux de laboratoire, je ne pense pas que cela puisse être justifié pour les quantités que l'on trouve dans une portion « normale » de chocolat (50 g maximum). Les vins rouges modernes contiennent certes peu de procyanidines, mais on peut en dire autant de la plupart des marques de chocolat.

Des analyses menées dans mon laboratoire sur plusieurs chocolats et poudres de cacao actuellement sur le marché montrent qu'ils ne contiennent pas assez de procyanidines pour qu'on encourage leur consommation dans un objectif santé. Le chocolat au lait est même littéralement disqualifié à cet égard. En effet, il faudrait au moins 500 g de chocolat au lait pour obtenir la même quantité de procyanidines que celle d'un verre de vin rouge. Quant aux chocolats noirs, leur niveau de procyanidines est très variable. Pour certaines marques, il en faudrait au moins 125 g, soit 600 à 700 calories (!), pour obtenir la même quantité de procyanidines que celle de 125 ml de vin rouge riche en procyanidines. Nos recherches ont démontré qu'une teneur élevée en cacao (70 % ou plus) ne garantit pas la présence de procyanidines, puisqu'un des chocolats testés, composé à 99 % de cacao, n'en contenait pratiquement pas.

Dans nos premières analyses, le chocolat le plus riche en procyanidines venait de l'Équateur. Chez les connaisseurs, le chocolat équatorien est depuis longtemps réputé pour sa saveur fine, mais il est également connu pour son astringence particulière. Les personnes habituées à la saveur sucrée du chocolat commercial devront s'accoutumer à cette astringence si elles veulent tirer le meilleur parti de leur goût pour le chocolat.

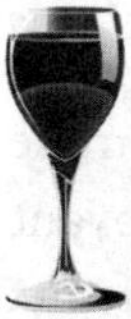

25 à 30 g d'un « bon » chocolat noir contenant de 70 à 85 % de cacao, ou 15 g (3 cuillerées à soupe) de poudre de cacao non sucré sont équivalents à 125 ml de vin rouge riche en procyanidines. Cette quantité permet de maintenir la consommation de matière grasse et de sucre à un niveau acceptable, pour 150 calories environ.

Avec le meilleur chocolat en terme de procyanidines, 10 à 15 g suffisent pour égaler cette dose de vin. À l'avenir, un étiquetage comportant les informations relatives à la composition en polyphénols aidera les consommateurs à reconnaître les meilleures marques.

QUESTIONS DE SANTÉ GÉNÉRALES

Les bénéfices de la consommation régulière d'une quantité modérée (20 à 30 g par jour) de chocolat noir pauvre en sucre et riche en procyanidines sont susceptibles de contrecarrer les méfaits des graisses saturées contenues dans le chocolat. En fait, même s'il existe une tendance à réduire la teneur en matière grasse du chocolat, plus de la moitié des graisses saturées qu'il contient sont de l'acide stéarique qui est désaturé dans le foie, et ne participe donc pas à augmenter le taux de cholestérol dans le sang.

En termes de matières grasses, les principaux problèmes liés aux produits à base de chocolat actuels viennent donc non pas des graisses saturées du chocolat mais de celles qui lui sont ajoutées : graisses issues du lait (pour le chocolat au lait) et graisses hydrogénées présentes dans le chocolat de qualité médiocre ainsi que dans les produits aromatisés au chocolat, qu'il vaut donc mieux éviter de consommer !

Conclusion : les risques pour la santé liés à la consommation d'une petite quantité de chocolat sont probablement insignifiants par rapport à l'importance de la réduction du nombre de calories et de la quantité de graisses saturées absorbées.

MANGEZ DES POMMES !

L'adage anglais « An apple a day keeps the doctor away » (Une pomme par jour éloigne le médecin pour toujours) était déjà bien connu avant que l'on nous encourage à consommer au moins 5 portions de fruits et légumes par jour. Vous l'avez peut-être déjà entendu dans la bouche des anciens. Son origine historique est incertaine, mais pourrait remonter au temps des Romains. Ceux-ci avaient-ils observé que les mangeurs de pommes jouissaient d'une meilleure santé ?

Ces fruits contiennent de la vitamine C, du potassium, de l'acide folique (vitamine B9), ainsi que des fibres en petite quantité. Des recherches récentes ont montré qu'ils présentent aussi un taux élevé de procyanidines. Selon certains chercheurs, les pommes sont même l'une des plus importantes sources de procyanidines dans l'alimentation des Américains. Une étude publiée en 2004 a comparé les teneurs en vitamine C et les divers composés polyphénoliques de huit variétés de pommes cultivées en Italie. Les pommes contenaient en moyenne 10 à 100 fois plus de procyanidines que de vitamine C (procyanidines : 77 mg pour 100 g, vitamine C : 4 mg pour 100 g). Ainsi, une pomme standard de 150 g pourrait fournir environ 10 % de la dose journalière recommandée de vitamine C, mais aussi une généreuse portion de procyanidines. Les variétés *Braeburn* et *Golden Delicious* présentaient les niveaux de procyanidines les plus bas, même si leur taux de vitamine C était parmi les plus élevés. La championne toutes catégories était la variété italienne appelée *Renetta*, présentant à la fois le taux de procyanidines le plus élevé et une quantité appréciable de vitamine C. Les variétés *Red Delicious* et *Granny Smith* sont également intéressantes quant à leur teneur en procyanidines, mais elles contiennent très peu de vitamine C.

LA SURCUISSON : À ÉVITER !

Les molécules de polyphénols n'étant pas très stables, il convient de les cuire le moins possible (dans l'idéal quelques minutes tout au plus) lors de la préparation des aliments riches en polyphénols cités dans ce chapitre. Remarque : les procyanidines étant un peu plus stables en milieu acide, il est recommandé d'ajouter un peu de jus de citron à ces recettes.

Si manger une pomme est une bonne chose, en consommer deux ou plus n'en est pas forcément une meilleure. Une diversification des fruits apporte souvent différents éléments nutritifs. Par exemple, une pomme et un kiwi apportent une dose appréciable de procyanidines (la pomme) et plus de la moitié de la dose journalière recommandée de vitamine C (le kiwi).

Les petites pommes sauvages ont une teneur élevée en procyanidines. Mes analyses en laboratoire montrent qu'elles contiennent, en fonction de la variété, 200 à 500 mg de procyanidines pour 100 g de fruits. Elles sont trop petites et trop astringentes pour être mangées comme des pommes normales, mais en pleine saison, on peut en ajouter quelques morceaux dans une salade pour contribuer à l'apport de procyanidines.

La teneur médiane en procyanidines d'une pomme de taille moyenne équivaut à 125 ml de vin riche en procyanidines. Ainsi, une pomme par jour peut contribuer à l'apport de procyanidines.

Lorsque je me suis intéressé à la manière dont les boissons alcoolisées agissaient sur la fonction vasculaire, j'ai analysé les taux de procyanidines présents dans une sélection de **cidres**. Les cidres *Somerset* fabriqués à l'ancienne et non filtrés avaient un taux de procyanidines supérieur à celui de plusieurs vins. Avec un degré d'alcool de 6 % seulement, ces cidres peuvent convenablement se substituer au vin rouge. On ne peut pas en dire autant des « cidres » plus commerciaux que j'ai analysés, et qui contenaient en moyenne 1 à 5 % de la teneur en procyanidines d'un cidre *Somerset* authentique. Le cidre, boisson traditionnelle dans certaines régions d'Angleterre, de France et d'Espagne, devrait être un produit naturel fabriqué avec peu de manipulations à partir de pommes à cidre. Les produits commerciaux modernes sont le plus souvent fabriqués à partir de jus de pomme concentré. La fermentation transformant tout le sucre en alcool (7 à 8 %), des édulcorants artificiels sont ajoutés pour équilibrer l'alcool. Pour augmenter leur durée de conservation, ces cidres sont filtrés afin d'éliminer les polyphénols qui sont responsables de l'apparition d'un voile indésirable pendant le stockage. Il n'est donc pas surprenant que les taux de procyanidines soient si faibles dans les cidres commerciaux.

De même que le cidre, le **jus de pomme** est généralement filtré, ce qui élimine les procyanidines. Cette filtration permet d'obtenir un liquide ambré translucide dont l'aspect ne subira aucune transformation pendant le stockage. Je ne comprends pas comment ces produits peuvent être vendus sous l'appellation « 100 % jus de pomme » sans contrevenir aux réglementations sur l'étiquetage alimentaire. Le jus de pomme est de couleur ambrée car certains de ses polyphénols s'oxydent pendant son processus de fabrication ; comme il est difficile de fabriquer un jus de pomme sans que les polyphénols ne s'oxydent, il vaut peut-être mieux croquer des pommes...

AIRELLES ET CANNEBERGES

Depuis plusieurs siècles, la consommation d'airelles est réputée bonne pour la santé. Les Américains de souche utilisaient historiquement les canneberges (une variété d'airelles) pour s'alimenter et se soigner. Les propriétés conservatrices du fruit étaient également précieuses pour la préparation du *pemmican*, un « plat cuisiné » traditionnel. De la viande sèche de bison ou de cerf, de la graisse animale et des canneberges étaient moulues ensemble pour former une pâte, qui était séchée jusqu'à obtention d'une consistance à la fois dure et souple. Cet aliment servait de nourriture pendant les grands déplacements et en hiver. Les premiers marins américains utilisaient, eux, les canneberges comme source de vitamine C pour prévenir le scorbut.

Au cours des dernières décennies, l'effet bénéfique des canneberges sur la santé des voies urinaires a été reconnu. On pense qu'elles inhibent l'adhésion des bactéries sur la paroi de la vessie, prévenant ou soulageant ainsi les infections urinaires. Les personnes souffrant de diabète sont plus sujettes que les autres à ce type d'infections.

Les airelles sont riches en procyanidines, et ce sont ces molécules qui sont supposées être responsables de l'action protectrice des voies urinaires. Cependant, les procyanidines des airelles sont différentes de celles présentes dans le vin, le chocolat et les pommes. Ainsi, alors que des extraits de procyanidines d'airelles ont des effets très similaires à ceux du vin rouge sur la fonction vasculaire, les procyanidines du vin n'ont pas le même effet sur les voies urinaires.

On peut généralement acheter des airelles fraîches entre octobre et décembre. Comme elles se congèlent bien, il est possible de les consommer tout au long de l'année. Passez-les sous l'eau, puis séchez-les sur du papier absorbant avant de les congeler par portions de 40 à 50 g. Il n'est généralement pas nécessaire de les décongeler lorsqu'elles sont utilisées pour la cuisson.

On trouve facilement des boissons à base de **jus d'airelles** dans les supermarchés. Il est toutefois important de lire l'étiquette pour s'assurer de choisir une marque avec 25 % de jus d'airelles au minimum. Il existe des jus à 100 % (notamment en magasins bio), mais ils peuvent avoir été filtrés au préalable, comme le jus de pomme (lire page 91). L'étiquette du jus d'airelles Ocean Spray affiche la teneur en proanthocyanidines (autre nom des procyanidines) et il serait utile que tous les fabricants en fassent autant. Le seul problème des boissons à base de jus d'airelles est la teneur souvent élevée du sucre ajouté pour faire passer l'acidité et l'astringence des airelles. Pour ma part, je trouve que même les versions allégées (à teneur réduite en sucre) sont encore trop sucrées. Pendant la saison des airelles, vous pouvez faire votre propre jus à partir de fruits frais, à l'aide d'une centrifugeuse ou d'un robot, et mélanger ce jus à celui d'autres fruits, tels la pomme ou le melon. Vous pouvez également ajouter des airelles fraîches ou surgelées à des smoothies de fruits.

Nos analyses démontrent que 40 à 50 g d'airelles fraîches ou surgelées ou 250 ml de jus d'airelles à 25 % équivalent environ à 125 ml de vin rouge riche en procyanidines.

RIEN NE VAUT LE NATUREL

Inutile de vouloir consommer des extraits d'airelles sous forme de comprimés ou de capsules à la place des airelles elles-mêmes. Nous avons analysé un certain nombre de marques différentes de remèdes contenant de l'extrait d'airelles, et il en ressort qu'une seule airelle fraîche (qui ne pèse qu'un gramme environ) contient davantage de procyanidines protectrices que la plupart des préparations phytothérapeutiques.

Les **airelles séchées** représentent une variante pratique des fruits frais et du jus. Environ 40 g d'airelles séchées équivalent à 250 ml de jus, et la quantité de sucre ajouté dans la plupart des airelles séchées est légèrement inférieure à celle des boissons à base de jus d'airelles (non allégées). Cependant, très peu d'airelles séchées sont vraiment naturelles. En 1979, des scientifiques ont mis au point une technique d'extraction à contre-courant qui permet d'extraire le jus du fruit avec efficacité. Cette technique peut également être utilisée pour réinjecter les liquides dans les résidus de fruit. Dans le cas des airelles, le jus peut être extrait selon ce procédé, et les enveloppes de nouveau remplies de jus avec ajout de sucre, ou d'autres jus, de pomme par exemple. Il est très difficile d'identifier une airelle séchée ayant conservé son jus et ses acides naturels.

FRAMBOISES ET AUTRES BAIES

Les analyses réalisées dans mon laboratoire ont révélé que les framboises représentent une source importante de plusieurs polyphénols. Les recherches menées par Bill Mullen et ses collègues de l'université de Glasgow ont démontré que les polyphénols présents dans les framboises contenaient une proportion élevée d'ellagitanins, qui sont des polyphénols non flavonoïdes (lire page 60) dont les effets bénéfiques sont apparentés à ceux des procyanidines. Il est difficile de distinguer les procyanidines des ellagitanins à l'aide des procédés analytiques standard. Par ailleurs, nos analyses montrent que les mûres, les fraises et les groseilles contiennent environ moitié moins de polyphénols complexes que les framboises ; cette quantité est tout de même honorable et il est certainement bénéfique d'inclure une dose journalière de ces baies dans votre alimentation.

Le département de l'Agriculture américain (USDA) a créé une base de données rassemblant plusieurs aliments qui contiennent des proanthocyanidines (autre nom des procyanidines). Selon cette base de données, groseilles, cassis, pêches, poires, prunes et fraises contiennent tous une certaine quantité de procyanidines. Le profil de la myrtille ne présente en revanche pas grand intérêt sur ce plan. De plus, ces fruits deviennent souvent fades lorsqu'ils sont cultivés et leur faible acidité entraîne une relative instabilité de leurs composants antioxydants. Ceci peut être facilement observé lors de la fabrication du jus de myrtille qui brunit rapidement en raison de l'oxydation. Mon conseil, donc, aux amateurs de myrtilles n'est pas d'arrêter d'en manger, mais de prendre soin de consommer également tous les jours d'autres fruits.

Environ 50 g de framboises, ou 100 g de mûres, fraises ou groseilles, renferment des quantités équivalentes de polyphénols à celles de 125 ml de vin rouge riche en procyanidines.

LA GRENADE

La grenade a un passé médical riche. Pour preuve, le *Royal College of Physicians* en arbore une dans ses armoiries datant de 1546. La grenade est originaire d'Iran et de l'est de l'Himalaya, en Inde du Nord, mais elle est cultivée dans les pays méditerranéens depuis l'Antiquité et a été introduite en Californie à la fin du XVIIIe siècle. Il existe actuellement plusieurs variétés de grenade. La plupart ont des graines comestibles relativement tendres, mais certaines ont des graines beaucoup plus dures, ce qui rend leur jus plus facile à extraire.

La grenade renferme un mélange complexe de polyphénols, et des études expérimentales ont démontré que son jus était susceptible de prévenir l'athérosclérose. Chez l'homme, les études constatent une amélioration de la fonction vasculaire et une diminution de la tension artérielle. Il est certain que la consommation régulière de jus de grenade est une bonne façon d'améliorer sa santé vasculaire.

Nos études indiquent que le jus de grenade frais est susceptible de modifier la fonction vasculaire de la même manière qu'une quantité équivalente de vin rouge riche en procyanidines.

Deux grenades de taille moyenne permettent d'obtenir environ 250 ml de jus. Pour obtenir un jus de qualité extra, prenez des grenades fraîches, et utilisez une centrifugeuse ou un presse-agrumes : faites rouler la grenade au préalable sur une surface dure pour faire éclater les grains à l'intérieur, coupez-la en deux au-dessus d'un bol

SALADE DE FRUITS À LA GRENADE

J'aime la salade de fruits tout simplement préparée avec 1 grenade, 1 poire mûre et 1 kiwi pour 2 personnes. Je trouve que la manière la plus facile de récupérer les graines sans mettre trop de jus partout consiste à découper la grenade en quatre, puis à en extraire délicatement les graines avec les doigts – en se mettant au-dessus d'un bol pour ne pas perdre une seule goutte de jus (éliminez les peaux blanches).

pour y recueillir le jus, puis extrayez le jus restant et filtrez-le dans le bol. On trouve différents produits commerciaux sur le marché, mais tous ne contiennent pas 100 % de jus de grenade.

LE KAKI

Originaire de Chine, le kaki est apprécié au Japon et en Corée depuis de nombreux siècles. Il a été introduit en Europe et en Californie vers le milieu du XIXe siècle. Il semblerait qu'il existe plus de 2 000 variétés de kaki, mais les fruits sont essentiellement de deux sortes : astringents ou sucrés. L'astringence du kaki vert n'a son équivalent que dans peu d'autres fruits. Elle est due à sa grande teneur en tanins, dont les procyanidines. Au fur et à mesure que le fruit mûrit, sa chair se transforme en pulpe juteuse et succulente, et les tanins deviennent moins perceptibles. Le kaki est un bon exemple de la sélection par l'homme de saveurs qui heurtent moins son palais. La variété cultivée en Israël est moins astringente et peut être consommée alors que le fruit est encore ferme, tandis qu'en Californie, les deux espèces – astringente et non astringente – sont cultivées. On dit aussi que lorsque le fruit est congelé pendant une nuit et dégelé

UN REMÈDE TRADITIONNEL JAPONAIS

Au Japon, on utilise des kakis verts pour préparer le *Kaki-shibu* (jus de tanins de kaki), un remède traditionnel avec lequel on fait baisser la tension artérielle et traite les accidents vasculaires cérébraux. En laboratoire, des rats sujets aux accidents vasculaires cérébraux ont été traités avec des tanins de kaki : celai a permis d'augmenter leur durée de vie. Le mécanisme précis de cet effet n'est pas encore élucidé, mais il est possible qu'il implique des modifications de la fonction vasculaire permettant de diminuer l'incidence de ces accidents.

le lendemain, il se ramollit et perd de son astringence. Il est très difficile de déterminer le moment où le kaki est assez mûr pour être consommé tout en conservant encore une légère astringence, signe qu'il contient encore quelques procyanidines. Ceci dit, même quand le fruit est blet, il renferme encore une dose appréciable de vitamine C, de bêta-carotène et de potassium.

LES FRUITS À COQUE

Quelle ne fut pas la surprise des brigades anti-graisse lorsqu'il s'est avéré que les amateurs de fruits à coque souffraient moins de maladies cardiovasculaires que les personnes qui n'en mangeaient que rarement ou pas du tout ! Tout s'est écroulé pour eux avec l'Étude de santé des adventistes qui s'est intéressée à la relation qui existait entre les habitudes alimentaires de 34 000 adventistes du septième jour résidant en Californie et le risque qu'ils couraient face aux principales maladies. Selon ses résultats, ceux qui consommaient des fruits à coque plus de cinq fois par jour contractaient moitié moins de maladies cardiovasculaires que les autres. Les sceptiques ont suggéré que l'effet bénéfique de ces fruits venait du fait que les végétariens remplaçaient la viande et les produits laitiers par des fruits à coque, et réduisaient ainsi leur consommation de graisses saturées. Cependant, puisque cette étude a démontré que l'effet bénéfique des fruits à coque intervenait aussi bien chez les végétariens que chez les non-végétariens, cet argument n'est pas recevable.

Les fruits à coque sont riches en lipides et en protéines et contiennent des quantités appréciables de vitamines et de sels minéraux. Leur teneur en graisses saturées est faible, et ils renferment 10 à 60 % de graisses mono-insaturées et 5 à 50 % de graisses polyinsaturées bonnes pour la santé ; dans le cas des noix, ces graisses comprennent un acide gras polyinsaturé de la famille des oméga-3. Mais les fruits à coque ont aussi d'autres qualités. Les noix font ainsi partie des aliments qui contiennent le plus de polyphénols alimentaires. On trouve ceux-ci principalement dans la membrane qui entoure la noix (la pellicule). Ces polyphénols ralentissent l'oxydation des graisses présentes dans le fruit. Il est donc préférable de consommer les fruits à coque de saison (donc frais), et de préférence achetés encore avec leur coquille. Vous remarquerez souvent l'astringence des noix fraîches : c'est un bon signe, indicateur de la fraîcheur de la noix et de sa teneur élevée en polyphénols. Au contraire, si les fruits ont un goût légèrement rance, cela signifie que les graisses ont commencé à s'oxyder et que les polyphénols ne sont plus de la première fraîcheur.

Les polyphénols présents dans les pellicules des noix ne sont pas des procyanidines mais un mélange complexe de polyphénols antioxydants. Nous avons testé dans mon laboratoire l'activité des polyphénols des noix sur les cellules endothéliales (les cellules tapissant l'intérieur des vaisseaux sanguins) et avons trouvé de très nettes améliorations dans la fonction vasculaire.

En accord avec les résultats de notre recherche expérimentale, une étude à la *Hospital Clinic* de Barcelone, en Espagne, a démontré les effets bénéfiques des noix sur des patients ayant un taux de cholestérol élevé. Les participants ont suivi un régime méditerranéen complété avec 40 à 65 g de noix par jour en grignotage, en dessert ou en salade. Les résultats ont montré une amélioration de 64 % de la vasodilatation d'origine endothéliale et une réduction de 6,4 % du cholestérol LDL. Une augmentation de la consommation de noix peut donc se substituer à une consommation de vin rouge.

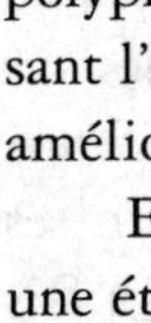

40 g de noix apportent une quantité de polyphénols protecteurs comparable à celle contenue dans 125 ml de vin rouge riche en procyanidines.

Les amandes, noisettes et cacahuètes renferment des procyanidines dans leurs pellicules, et peuvent également représenter des apports utiles pour l'alimentation.

HARICOTS ET GRAINES

Les haricots pinto et les grains de sorgho, dotés de téguments aux pigments bruns, sont riches en procyanidines. Cependant, il est nécessaire de les faire cuire de façon à ne pas détruire ces procyanidines.

LA CANNELLE

La cannelle est l'une des meilleures sources de procyanidines. C'est une épice très polyvalente, qui convient aussi bien aux plats sucrés que salés ; elle se marie particulièrement bien avec les pommes. Alors si vous aimez la cannelle, ne vous retenez pas ! Vous pouvez en saupoudrer sur du muesli ou du yaourt nature au petit déjeuner. Reportez-vous à la page 267 pour des recettes d'en-cas faciles à réaliser avec des airelles, des noix et de la cannelle.

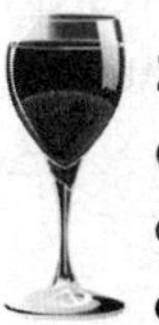

2 à 3 g de cannelle renferment la même quantité de procyanidines que 125 ml de vin rouge riche en procyanidines, mais ça représente beaucoup de cannelle !

LE THÉ

Le thé fort est une boisson si astringente que de nombreuses personnes s'attendent à ce qu'il soit une source riche en procyanidines. Toutefois, l'analyse chimique d'extraits de thés vert et noir a révélé la présence de petites molécules de procyanidine, mais aucune des grandes molécules (oligomères) qui sont bénéfiques pour les vaisseaux sanguins. Mes propres recherches ont démontré que les extraits de thé ont peu d'effet sur la fonction des cellules endothéliales qui tapissent les vaisseaux. Les flavonoïdes y sont certes abondants, mais ils n'ont qu'un effet de protection minime sur la fonction vasculaire.

Les résultats des études menées sur des buveurs de thé sont peu cohérents. Au Royaume-Uni, où le thé est *la* boisson par excellence, il n'existe aucune preuve d'une incidence réduite des maladies cardiovasculaires. Ceci dit, c'est du thé noir que l'on boit au Royaume-Uni, et il ne contient qu'environ la moitié des polyphénols du thé vert. La réduction des maladies cardiovasculaires dans certaines études menées sur les buveurs de thé reflète peut-être de meilleures habitudes alimentaires globales plutôt qu'un effet particulier de la consommation de thé. L'analyse de plusieurs études a permis de conclure que la consommation de trois tasses de thé par jour ne réduisait le risque de maladie cardiovasculaire que de 11 %, un résultat plutôt faible comparé aux effets bénéfiques de la consommation régulière de vin. Cependant, d'autres recherches ont montré que la consommation de 900 ml de thé noir par jour pendant quatre semaines améliorait la fonction endothéliale chez les patients atteints de maladie coronarienne. Ainsi, la consommation de grandes quantités de thé peut être utile, en complément d'autres habitudes alimentaires visant à augmenter l'apport de polyphénols.

À RETENIR

Ce chapitre a examiné un certain nombre de substituts pour le vin rouge. Cependant, il est important de ne pas se focaliser sur une seule source de polyphénols protecteurs. Les meilleurs effets seront obtenus en associant différents aliments pour garantir l'apport de vitamines, sels minéraux et autres micronutriments le plus large possible. Souvenez-vous aussi que les polyphénols ne représentent qu'une petite partie d'une alimentation équilibrée. La diversité est le piment de la vie !

CHAPITRE 5

REMÈDES TRADITIONNELS, MÉDICAMENTS MODERNES

Ce chapitre aborde l'histoire de la recherche sur les polyphénols et sur certains des remèdes (extraits de pépins de raisin, vin rouge, écorce de pin et aubépine) dont on dit aujourd'hui que, grâce à leurs polyphénols, ils guérissent toutes sortes de maux, de l'hypertension à la maladie d'Alzheimer. Sont-ils efficaces ? Et si oui, comment agissent-ils ?

LA DÉCOUVERTE DES VITAMINES

Ce sont les travaux sur les vitamines qui ont ouvert la voie de la recherche sur les bienfaits des aliments sur la santé. Pendant des siècles, des maladies comme le scorbut (carence en vitamine C qui se traduit par le déchaussement des dents et peut être mortelle) et le béribéri (carence en thiamine/vitamine B1 provoquant une insuffisance cardiaque et des troubles neurologiques) ont été attribuées à des infections. Au XVIIIe siècle, le médecin écossais James Lind a découvert que les agrumes permettaient de traiter le scorbut, mais l'origine de la maladie restait mystérieuse. Ce n'est qu'au début du XXe siècle que les scientifiques ont reconnu l'importance des vitamines : on attribue à Casimir Funk, biochimiste polonais, la création de ce mot dérivé de *vita* (vie, en latin) et *amine* (un type de composé azoté). Des travaux ultérieurs ont montré que ces oligoéléments essentiels n'étaient pas tous des amines, mais le terme a néanmoins été conservé.

Au début du XXe siècle, plusieurs études ont tenté d'identifier la nature des vitamines. Le scientifique hongrois Albert Szent-Györgyi s'est vu décerner le prix Nobel pour son travail sur la vitamine C qu'il a isolée en 1927. Il a également découvert la fonction biologique des substances chimiques végétales naturelles connues sous le nom de flavonoïdes. Ayant observé que le scorbut était accompagné d'une fragilité capillaire entraînant un saignement sous-cutané, qui ne pouvait pas être traitée avec de la vitamine C seule, ce chercheur a trouvé que des extraits de flavonoïdes de paprika hongrois ou de jus de citron rétablissaient avec succès la tonicité de la paroi capillaire. On a donné le nom de vitamine P au principe actif responsable de cet effet sur les parois des vaisseaux sanguins. En 1936, Szent-Györgyi et ses collègues ont rapporté des études expérimentales réalisées afin d'étayer leur hypothèse selon laquelle le scorbut était dû aux carences combinées en vitamines C et P. Le nom de vitamine P est tombé en désuétude, principalement du fait que ses carences n'ont pas été vraiment démontrées, et que ce produit ne satisfait donc pas aux critères d'une vraie vitamine. Mais il reste le concept des flavonoïdes capables de modifier la fonction des vaisseaux sanguins, quelle que soit leur taille. Szent-Györgyi et ses collègues étaient sur une bonne piste, et leurs recherches ont suscité un grand intérêt, particulièrement en ce qui concerne les flavonoïdes biologiquement actifs, ou bioflavonoïdes.

TRAVAUX PLUS POUSSÉS SUR LES FLAVONOÏDES

En 1947, alors que Jack Masquelier commençait ses études doctorales à l'université de Bordeaux, il n'avait probablement pas réalisé qu'il serait un jour LA référence en matière de recherche sur les flavonoïdes. Il s'était mis en tête de déterminer si la pellicule rouge interne des cacahuètes était toxique ou non.

Il a vite démontré que ce n'était pas le cas. Dans sa lancée, il a isolé une substance de cette pellicule qui avait une forte activité sur les parois vasculaires, similaire à celle de la vitamine P. À ce moment-là, Masquelier ne savait pas que cette activité était due aux procyanidines : il avait reconnu un mélange de flavonoïdes, mais leur identité structurelle précise n'était pas encore clairement établie.

À Bordeaux, dans les années 1950, il n'était pas facile de se procurer des pellicules de cacahuète, ce qui explique que Masquelier ait cherché d'autres sources pour analyser l'activité qu'il avait découverte. Le pin maritime, *Pinus maritima*, pousse sur la côte atlantique au sud de Bordeaux. On ne sait pas précisément combien de produits Masquelier a testés avant de trouver que l'écorce de cet arbre renfermait les mêmes polyphénols que ceux des pellicules de cacahuète, mais on dit qu'il décida de s'intéresser à l'écorce de pin après avoir appris la manière dont le navigateur français Jacques Cartier et son équipage avaient survécu pendant l'hiver de 1534, alors qu'ils étaient prisonniers des glaces du Saint-Laurent, au Canada. Réduit à manger les rations de salaisons et de biscuits secs, l'équipage avait souffert de scorbut. Vingt-cinq de ses membres étaient morts, et les autres auraient certainement succombé à leur tour sans les conseils d'Amérindiens qui leur recommandèrent de boire un breuvage fabriqué à partir d'écorce et d'aiguilles d'un pin local. Ce traitement fut efficace, et Cartier survécut ainsi qu'une grande partie de son équipage.

Les registres scientifiques, quant à eux, laissent à penser que la découverte des procyanidines de l'écorce de pin par Masquelier fut moins romanesque. Dans un rapport austère, coécrit avec Roger David et publié en 1952, il explique avoir eu l'idée de préparer des extraits de diverses parties du pin maritime après lecture de rapports des années 1920 sur les tanins d'autres espèces de pin.

RECONNAISSANCE DU RÔLE DU VIN ROUGE

Vers le milieu des années 1950, Masquelier a identifié dans le vin et le cidre des facteurs de type vitamine P, c'est-à-dire des substances ayant un effet sur les parois vasculaires. Cet effet a été attribué à la présence de leucoanthocyanines, qui seraient essentiellement des procyanidines oligomères (lire page 61). En fait, un rapport datant des années 1930 avait déjà fait état de la présence de ces substances dans le raisin. Dans une analyse publiée en 1965 sur le rôle du vin dans l'alimentation, Masquelier a indiqué qu'en raison de l'abondance de polyphénols ayant une activité de type vitamine P, le vin rouge pouvait, à lui seul, protéger la fonction vasculaire contre les carences. Il est étonnant qu'il n'ait pas publié davantage d'études sur les propriétés du vin.

LES GUERRES DE L'ÉCORCE DE PIN

Dans un article publié en 1979 dans l'*International Journal of Vitamin and Nutrition Research*, Masquelier a proposé de donner le nom de pycnogénol aux flavonoïdes sur lesquels il travaillait (oligomères

UNE BOUTEILLE À LA MER

En termes de bénéfices pour le consommateur, les capsules d'extrait de vin rouge sont le produit le plus grotesque que j'aie jamais analysé. On trouve sur le marché plusieurs marques de ces produits, qui prétendent offrir les avantages du vin sans les inconvénients de l'alcool. Mais en les achetant, vous feriez une bien mauvaise affaire : dans l'un des produits que j'ai testé, chaque capsule contenait l'équivalent d'environ une demi-cuillerée de vin riche en procyanidines. Or, pour le prix de 30 capsules, vous pouvez acheter une bouteille de bon vin rouge, et même si vous n'en buvez qu'une cuillerée par jour, ce sera toujours meilleur marché qu'une capsule !

de flavanols). Cependant, cette appellation n'a pas trouvé d'écho favorable, et ce sont les termes de « procyanidines oligomères » ou « proanthocyanidines » qui ont été adoptés pour désigner ces substances. « Pycnogénol » est utilisé pour désigner les procyanidines de l'écorce de pin et c'est aussi une marque déposée dans plusieurs pays. Du point de vue chimique, ces composés sont presque identiques à ceux que l'on trouve dans le vin rouge ou l'extrait de pépins de raisin.

Entre les années 1950 et les années 1980, Masquelier a déposé plusieurs brevets sur la purification des procyanidines oligomères et leurs utilisations thérapeutiques. L'un d'entre eux, intitulé « *Plant extract with a proanthocyanidins content as therapeutic agent having radical scavenger effect and use thereof* » (Les extraits végétaux contenant des proanthocyanidines en tant qu'agents thérapeutiques ayant un effet anti-radicaux libres, et leur utilisation), déposé aux États-Unis sous le numéro 4 698 360, a été l'objet de litiges juridiques quant aux droits d'exploitation de ces inventions. La controverse, mêlée à des déclarations de fraude et d'évasion fiscale, a été portée devant les tribunaux en France et aux États-Unis, et serait un bon sujet de film si ses ingrédients étaient un peu plus croustillants.

En dépit du fait que les droits de cette invention ont été cédés à la compagnie américaine Horphag, Masquelier a commercialisé le Flavay, un « complexe authentique, normalisé et breveté de proanthocyanidines oligomères », extrait de pépins de raisin et d'écorce de pin. Le site Internet du Flavay prétend qu'il est supérieur à tous les autres produits contenant des procyanidines, tels que les extraits de pépins de raisin. Je veux bien croire que certains extraits de pépins de raisin soient de qualité très médiocre ; j'en ai analysé de plusieurs marques. Comparés à l'extrait polyphénolique de pépins de raisin MegaNatural™ (qui me sert de référence), la plupart des produits commerciaux que j'ai testés contenaient moins de 30 % des procyanidines que je m'attendais à y trouver et, dans certains cas, ce chiffre était même inférieur à 5 %. Je pense toutefois que certaines des allégations que l'on peut lire sur ce site nécessiteraient quelques éclaircissements. Par exemple, on y explique que le Flavay est basé sur les procédés scientifiques décrits dans le brevet de Masquelier, et on y critique certains fabricants pour leur utilisation de « solvants chimiques qui sont assez différents de l'eau et de l'éthanol ». Cependant, le procédé d'extraction décrit dans le brevet 4 698 360 utilise du chloroforme et de l'acétate d'éthyle, soit les types mêmes de solvants dont le produit de Masquelier est soi-disant dépourvu…

LES ACTIONS DU PYCNOGÉNOL

Le pycnogénol est aujourd'hui une marque commerciale déposée de Horphag Research. Les propriétés présumées du pycnogénol sont si nombreuses que l'on pourrait se demander s'il ne s'agit pas d'un remède de charlatan. Soyons clairs : je ne considère pas que les effets bénéfiques présumés du pycnogénol soient infondés, c'est seulement qu'ils n'ont pas été vraiment prouvés. D'après l'état des connaissances actuelles sur les effets des procyanidines, certaines des affirmations qu'il serait intéressant de tester plus avant sont les suivantes :

- Diminution de la tension artérielle et amélioration de la fonction endothéliale chez les patients souffrant d'hypertension ;
- Diminution du risque de cardiopathies ;
- Prévention de la formation de caillots sanguins et de thromboses veineuses profondes (ou « syndrome de la classe économique ») ;
- Protection contre les maladies oculaires liées à l'âge et la perte de la vue.

Il existe d'autres propriétés avancées dont je suis moins convaincu, mais dont je ne peux exclure les éventuels effets bénéfiques :

- Prévention de la maladie d'Alzheimer, amélioration de la mémoire ;
- Diminution du risque de cancer ;
- Effet anti-inflammatoire ;

- Diminution des symptômes de l'arthrite ;
- Effets bénéfiques sur l'asthme et la bronchite chronique ;
- Réduction des douleurs menstruelles et des symptômes de l'endométriose ;
- Amélioration de l'état de la peau, traitement contre le psoriasis, prévention des rides.

Le grand absent de cette liste est le trouble de l'érection pour lequel le dysfonctionnement vasculaire est un facteur essentiel. D'après les effets connus des procyanidines, il est tout à fait possible que ce trouble puisse être traité avec du pycnogénol. Cette omission est surprenante de la part du fabricant, car les allégations d'efficacité dans ce domaine ont généralement pour effet de décupler les ventes d'un produit. Mais il sera nécessaire d'évaluer la bonne dose quotidienne avant de clamer que le pycnogénol est un Viagra naturel. Cette substance a fait l'objet de plusieurs essais cliniques à petite échelle. De nombreux résultats sont encourageants et conformes aux connaissances expérimentales sur les actions des procyanidines. Mais alors, pourquoi le pycnogénol n'est-il pas plus utilisé en médecine ? Il semblerait que Horphag Research hésite à faire des essais cliniques en double aveugle et à grande échelle pour en savoir plus sur son mode d'action. Ce type d'étude est habituellement réalisé par des compagnies pharmaceutiques. Ni le patient, ni le médecin ne savent qui reçoit le médicament actif ou le placebo inactif. De tels essais sont menés sur une durée déterminée pouvant s'étaler sur plusieurs mois ou plusieurs années, en fonction de la maladie et du médicament concernés. À la fin de l'étude, les patients dont l'état ou les symptômes se sont améliorés grâce au médicament sont dénombrés pour déterminer si l'effet bénéfique est significatif comparé à celui du placebo. De telles études peuvent concerner plusieurs milliers de personnes, dans le but d'observer si l'effet est réel et non aléatoire. En effet, certains patients peuvent éprouver une amélioration progressive de leurs symptômes en l'absence de tout traitement. Il est également nécessaire de tester différentes posologies afin de trouver celle dont le rapport bénéfices/risques est le meilleur.

Les fournisseurs de plantes médicinales et d'autres thérapies complémentaires hésitent souvent à réaliser ce type d'essais cliniques et ce, pour deux raisons : leur coût, généralement prohibitif pour de petites entreprises, et le risque encouru, qui est d'obtenir des résultats montrant que le traitement n'est pas efficace. Dans ce cas, la compagnie ne pourrait plus le préconiser pour l'ensemble des maladies sur lesquelles elle pense qu'il pourrait avoir un effet bénéfique. Cependant, en cas de succès, le produit pourrait devenir un médicament à part entière et être délivré sur ordonnance, ce qui modifierait considérablement sa valeur commerciale. C'est pourquoi, au vu des preuves recueillies par Horphag, il est surprenant que la compagnie n'ait pas décidé de prévoir au moins un essai clinique à grande échelle. Les effets bénéfiques du pycnogénol sont attribués à l'activité antioxydante des procyanidines. Cette information émane du brevet de Masquelier cité plus haut, qui revendique des effets protecteurs contre la maladie d'Alzheimer, l'athérosclérose, le cancer, et toute maladie inflammatoire liée aux méfaits des radicaux libres. Si toutes ces propriétés venaient à être confirmées, il ne serait pas exagéré d'assimiler le pycnogénol à une véritable panacée. Je pense toutefois qu'il est encore nécessaire d'effectuer des évaluations rigoureuses de la capacité du pycnogénol à soulager les symptômes, et de définir la dose idéale pour chacune des actions citées. À mon avis, le potentiel maximal du pycnogénol ne sera pas atteint tant que ses effets resteront liés à une vague propriété super-antioxydante.

Au cours des dix dernières années, il a été démontré que les procyanidines avaient sur la fonction vasculaire certains effets non liés à une activité antioxydante. De plus, il a été démontré que des procyanidines d'origine différente interagissaient positivement avec les plaquettes (petites cellules sanguines qui, si elles deviennent trop collantes, déclenchent la formation de caillots sanguins pouvant provoquer une thrombose). Il s'agit là d'un effet protecteur important contre les maladies cardiovasculaires. En fait, un brevet américain (5 720 956) a été décerné pour cette action du pycnogénol. Ce pourrait être l'une des principales utilisations des procyanidines (quelle que soit leur origine) et la meilleure occasion pour qu'un essai clinique à grande échelle vienne tester pleinement la puissance du pycnogénol.

L'AUBÉPINE : UN REMÈDE TRADITIONNEL CONTRE L'INSUFFISANCE CARDIAQUE

L'extrait d'aubépine est un remède à base de plantes médicinales, populaire aux États-Unis et en Europe. En Allemagne, il est prescrit comme un médicament. Il est préparé à partir des fleurs, des feuilles, ou des baies de *Crataegus monogyna* ou *Crataegus laevigata*. À ma connaissance, il s'agit du seul médicament de la Pharmacopée européenne dont les caractéristiques sont définies par son taux de procyanidines. Des études expérimentales ont montré qu'il améliorait la circulation du sang dans les artères coronaires, et augmentait donc la quantité de sang qui irrigue le muscle cardiaque. Cette information concorde avec des observations selon lesquelles il accroît l'efficacité de la contraction du cœur. Des études cliniques sur des patients souffrant d'insuffisance cardiaque ont montré une amélioration de la fonction cardiaque et de la tolérance à l'effort, ainsi qu'une diminution des symptômes, sans effets secondaires apparents.

L'utilisation ancestrale de l'extrait d'aubépine dans le traitement de l'insuffisance cardiaque met en lumière le potentiel des sources alimentaires de procyanidines pour la prévention des symptômes de cette maladie. L'insuffisance cardiaque survient progressivement au fil des ans, et à différents degrés, chez chaque individu. Ses symptômes classiques sont, la nuit, la toux et la difficulté respiratoire dues à une accumulation de fluides dans les poumons en position allongée et, en journée, le gonflement des chevilles. Une difficulté à parcourir des distances sans s'essouffler, surtout si la pente est accentuée, peut également indiquer un certain degré d'insuffisance cardiaque. Si vous souffrez régulièrement de ces symptômes, vous devriez consulter votre médecin.

Pourquoi l'insuffisance cardiaque s'installe-t-elle avec l'âge ? D'une part, le muscle cardiaque durcissant peu à peu, il pompe le sang moins efficacement. D'autre part, l'irrigation du muscle cardiaque peut être réduite en raison de lésions athérosclérotiques bloquant partiellement les artères coronaires. De plus, comme les vaisseaux sanguins perdent de leur souplesse, ils opposent une résistance accrue au pompage du cœur, que ce dernier doit surmonter, et l'effort qu'il doit alors fournir pour faire circuler le sang dans le corps entier s'en trouve donc augmenté. Il semblerait que les procyanidines, issues (entre autres) de l'extrait d'aubépine, améliorent l'approvisionnement du cœur en sang, et entraînent une dilatation des autres vaisseaux sanguins. Le cœur peut alors pomper le sang plus facilement et avec un effort moindre, ce qui a pour conséquence d'atténuer les symptômes.

Il se peut que les effets de l'extrait d'aubépine sur l'insuffisance cardiaque dépendent de la gravité de la maladie au début du traitement. Une étude réalisée par le professeur Michael Tauchert en Allemagne a montré que l'extrait d'aubépine avait des effets bénéfiques sur des patients souffrant d'insuffisance cardiaque chronique avancée. L'extrait utilisé a été normalisé pour contenir 18,75 % de procyanidines. Après 16 semaines de traitement, on a observé une amélioration des symptômes et une augmentation de la charge tolérée à l'effort chez les patients prenant 1 800 mg par jour de cet extrait, ce qui représente environ 340 mg de procyanidines. Aucun effet bénéfique n'a été observé chez les patients chez qui cette dose était divisée par deux. La dose est donc essentielle pour que des améliorations soient perceptibles chez les patients souffrant d'insuffisance cardiaque.

LES PROCYANIDINES PROTECTRICES

L'étude de Tauchert portait sur des patients souffrant d'une insuffisance cardiaque assez grave. Si ces patients avaient consommé de grandes quantités de procyanidines tous les jours pendant plusieurs années, auraient-ils développé cette maladie ? Ce sujet m'a beaucoup intéressé, car je faisais des recherches sur la Sardaigne où réside un nombre inhabituel de centenaires, notamment dans la province de Nuoro. Leur longévité est-elle due à des procyanidines d'autres origines ? Ces Sardes, qui boivent environ une demi-bouteille (375 ml) par jour du vin tannique local, pourraient avoir un apport de procyanidines (de 250 à 350 mg) équivalent à la dose d'extraits d'aubépine administrée dans l'étude de Tauchert. Ce serait donc peut-être les vins riches en procyanidines qui permettent à ces personnes de vivre plus longtemps en leur apportant une protection à la fois contre l'athérosclérose et l'insuffisance cardiaque, deux causes de décès importantes dans le monde moderne.

La quantité élevée d'extraits d'aubépine nécessaire pour observer un quelconque effet bénéfique chez les patients souffrant d'insuffisance cardiaque met l'accent sur la nécessité d'approfondir les recherches sur la dose quotidienne optimale des compléments à base de procyanidines. Il semblerait que les doses habituelles de 50 à 100 mg de procyanidines – qu'elles soient d'extrait d'aubépine, de pycnogénol ou d'extrait de pépins de raisin –, ne permettent pas d'en optimiser les bienfaits. Des recherches complémentaires et des essais cliniques devront être réalisés pour mieux définir la quantité quotidienne optimale de procyanidines à consommer pour observer des effets bénéfiques sur la fonction cardiaque.

CHAPITRE 6

MANGER, BOIRE, ET VIVRE CENTENAIRE – EN PLEINE FORME !

VIVREZ-VOUS JUSQU'À CENT ANS ? ET DANS CE CAS, SEREZ-vous en assez bonne santé pour fêter agréablement votre centième anniversaire ? Certaines sociétés considèrent cet objectif comme étant à la fois raisonnable et réalisable. En Sardaigne par exemple, on répond souvent à la formule habituelle de salutation *A kent'annos* (« À cent ans ») par « Puisses-tu vivre pour compter les années ». Et il semble que ce souhait se réalise fréquemment : en effet, il paraîtrait que c'est dans la province montagneuse de Nuoro, en Sardaigne, que l'on trouve le nombre relatif de centenaires le plus important de toute l'Europe, bien que cette partie reculée de l'île n'ait accès qu'à des soins médicaux rudimentaires. Dans ce cas, qu'est-ce qui, dans leur mode de vie ou d'alimentation, est à l'origine du grand âge des habitants de cette région ?

Que peut nous apprendre une population dont l'espérance de vie est supérieure à la moyenne ? Est-ce une question de gènes ? Est-ce son cadre de vie ? Est-ce ce que mangent ces gens, ou encore ce qu'ils boivent ? Y a-t-il d'autres aspects de leur vie quotidienne qui les protègent contre les maladies liées à l'âge ? Si nous examinons des populations chez qui les maladies cardiovasculaires et les cancers sont plus rares ou apparaissent plus tard qu'en moyenne, pouvons-nous découvrir des pistes pour améliorer notre alimentation et notre mode de vie ? La réponse à cette dernière question est presque certainement « oui ».

Les modes de vie actuels contribuent sans doute possible à raccourcir l'existence des populations de nombreux pays. On présume qu'aux États-Unis, l'espérance de vie moyenne est de 10 ans plus brève qu'elle ne devrait l'être et ce, parce que trop de personnes fument, que 75 % des gens sont en surpoids ou même obèses, et que trop peu font quotidiennement de l'exercice. D'accord, mais à Nuoro, combien de centenaires ont accès à un club de gym ? (Et je ne parle même pas d'il y a cinquante ans...) Visiblement, les accès sporadiques d'entraînement intense en salle de sport ne constituent pas un substitut idéal aux activités et aux habitudes traditionnelles de ces Sardes.

COMPRENDRE LA LONGÉVITÉ

Les scientifiques qui étudient les processus du vieillissement annoncent fréquemment que le progrès médical permettra bientôt d'augmenter l'espérance de vie jusqu'à 100 ans au moins. Néanmoins, étant donné le coût élevé de traitements tels que l'implantation de cellules souches chez les cardiaques ou la restauration des fonctions cérébrales, il est peu probable que beaucoup de gens puissent en profiter. Si l'on veut aider le plus de personnes possible à vivre longtemps et à rester en bonne santé durant leur vieillesse, il faut poursuivre les recherches sur la prévention des maladies fréquentes chez les seniors. Cette approche aurait une plus grande portée et serait plus économique que de vouloir mettre à la disposition de chacun des thérapies nouvelles et complexes. Ce n'est que de cette façon que l'on pourra faire augmenter le nombre des seniors sans épuiser les ressources du système de santé.

À l'heure actuelle, la recherche se concentre sur trois questions principales :

- Quelle est la durée de vie maximale potentielle de l'être humain ?
- Quel est le rôle des gènes en matière de longévité ?
- Quels facteurs inhérent au mode de vie ont-ils la plus grande influence sur la survie à long terme ?

C'est cette dernière question la plus importante, car c'est le seul domaine où nous pouvons agir pour améliorer notre espérance de vie.

QUELLE EST NOTRE DURÉE DE VIE MAXIMALE ?

Selon des estimations récentes, il y a environ 200 000 centenaires dans le monde entier, et l'on suppose que d'ici 2050, leur nombre sera de 3 millions, à condition naturellement que l'humanité ne soit pas victime d'une pandémie de grippe mortelle ou d'une autre maladie hautement infectieuse. Certains chercheurs se penchent actuellement sur le cas des « supercentenaires » âgés de 110 ans et plus. De par le monde, pas plus de 300 à 400 personnes n'appartiennent à ce groupe ; en fait, au cours des dix dernières années, on n'a jamais pu prouver l'existence de plus de 50 d'entre eux à un instant T. Les investigations menées sur des personnes se déclarant elles-mêmes supercentenaires ont souvent débouché sur un manque de preuves, ou même révélé des mensonges patents.

La personne à avoir vécu le plus longtemps – son cas fut vérifié par le *Guinness des Records* – fut la Française Jeanne Calment, qui mourut le 4 août 1997 à l'âge de 122 ans et 164 jours. On pourrait penser que ce n'est qu'une affaire de temps avant que ce record ne soit battu mais en fait, comme il est rarissime qu'un humain dépasse l'âge de 115 ans, il est peu probable que cela se produise dans un avenir proche sans un soutien médical massif. Peut-être des sponsors de la recherche sur le vieillissement offriront-ils des prix à qui pourra leur fournir des pistes permettant d'atteindre ces âges canoniques. Mais plus la récompense sera élevée, plus le risque des fraudes le sera aussi.

GÉNÉTIQUE ET LONGÉVITÉ

Pour la plupart des gens, il n'existe aucune relation entre l'âge auquel ils meurent et celui auquel sont décédés leurs parents. En revanche, cette relation existe dans les familles comptant plusieurs membres ayant vécu 90 ans et plus. Dans de tels cas, il est fort probable que les gènes jouent un rôle important. La plupart des experts en la matière pensent que la génétique de la longévité est une interaction complexe entre des gènes favorisant un vieillissement plus lent et d'autres influençant la susceptibilité de contracter des maladies liées à l'âge – ou peut-être une absence de gènes exposant l'individu au risque de tomber malade. L'importance des facteurs génétiques dans certaines affections est indiscutable. Des études ont ainsi montré que les descendants de centenaires présentaient un taux de diabète et de maladies cardiovasculaires d'à peu près la moitié de la moyenne des personnes de leur âge.

Environ 85 % des centenaires sont des femmes. Parmi eux, certains atteignent ce grand âge grâce à une aide médicale, tandis que d'autres n'ont jamais eu de maladie grave. Pour aborder la question de la façon dont les gènes contribuent à la longévité, Jessica Evert de l'université de médecine de l'Ohio et ses collègues ont examiné les histoires médicales de plusieurs centenaires, sur lesquelles ils ont fondé leur classification en « Survivants », « Tardifs » et « Indemnes » (*Survivors, Delayers, Escapers*) :

• Les Survivants sont des personnes ayant eu, avant d'atteindre quatre-vingts ans, des maladies telles que maladies cardiovasculaires ou cancers, mais à qui une aide médicale a permis de devenir centenaires.

• Les Tardifs sont eux aussi des personnes ayant contracté ce type de pathologies liées à l'âge, mais chez qui la maladie ne s'est déclarée qu'après leur quatre-vingtième anniversaire – pour ainsi dire « en retard ».
• Les Indemnes n'ont, eux, subi aucun des accidents de santé fréquents liés à l'âge.

LES CENTENAIRES PAR CATÉGORIES

	HOMMES (%)	FEMMES (%)
Survivants	24	43
Tardifs	44	42
Indemnes	32	15

(Tableau adapté de l'étude de Evert et al., 2003)

Le groupe le plus intéressant pour l'étude des facteurs génétiques, des influences liées au mode de vie, et de leur impact sur la possibilité de devenir centenaire est celui des Indemnes. Cependant, des investigations poussées concernant les habitudes de vie de ces personnes n'ont révélé aucun phénomène inhabituel qui aurait pu les protéger de la maladie. Certes, il est difficile d'identifier quels sont, sur cent ans, les éléments les plus influents du mode de vie d'une personne. L'évaluation des habitudes d'une personne âgée risque d'ignorer des facteurs-clés appartenant à son passé. C'est pourquoi il ne nous reste souvent plus qu'à penser que la génétique joue un rôle fondamental.

Malgré cette difficulté à définir les éléments qui influent sur la longévité, certains scientifiques continuent d'affirmer qu'un jour viendra où nous jouirons d'une espérance de vie illimitée, et que ce n'est qu'une question de temps. Au vu des connaissances actuelles en matière de processus de vieillissement, je doute fort que nous y parvenions du vivant de ces scientifiques. Si l'espérance de vie augmente dans de nombreux pays, rien ne prouve réellement qu'il en aille de même de la durée de vie maximum. L'idée même qu'à l'avenir la vie humaine aura une durée illimitée présente sous un jour complètement faux les faits et les connaissances scientifiques actuelles.

Bien qu'il soit très peu probable que l'on finisse par découvrir un gène unique permettant d'augmenter la longévité, cela n'empêche pas certains chercheurs de le traquer. Ceux qui espèrent trouver la réponse génétique à la question de savoir comment étendre indéfiniment la durée de la vie étudient les levures, les mouches du vinaigre (drosophiles) et les vers nématodes. Ces expériences sont assez faciles à faire, et on peut vivre assez longtemps pour en découvrir les résultats, car ces espèces ont ordinairement une durée de vie de quelques semaines ou quelques mois seulement. En général, l'approche choisie pour étudier le rôle joué par tel ou tel gène est de l'inactiver et d'observer ce qui se passe. On peut aussi suractiver un gène pour voir comment cela influe sur la durée de vie. Actuellement, ces expériences sont loin de pouvoir être transposées à l'homme, et même s'il existe des gènes qui agissent sur la longévité de notre espèce, il faut encore découvrir comment les « activer » ou les « désactiver ». Il y a donc encore beaucoup de chemin à parcourir avant de voir la création d'un Mathusalem des temps modernes (selon la Bible, Mathusalem vécut 969 ans – Genèse 5, 27).

LA PSEUDOSCIENCE EN QUÊTE DE LA PRÉSERVATION DE LA JEUNESSE

Nombreux sont ceux qui préfèrent camoufler les signes de l'âge plutôt que de changer certaines de leurs habitudes pour prolonger leur existence, et les thérapies anti-âge permettent à leurs promoteurs de gagner beaucoup d'argent. Certains prétendent même que prendre des vitamines à haute dose prolongerait la jeunesse. Il se peut que certains de ces produits aient réellement quelques effets bénéfiques.

Mais les promesses ne se fondent ni sur des essais cliniques à long terme, ni sur des études de populations menées pour évaluer le lien éventuel entre ces traitements et le grand âge de certains individus. On peut obtenir des résultats bien plus importants en modifiant durablement son mode de vie.

Dans son ensemble, le thème du vieillissement a été accaparé par les « pseudosciences » – autrement dit par des sciences qui ne reposent sur aucun élément de preuve. Mais hélas, il suffit de répéter les choses suffisamment longtemps pour que tout le monde finisse par les croire. D'ailleurs, la pseudoscience trouble non seulement le grand public, mais aussi parfois certains scientifiques qui semblent perdre l'aptitude à évaluer leur travail avec la distance critique nécessaire. Dans le domaine qui nous intéresse, la formule magique la plus souvent rabâchée est qu'une forte consommation d'antioxydants peut retarder le vieillissement. Voyons ce qui se cache derrière cette formule.

NOTRE SYSTÈME DE DÉFENSE ANTIOXYDANT

La plupart des recherches indiquent que le stress oxydant est un élément déclencheur de l'accélération du vieillissement. Le stress oxydant est une altération des protéines et de l'ADN des cellules (l'ADN est le code génétique qui fournit à chaque cellule l'information qui lui permet de « savoir » quelle fonction elle doit remplir) par des formes très réactives de l'oxygène, appelées « radicaux libres ». Sous l'effet d'un stress oxydant prolongé, les lésions cellulaires s'accumulent, entraînant un mauvais fonctionnement des cellules, ou même leur mort. La réponse pseudo-scientifique à ce phénomène est qu'il est facile de prévenir le vieillissement si l'on consomme de grande quantités d'antioxydants tels le bêta-carotène ou les vitamines C et E. Cependant, les essais cliniques à grande échelle portant sur des traitements par antioxydants à haute dose se sont rarement avérés efficaces. Dans certains cas, les compléments alimentaires ont même été nocifs, et les personnes en absorbant ont moins bien survécu que celles qui ne suivaient aucun traitement. Vous vous demandez peut-être comment cela est possible. Il faut savoir que le corps repose sur un équilibre naturel entre des mécanismes pro-oxydants et antioxydants. Sa capacité à combattre une infection et à détruire des cellules cancéreuses dépend de l'oxygène réactif, c'est-à-dire des radicaux libres. Les cellules saines possèdent leurs propres mécanismes de défense antioxydante, qui sont activés lorsqu'elles sont exposées à un stress pro-oxydant. Or, de hautes doses d'antioxydants peuvent empêcher ces mécanismes de fonctionner correctement, ce qui peut entraîner une diminution de la protection de certaines cellules par suite de la prise de ces vitamines dites « protectrices »… Le principal objectif pour chacun d'entre nous est donc de veiller à un bon équilibre entre vitamines, minéraux et autres micronutriments. Si un complément vitaminique peut être indiqué pour certaines personnes dont le régime alimentaire n'est pas adéquat, il est très peu probable que des suppléments à haute dose soient un remède magique contre le vieillissement.

La théorie selon laquelle il est bon d'augmenter ses défenses antioxydantes n'est pas fausse. Mais la question est : comment y parvient-on ? Chaque cellule de notre corps contient de minuscules structures appelées mitochondries, dont la fonction est de transformer le glucose et les autres « carburants » en énergie – on peut les imaginer comme de petites chaudières brûlant rapidement ces substances en faisant jaillir des étincelles. Lorsque les processus de production d'énergie tournent à plein régime, des radicaux libres peuvent être produits involontairement. Normalement, les mitochondries stoppent ces radicaux libres et leurs effets nocifs par des mécanismes de défense qui les désactivent rapidement. Mais il semble qu'au fur et à mesure que l'on vieillit, ces mécanismes défensifs perdent de leur efficacité. Des modifications génétiques pratiquées sur des souris et des drosophiles ont montré qu'il était possible d'allonger leur durée de vie en changeant la fonction de certains gènes spécifiques qui augmentent la protection contre le stress oxydant. Ces gènes protecteurs produisent des protéines qui absorbent les radicaux libres avant qu'ils ne puissent causer des dommages. Le fait que ces protéines soient efficaces tandis que les antioxydants ne le sont pas vient peut-être du fait que leur activité est restreinte à des parties des cellules exigeant une protection accrue.

Une étude publiée en 2005 a montré qu'une augmentation de l'activité d'une enzyme protectrice appelée catalase allongeait la vie des souris d'environ 20 %. Outre cet allongement de la durée de vie, on a pu constater une baisse des signes du vieillissement cardiaque comme l'artériosclérose. Mais ceci ne fonctionnait que lorsque l'activité de la catalase augmentait dans les mitochondries, et non dans d'autres parties de la cellule. Aussi, afin de ralentir notre vieillissement, il vaut mieux chercher des moyens d'augmenter le niveau de protection de notre système de défense antioxydant naturel, plutôt que de consommer des vitamines antioxydantes en grandes quantités.

LA RESTRICTION CALORIQUE : UNE STRATÉGIE D'ALLONGEMENT DE LA VIE

Des études en laboratoire ont systématiquement montré que la restriction calorique pouvait augmenter la longévité. Les bénéfices à long terme que peuvent présenter des êtres humains se soumettant à ce type de régime extrême éveillent un intérêt considérable. Au milieu des années 1990, ceci a conduit à la fondation, aux États-Unis, de la *Calorie Restriction Society*, qui poursuit l'objectif d'augmenter la durée de la vie en réduisant l'apport calorique, tout en respectant une alimentation adéquate. Chez les animaux de laboratoire, la restriction calorique ne montre généralement pas les effets souhaités lorsqu'elle est mise en œuvre sur le tard. La seule exception connue concerne des lignées de souris sujettes au cancer, chez lesquelles une restriction calorique entraîne moins de tumeurs, et donc une longévité accrue. Concernant les humains, le degré de restriction calorique pouvant apporter des bienfaits maximum n'est pas encore établi. Naturellement, une telle stratégie réduirait le risque du diabète et ralentirait la progression des maladies cardiovasculaires, ce qui explique ses bénéfices. Fontana et ses collègues ont confirmé ceci dans une étude de 2004 selon laquelle la tension artérielle et d'autres facteurs de risque cardiovasculaire étaient nettement plus faibles chez des personnes suivant un régime hypocalorique à long terme.

Si vous cherchez un encouragement à suivre cette voie, vous serez content(e) d'apprendre que différentes études indiquent que ce sont les personnes les plus minces qui vivent le plus longtemps, ce qui soutient indirectement la thèse des bienfaits de la restriction calorique. Deux études, l'une portant sur des hommes et l'autre sur des femmes, ont montré que les individus dont le poids corporel était inférieur de 15 à 20 % à la moyenne avaient le taux de mortalité le plus faible, à condition que leur poids ne soit pas la conséquence d'une maladie ou du tabac.

Les habitants de l'archipel d'Okinawa, au Japon, sont supposés avoir la plus grande longévité moyenne au monde. On attribue ce phénomène à leur régime alimentaire, moins calorique que la moyenne japonaise, et beaucoup moins encore que l'alimentation moyenne en Europe et en Amérique du Nord. À Okinawa, la nourriture se compose typiquement de beaucoup de légumes, de protéines issues de végétaux et de poissons de mer, et de glucides provenant de riz et de pommes de terre. L'activité physique est sans doute un autre facteur important. La plupart des centenaires d'Okinawa sont d'anciens agriculteurs ayant souvent travaillé jusqu'après soixante-dix ans.

Cependant, la restriction calorique entraîne aussi quelques problèmes, comme par exemple : faible tension artérielle (pouvant causer des évanouissements), baisse de la libido et infertilité, ostéoporose, diminution de la force musculaire et, logiquement, baisse d'énergie. Pour couronner le tout, les personnes restreignant leur apport calorique risquent de souffrir d'irritabilité et de dépression. Tout ceci ne paraît ni agréable, ni très adapté à une vie active et bien remplie.

La recherche commence à identifier les mécanismes protecteurs activés par la restriction calorique. S'ils peuvent l'être par d'autres moyens, il est possible que l'on puisse obtenir certains des effets de la restriction calorique sans réduire de façon notable sa consommation alimentaire. Je n'ai pas connaissance d'études ayant montré que la restriction calorique augmentait les défenses antioxydantes ; il est donc peu probable que l'action de la restriction calorique soit liée au stress oxydant en tant que facteur de vieillissement. Néanmoins, il est possible que la baisse de l'activité métabolique due à la restriction calorique réduise la production de radicaux libres par les mitochondries, et par conséquent la sollicitation des mécanismes de défense antioxydante.

Je ne recommande à personne de restreindre fortement son apport calorique afin d'augmenter son espérance de vie car, en cas de régime déséquilibré, il existe un risque réel de malnutrition. Le simple fait de réduire notre consommation d'aliments riches en calories peut être aussi efficace – et sans doute plus réaliste sur le long terme – dans l'optique d'atteindre notre poids idéal.

LA QUÊTE DE LA FONTAINE DE JOUVENCE

Comment savoir quels sont le régime et le mode de vie à suivre pour s'assurer une longévité maximale avec les gènes dont nous avons hérité ? Afin de se faire une idée objective, la seule bonne approche à suivre est d'étudier les personnes vivant longtemps en bonne santé, même si elles ne deviennent pas centenaires. Le fait de se concentrer trop exclusivement sur les habitudes, alimentaires ou autres, de quelques centenaires ayant traversé la vie sans contracter de maladie grave (les « Indemnes », lire page 117), peut rendre difficile la distinction entre le style de vie et les gènes. C'est notamment vrai dans le cas d'anciens fumeurs peu actifs physiquement et présentant un léger surpoids, que l'on met en avant comme des exemples de personnes étant devenues centenaires malgré leur style de vie.

L'intérêt que je porte aux facteurs influant sur la longévité est né de l'observation que les buveurs modérés de vin présentaient un nombre de décès inférieur aux autres durant toute la durée des études. Je me suis posé la question de savoir si cela était dû au vin lui-même, ou à un mode de vie plus sain chez les buveurs de vin que chez les autres ? Et vivaient-ils plus longtemps en moyenne ? C'est une question à laquelle il est difficile de répondre, car il est rare que ce genre d'investigations suivent les personnes jusqu'à leur dernier souffle. Comment pouvais-je résoudre cette énigme ? J'ai imaginé une autre approche : trouver si les buveurs de vin qui vivaient le plus longtemps consommaient des vins possédant des propriétés particulières. La Sardaigne me semblait être un bon point de départ pour cette recherche, car je savais qu'il y vivait un nombre inhabituellement élevé de centenaires. De plus, lorsque j'ai commencé à m'intéresser aux centenaires sardes, le plus vieil homme du monde, Antonio Todde, vivait dans la ville de Tiana, en Sardaigne. Il mourut quelques semaines avant son 113e anniversaire, en janvier 2002.

J'ai alors cherché auprès de diverses sources un soutien financier me permettant de faire des recherches sur un éventuel lien entre la longévité des Sardes et les vins locaux. Le comité du Geoffrey Roberts Award choisit de financer mon projet, et c'est ainsi qu'en été 2002, je partis en Sardaigne pour étudier si les vins locaux possédaient des propriétés particulières.

LES CENTENAIRES SARDES

La Sardaigne n'est pas absolument représentative des îles méditerranéennes. Tout d'abord, elle est grande – seule la Sicile a une superficie plus importante. Ensuite, le facteur qui, au cours des générations, a sans doute été le plus important pour le mode de vie comme pour le patrimoine génétique de la population sarde a été son isolement. Il y eut bien quelques invasions, mais les envahisseurs pénétrèrent rarement les régions montagneuses de l'est de l'île.

Le professeur Luca Deiana, de l'université de Sassari, dirige l'étude AKEA sur les cas de longévité extrême en Sardaigne. Ce nom d'AKEA vient du salut traditionnel « A KEnt'Annos », mentionné au début de ce chapitre. Pour commencer, l'équipe de chercheurs de Deiana a établi une carte des centenaires vivant en Sardaigne, et vérifié leurs dates de naissance, révélant un nombre de centenaires plus élevé que nulle part ailleurs en Europe (plus de 16 pour 100 000 personnes, contre une moyenne de 10 pour 100 000). Étonnamment, le ratio femmes / hommes n'était que de 2 pour 1, alors que généralement, il est de plus de 5 pour 1. La suite de l'investigation montra que les cas de longévité extrême étaient concentrés dans la région montagneuse du centre-est de l'île. Celle-ci fut appelée « Zone bleue » en référence à la couleur du stylo utilisé pour marquer la présence de centenaires. Depuis des siècles, cette région est connue sous le nom de Gennargentu (« porte d'argent », du latin *Janua argenti*). Dans l'Antiquité, cette région avait servi de refuge aux Sardes fuyant les divers envahisseurs de l'île, parmi lesquels les Romains, qui l'appelèrent *Barbaria* parce qu'ils ne purent jamais en prendre le contrôle. C'est là l'origine du nom Barbagia, utilisé pour désigner une grande partie de cette zone.

La Zone bleue couvre la partie montagneuse de la province sarde de Nuoro. En 2002, la région centrale de la Zone bleue recensait 47 centenaires hommes et 44 femmes (soit un ratio femmes / hommes de 0,94 pour 1). Ce nombre tout à fait inhabituel indique que les hommes de la région jouissent de facteurs favorables (environnement, mode de vie, ou causes génétiques). L'accès aux villes et villages isolés de cette région se fait par des routes escarpées et tortueuses, et durant des générations, les communautés locales sont restées pratiquement coupées des influences extérieures. Ceci est considéré comme un argument en faveur de l'importance des facteurs génétiques dans cette longévité exceptionnelle. L'isolement ayant limité le nombre de personnes extérieures s'installant dans la région, les mariages entre parents plus ou moins proches ont sans doute réduit le patrimoine génétique de la population. Ceci pourrait avoir pour conséquence qu'un gène favorisant la longévité ou protégeant de maladies fréquentes comme les maladies cardiovasculaires soit surreprésenté dans cette population.

Lorsque en été 2002, j'ai rendu visite au professeur Deiana et à son collègue le Dr Giovanni Pes, ils étaient très sceptiques quant à une influence éventuelle du vin sur la longévité de ces centenaires. Mais ils admettaient également qu'ils n'avaient pas réussi à identifier de lien génétique. Aussi, un facteur dû à l'environnement ou au mode de vie pouvait-il être important.

Il est intéressant de noter que le régime suivi par les habitants de la Zone bleue du professeur Deiana n'était pas celui auquel je m'attendais. Contrairement aux schémas alimentaires typiques en Méditerranée, il était assez pauvre en légumes, et le poisson n'y jouait qu'un rôle secondaire. On m'expliqua que par le passé, il était si difficile d'atteindre la côte qu'il était pratiquement impossible de rapporter du poisson frais dans les montagnes. Le fromage et la viande étaient plus fortement représentés dans l'alimentation que je ne l'avais supposé. Il est difficile de dire si cela avait toujours été le cas. Certes, l'économie de la région montagneuse de Nuoro se fonde traditionnellement sur l'agriculture. Il semble que l'on ait laissé les bêtes vagabonder et brouter librement, souvent en des lieux inaccessibles pour l'homme. La Sardaigne est réputée pour ses fromages de chèvre et de brebis et, parmi ces derniers, notamment pour son pecorino. Il était aussi monnaie courante de manger de la viande rôtie de mouton, de chèvre ou de sanglier. Bien qu'une forte consommation de viande et de fromage soit généralement considérée comme préjudiciable, peut-être est-ce l'origine totalement naturelle du fromage et de la viande sarde qui explique qu'ils ne sont pas mauvais pour la santé. De plus, les bêtes se nourrissant d'herbes et d'autres plantes de montagne, il est probable que tant leurs fromages que leur viande aient été riches en acides gras oméga-3, un type de graisse polyinsaturée bonne pour la santé (lire page 241).

Il est enfin possible que cette région isolée ait subi régulièrement des périodes de restriction calorique (lire page 121) dues à des pénuries alimentaires saisonnières.

LES VINS SARDES ONT-ILS QUELQUE CHOSE DE PARTICULIER ?

Les cépages que l'on trouve dans les vins sardes ne sont pas tellement différents de ceux du reste du monde méditerranéen. Le Cannonau est sans doute le plus utilisé pour les vins rouges. *Cannonau* est le nom local du Grenache, cépage très répandu dans le sud de la France ainsi qu'en Espagne (sous le nom de *Garnacha*) ; c'est notamment le principal cépage utilisé dans l'assemblage du Chateauneuf-du-Pape, en vallée du Rhône. Il me sembla que le fait que notre première visite soit celle d'une cave coopérative appelée *Antichi Poderi di Jerzu* (antiques fermes de Jerzu) était de bon augure pour les vins de la Zone bleue. Le Cannonau Riserva de cette cave s'appelait *Josto Miglior*, d'après le docteur qui l'avait fondée en 1950, et avait vécu jusqu'à 104 ans. Les vins de Jerzu sont issus de raisins provenant de certaines des plus vieilles vignes de la partie orientale de la Zone bleue, dont une grande partie pousse à une altitude de 700 mètres ou plus.

Les vins d'une autre cave coopérative, la Cantina del Mandrolisai, à Sorgono, sont issus de raisins provenant de la partie ouest de la Zone bleue. Les rouges sont des assemblages de différents cépages : majoritairement du *Muristellu*, un raisin sarde également connu sous le nom de *Bovale Sardo*, avec du *Cannonau* (Grenache), du *Monica*, et du

Barbera. Tomaso Etzo, le président de la coopérative qui était un hôte hors pair, nous offrit un déjeuner somptueux accompagné du *Rosso Superiore* de la cave. Malgré notre intérêt commun pour les vins, la conversation fut un peu handicapée par mon incapacité à parler italien, et encore plus le dialecte sarde. On s'amusa beaucoup de l'Anglais qui venait visiter Sorgono pour effectuer des recherches sur les liens existant entre le vin et la longévité. On voulut me faire croire que j'étais le premier sujet britannique à visiter la région depuis la venue de D. H. Lawrence en 1921, et qu'étant donné le grand nombre de centenaires, on était sûr de pouvoir me faire rencontrer quelqu'un qui se souvenait de l'écrivain. On me donna une copie de la traduction italienne de son *Sardaigne et Méditerranée*, qui décrit son voyage à travers l'île. Un passage avait été fièrement souligné : « Les citoyens de Nuoro sortirent une énorme bouteille de vin qu'ils prétendaient être *finissimo*... Nous bûmes donc le finissime vin de Sorgono. Il était très bon. » Si je ne suis pas sûr d'avoir goûté le même vin que Lawrence, je suis heureux de pouvoir, à son instar, le décrire comme *finissimo*.

De retour dans mon laboratoire, je menai des analyses qui montrèrent que les vins de la province de Nuoro comportaient plus de procyanidines protectrices que ceux des zones côtières de la Sardaigne. Bien que cela n'ait pas prouvé que le vin soit un facteur contribuant fortement à la longévité des habitants de cette partie de l'île, cela m'encouragea à me pencher sur d'autres pays consommateurs de cette boisson pour découvrir si les vins que buvaient les personnes vivant le plus longtemps étaient différents de ceux que l'on buvait dans d'autres contrées.

LONGÉVITÉ ET VIE MONTAGNARDE

Dans leurs rapports sur les centenaires sardes, le professeur Deiana et ses collègues ont noté que dans le monde entier, la plupart des lieux où la longévité est particulièrement grande se trouvent dans des régions montagneuses. Même si la durée de vie de certaines personnes ne peut être attestée, il semble que le fait de vivre à une altitude élevée allonge la durée de vie.

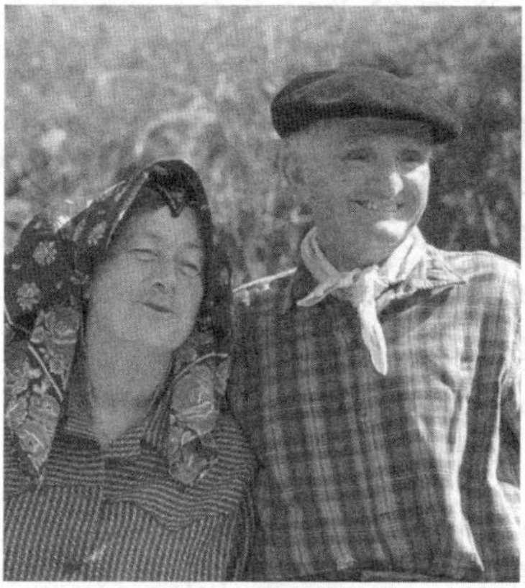

L'étude des centenaires de nombreuses populations est truffée de difficultés. L'absence de registres fiables dans les lieux isolés peut rendre impossible la validation de ce que déclarent les personnes très âgées. Lorsque ceci va de pair avec des cultures vénérant les anciens, il est inévitable que certains exagèrent leur âge. La population des montagnes du Caucase – qui couvrent partiellement la Géorgie, l'Arménie et l'Azerbaïdjan – est célèbre pour sa longévité. Staline était Géorgien, et il fut un temps où l'Occident s'intéressait de très près à l'âge qu'il était susceptible d'atteindre. De nos jours, des milliers de Géorgiens se déclarent centenaires. On pense que cela est dû en grande partie à ce que des hommes ont pris l'identité de leurs pères et grands-pères. Par le passé, cette usurpation leur permettait d'échapper à l'armée, soit en évitant d'être appelés, soit en désertant pour échapper aux autorités. Autrement dit, même s'il existe un nombre important de centenaires en Géorgie, il est impossible de vérifier leurs dires. Du point de vue du vin, ceci est décevant car certains des vestiges les plus anciens d'une activité vinicole, datant d'environ 7 000 ans av. J.-C., ont été trouvés en Géorgie.

Mes propres investigations ont montré que le vin rouge géorgien élaboré avec le cépage *Saperavi* présentait une concentration particulièrement élevée de procyanidines protectrices. Les raisins sont souvent cultivés à une altitude de 500 à 1 500 mètres. Dans la région, le vin blanc est fréquemment élaboré comme un vin rouge, fermentant avec les pépins et les pellicules ; c'est ainsi qu'est produit le *kakhuri*, un vin blanc exceptionnellement riche en procyanidines. Ces vins étant potentiellement très bénéfiques pour la santé, il ne serait pas étonnant que la population géorgienne jouisse réellement d'une longévité hors du commun.

La vallée des Hunzas, dans l'Himalaya, est un autre lieu où il est impossible de vérifier les affirmations de longévité exceptionnelle. Les Hunzas sont souvent considérés comme suivant un régime végétarien modèle composé de fruits, légumes frais, céréales et noix. Un tel régime ne peut être que sain, et il implique sans doute une certaine restriction calorique (lire page 121) ; néanmoins, en l'absence de registres, l'âge réel des Hunzas reste sujet à caution.

Une étude menée durant 15 ans par des chercheurs de l'École de médecine de l'université d'Athènes sur des villages grecs a déterminé que le nombre de décès dus, entre autres, aux maladies cardiovasculaires était plus faible dans un village de montagne qu'en plaine. Mais cette étude ne comprenait pas d'analyse du régime alimentaire ni de la consommation de vin des participants.

On ne sait pas vraiment pourquoi il est sain de vivre en montagne. Cela pourrait être dû au fait qu'en altitude, les tâches quotidiennes et manuelles exigent une dépense énergétique plus importante, ce qui pourrait être bénéfique en termes de santé cardiovasculaire. Selon une autre théorie, c'est l'air pollué des villes qui représente un facteur de risque pour les maladies cardiaques et pulmonaires, et le simple fait de vivre à l'air pur des montagnes sardes ou grecques garantirait un environnement libre des effets de la pollution.

LE VIN DANS LE RÉGIME MÉDITERRANÉEN

C'est sans doute l'île grecque de Crète qui, au cours de ces dernières 25 années, a exercé la plus grande influence sur les conseils diététiques. Ceci est une conséquence des travaux du nutritionniste américain Ancel Keys, à qui l'on doit l'Étude des sept pays et qui vécut lui-même jusqu'à 100 ans. Cette étude examinait les relations entre le régime alimentaire et les maladies coronariennes aux États-Unis, en Finlande, aux Pays-Bas, en Italie, dans l'ex-Yougoslavie, en Grèce et au Japon. Entre 1958 et 1964, 12 761 hommes âgés de 40 à 59 ans ont été enrôlés pour cette étude. Au bout de 15 ans, elle a clairement révélé que le nombre des décès était inférieur en Crète. Ceci était lié à une alimentation plus pauvre en graisses saturées et plus riche en graisses monoinsaturées (provenant de l'huile d'olive). Si de nombreux nutritionnistes conseillent de suivre un régime « méditerranéen » pour jouir d'une bonne santé cardiaque, la version crétoise de ce régime est le modèle pour lequel on dispose des preuves les plus incontestables.

Dans les années 1960, le régime crétois se composait principalement de fruits et légumes, de pain et de céréales, de légumineuses, de fruits à coque et de graines. La principale matière grasse était l'huile d'olive. Des produits laitiers, tels que fromage et yaourt, étaient consommés quotidiennement en quantité faibles à modérées. On ne mangeait des œufs qu'une à deux fois par semaine ou même pas du tout, et ces œufs présentaient une composition de matières grasses plus saine que celle de la plupart de ceux que l'on trouve aujourd'hui. Poisson et volaille figuraient au menu environ deux fois par semaine, la viande rouge pas plus d'une à deux fois par mois. On ne consommait aucun aliment industriel, et les mets comportant du sucre ajouté étaient rares. Par ailleurs, une des particularités de ce régime, à laquelle les nutritionnistes n'ont accordé que peu d'importance quand ils ne l'ont pas totalement occultée, n'osant pas prôner la consommation d'alcool, est que l'on buvait généralement un ou deux verres de vin local par repas.

Les cépages les plus importants dans la production vinicole crétoise des années 1960 étaient le *Kotsifali* et le *Mandilari*. Le Kotsifali n'est pratiquement cultivé qu'en Crète centrale, région dont étaient originaires les hommes recrutés pour l'Étude des sept pays. Aussi, si les caractéristiques de certains vins ont eu un impact sur cette étude, il ne peut s'agir que des vins locaux issus de *Kotsifali*. L'assemblage traditionnel crétois, constitué d'une grande partie de *Kotsifali*, complété de *Mandilari* pour en intensifier la couleur et en équilibrer l'acidité, produit un vin tannique qui ne plairait pas aux papilles habituées aux vins « modernes », fruités et faciles à boire. Dans leur jeunesse, les vins de *Kotsifali* peuvent assécher la bouche, ce que je considère comme la caractéristique d'une forte concentration de procyanidines. La plupart des vignerons crétois ne commencèrent à embouteiller leurs vins que dans les années 1970. Auparavant, les vins jeunes étaient vendus en vrac et bus dans l'année suivant la vendange, et il est probable qu'ils contenaient plus de procyanidines que les vins du même type produits de nos jours. Malheureusement, dans les années 1970, le phylloxéra envahit la Crète, détruisant de nombreux vignobles. Aujourd'hui les vignes ont été replantées, souvent avec les mêmes cépages, mais les ceps sont encore jeunes, et on élabore désormais des vins de style plus moderne, qui ne présentent plus forcément les mêmes caractéristiques qu'autrefois. Cependant, il est important de noter que les vignes poussent généralement à une altitude de 500 m ou plus. Les échantillons de vins d'aujourd'hui (assemblage Kotsifali-Mandilari) que j'ai analysés montraient un taux de procyanidines plus élevé que celui de vins typiques d'autres pays. Ces observations semblent suggérer que dans les années 1960, les vins locaux jouaient un rôle plus important dans le bien-être des Crétois que celui dont on les crédite généralement.

Après 25 ans de suivi dans le cadre de l'Étude des sept pays, les Crétois se sont avérés avoir le plus faible nombre relatif de décès dus tant aux maladies cardiovasculaires qu'à toutes les causes confondues. Quarante ans après le début de l'étude, les Crétois allaient toujours bien : le taux de décès dus à des maladies coronariennes était faible, et 23 % des anciens participants étaient toujours en vie contre 11 % aux Pays-Bas, et 16 % aux États-Unis. Hormis l'âge, les principaux facteurs de mortalité étaient l'hypertension et le tabac.

Un certain nombre d'études récentes ont corroboré le fait qu'un régime méditerranéen était un bon moyen de conserver une santé optimale à un âge avancé. En septembre 2004 ont été publiés les résultats d'une étude portant sur 2 339 hommes et femmes en bonne santé âgés de 70 à 90 ans, originaires de 11 pays européens et suivis pendant 10 ans. 935 personnes étaient mortes durant la période d'étude. En considérant les différents facteurs séparément, on constate que les volontaires qui observaient une alimentation de type méditerranéen, s'adonnaient à un exercice quotidien équivalent à environ 30 minutes de marche par jour, ne fumaient pas, ou consommaient régulièrement de l'alcool, présentaient un nombre inférieur de décès. Mais la combinaison de ces 4 facteurs réduisait, elle, de presque 70 % la mortalité due au cancer et aux maladies cardiovasculaires. La moyenne de consommation d'alcool dans les zones où on buvait traditionnellement du vin était de 300-400 ml (soit 2 à 3 verres) de vin par jour.

Deux études menées en Grèce ont également prouvé l'intérêt d'un régime méditerranéen. L'une, qui portait sur 22 043 adultes, a conclu que les maladies cardiovasculaires et le cancer étaient moins fréquents chez les personnes qui suivaient rigoureusement un régime méditerranéen traditionnel. L'autre étude portait sur les habitudes de 489 centenaires grecs. La majorité suivait un régime méditerranéen. La plupart des femmes ne buvaient pas d'alcool et ne fumaient pas. Les habitudes de consommation d'alcool des hommes n'ont pas encore été publiées.

LE VIN ET LE VÉRITABLE *FRENCH PARADOX*

Beaucoup de gens croient que le *French paradox* est l'idée selon laquelle la consommation de vin rouge expliquerait la faible incidence des maladies cardiovasculaires en France. En réalité, le *French paradox* est l'observation, très surprenante, du fait que ces maladies se produisent moins souvent en France que dans d'autres pays comme les États-Unis ou le Royaume-Uni, malgré une consommation comparable de graisses saturées. Si la consommation de vin a été proposée comme explication possible à ce phénomène, elle n'est pas admise comme en étant l'unique raison. Ayant testé des vins provenant de différentes régions où les maladies cardiovasculaires étaient plus rares qu'ailleurs, et constaté qu'ils contenaient plus de procyanidines protectrices que d'autres vins, il m'a semblé qu'il était temps de réexaminer le *French paradox* sous l'angle d'une possible explication par la consommation de vin.

Différences régionales (en %) du nombre d'hommes âgés de 75 ans et + par rapport à la moyenne nationale

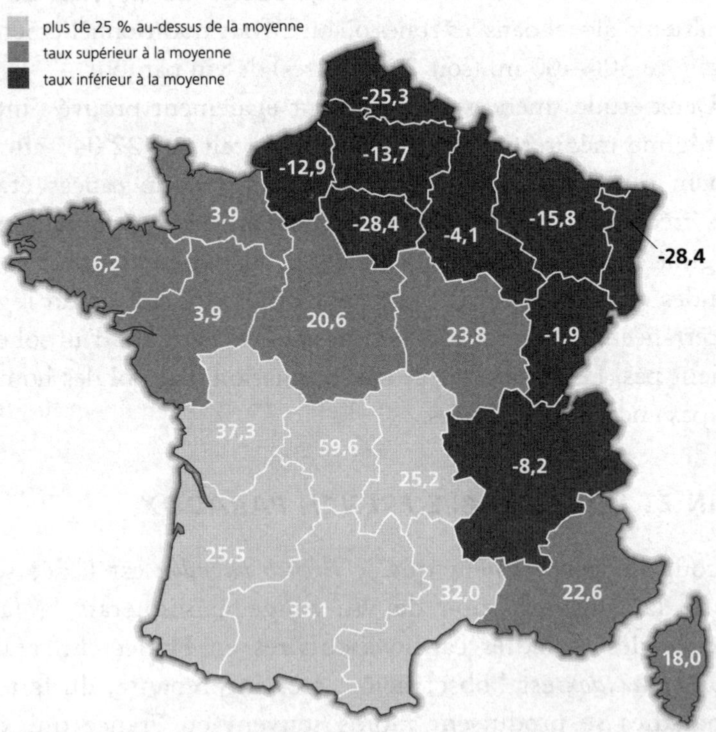

J'ai commencé par chercher s'il existait en France une zone où la longévité était inhabituelle. Je suis parti du principe que ni les vins, ni les habitudes de consommation n'étaient uniformes en France, et qu'il y avait donc peut-être des zones où les gens vivaient plus longtemps parce que leurs vins locaux possédaient des propriétés particulières, par exemple un taux élevé de procyanidines. Je me suis fondé sur les données du recensement français de 1999 pour analyser la répartition régionale des hommes et des femmes de 75 ans et plus. Je me suis concentré sur les valeurs concernant les hommes, car dans chaque étude dont les détails avaient été publiés, ils consommaient plus de vin que les femmes ; les bénéfices de cette boisson étaient donc plus aisément observables dans ce groupe. Cette analyse m'a permis d'identifier six régions, situées dans le sud-ouest et le centre du sud de la France, où le nombre relatif des hommes âgés de 75 ans ou plus dépassait de plus de 25 % la moyenne nationale (Limousin, Poitou-Charentes, Midi-Pyrénées, Languedoc-Roussillon, Aquitaine, Auvergne). À titre de comparaison, l'Alsace comptait 28 % de moins d'hommes de 75 ans et plus, mais il était difficile d'établir si ce phénomène était une conséquence des pertes des deux guerres mondiales, ou du fait que l'on boit surtout du vin blanc dans cette région.

Afin de détecter d'éventuels schémas inhabituels de vieillissement, il me fallut analyser département par département ces données régionales. Afin de corriger les effets de l'exode rural, j'ai identifié le nombre d'hommes et de femmes âgés de 75 ans ou plus dans chaque département, que j'ai ensuite exprimé sous forme de ratio. Par exemple, sur l'ensemble du pays, on comptait pour chaque homme de cet âge environ deux femmes (2,12 pour être précis). En calculant ce ratio pour chaque département, je pouvais voir la différence avec la moyenne nationale. Seul, le département du Gers présentait un ratio hommes/femmes supérieur de plus de 20 % à cette moyenne. La Gironde, département viticole bordelais ne montrait, elle, aucune différence avec la moyenne. Selon les données du recensement, le Gers comptait également deux fois plus d'hommes d'au moins 90 ans que l'ensemble du pays (Gers : 401 pour 100 000, France entière : 200 pour 100 000).

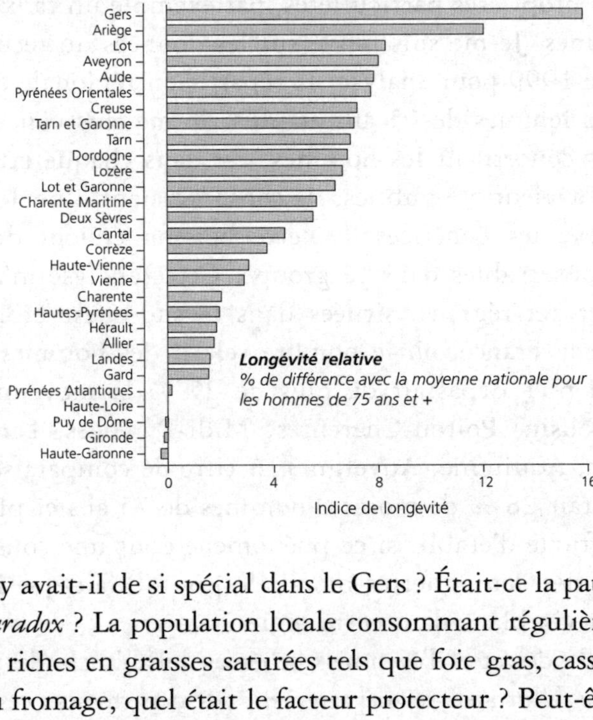

Qu'y avait-il de si spécial dans le Gers ? Était-ce la patrie du vrai *French paradox* ? La population locale consommant régulièrement des aliments riches en graisses saturées tels que foie gras, cassoulet, saucisson ou fromage, quel était le facteur protecteur ? Peut-être le vin ? Le Gers était-il la « zone rouge » (zone de vins rouges exceptionnels) de la France ? Les analyses de plusieurs vins, effectuées dans mon laboratoire, semblaient répondre à ces questions par un « oui » incontestable. S'il existait une région où un vin rouge expliquait un bien-être supérieur à la normale, c'était bien ici. Ces vins sont exceptionnellement riches en procyanidines. La plupart des autres vins rouges restent très éloignés de ces taux. Les Saint Mont et les Madiran parmi les vins les plus célèbres de la région contiennent généralement 3 à 4 fois plus de procyanidines protectrices que mon Cabernet Sauvignon argentin de référence, qui en contient pourtant beaucoup. Ce qui signifie qu'un petit verre de ce vin est plus bénéfique que deux *bouteilles* de la plupart des vins australiens, sans comporter les dangers évidents d'une consommation d'alcool excessive. Il est donc probable que ces vins soient liés au taux de survie que présentent les hommes du Gers, malgré une alimentation considérée par de nombreux cardiologues et diététiciens comme étant la pire en termes de santé cardiaque.

D'où vient la particularité de ces vins ? Selon moi, il s'agit du cépage Tannat, très répandu dans la région, associé à des techniques vinicoles traditionnelles. Ces vins peuvent être astringents, et même parfois extrêmement tanniques. Ce ne sont absolument pas des « vins de soif ». Mais quand on les déguste à petites gorgées en accompagnement des solides mets locaux, on ne perçoit presque plus leurs tannins. Il faut encourager les vignerons de cette région à ne pas céder à la pression d'élaborer des vins « modernes », fruités, aux tannins souples et fondus. Leurs produits traditionnels protègent réellement le cœur, et c'est là le vrai *French paradox*.

LE VIN EST-IL L'ÉLIXIR DE LA VIE ?

Une grande partie des vins rouges actuels pourraient être décrits comme des boissons alcoolisées à base de fruits, peu tanniques et guère intéressants du point de vue de la santé. Comme ils sont faciles à boire en dehors des repas, de nombreuses personnes en consomment probablement plus qu'elles ne le devraient, tout en croyant faire du bien à leur cœur.

Les maladies cardiovasculaires sont la principale cause de décès en Europe et en Amérique du Nord. Ce problème augmente aussi dans les pays en développement, dont les citoyens accédant aux classes socio-économiques supérieures adoptent un mode de vie occidentalisé. L'Organisation mondiale de la santé (OMS) prévoit qu'en 2015, les maladies cardiovasculaires seront responsables de 60 %

des décès à l'échelle de la planète. Aucune découverte favorisant la longévité ne peut être réellement bénéfique si elle ne protège pas la santé du système cardiovasculaire. Lorsque le médecin d'origine canadienne Sir William Osler écrivait en 1862 : « on a l'âge de ses artères », il ne faisait que répéter une formule largement acceptée à son époque. Presque 150 ans plus tard, elle est encore vraie en grande partie. La santé vasculaire est la clé de notre bien-être général. En effet, il est maintenant couramment admis que les facteurs de risque cardiovasculaire sont également à l'origine de nombreux cas de démence.

Mais comment connaître son âge vasculaire ? Jusqu'à une période récente, il était impossible de l'estimer précisément chez un individu vivant. Mais les techniques de scanner modernes peuvent aujourd'hui l'évaluer en se fondant sur la quantité de calcium déposée sur les parois de nos artères. Les lecteurs ayant subi un scanner EBCT (*Electron Beam Computed Tomography* ou scanner à faisceau d'électrons) pour diagnostiquer s'ils souffrent d'une maladie coronarienne sont sans doute incollables sur les taux de calcium. Pour faire simple, un scanner EBCT prend très rapidement plusieurs radios du cœur sous forme de « tranches ». Ces clichés permettent de détecter des dépôts calciques dans les parois des artères coronaires – qui rappellent un peu les canalisations dans les régions où l'eau est « dure » –, puis d'indiquer à la personne son taux de calcium. Généralement, les taux de calcium sont classés comme suit : non détectables, < 100, 100-400, > 400. Plus le taux est élevé, plus l'athérosclérose coronaire est importante, et plus le risque d'un accident coronaire est grand.

Le point intéressant avec le vieillissement vasculaire, c'est qu'avec le temps, chacun présente un des dépôts calcaires plus ou moins importants dans ses artères coronaires. Lorsque l'on eut scanné des milliers de personnes grâce à cette technique, il devint clair que le taux de calcium était étroitement lié à l'âge, quels que soient les facteurs de risque cardiovasculaire. Si une personne de 75 ans présente un taux de calcium proche des moyennes des quinquagénaires, on peut donc considérer son âge vasculaire comme étant inférieur à son âge chronologique. Bien sûr, l'inverse est également possible.

Autant que je sache, on n'a pas encore utilisé de scanner EBCT dans l'une des zones de grande longévité, ni effectué une comparaison des différentes régions consommatrices de vin. En revanche, la *Rotterdam Coronary Calcification Study* a examiné les taux de calcium coronaires de sujets ayant différentes habitudes de consommation d'alcool. L'analyse des taux de calcium de 1 795 personnes âgées en moyenne de 70 ans, ne présentant pas de symptômes de maladie coronarienne, a été publiée en 2004. Elle apporta de nouvelles preuves du fait que le vin réduit les maladies coronariennes, car les personnes buvant 1 à 2 verres de vin par jour présentaient le moins de taux de calcium coronaires supérieurs à 400. Une analyse plus poussée des répartitions de taux de calcium chez les buveurs de vin pourrait contribuer à déterminer si le vin peut être considéré comme un élixir anti-âge ralentissant la rapidité à laquelle les artères vieillissent, et confirmer si, dans certaines régions viticoles, les hommes ont des artères plus jeunes que leur âge chronologique.

BOIRE OU NE PAS BOIRE...

Le volet italien de l'Étude des sept pays a montré que boire du vin augmentait l'espérance de vie. L'étude a examiné 1 536 hommes vivant dans deux petits villages, l'un situé au nord de l'Italie (Crevalcore), l'autre au centre (Montegiorgio). Au commencement de l'étude en 1965, ces hommes étaient âgés de 45 à 64 ans ; ils ont été suivis pendant 30 ans. L'analyse de l'espérance de vie était basée sur la consommation d'alcool en général, mais 97 % des participants ne buvaient que du vin, rouge essentiellement. Qu'ils aient mené une vie physiquement active ou non, les hommes présentant la plus grande espérance de vie étaient des non fumeurs buvant l'équivalent de 4 à 7 verres de 125 ml de vin par jour, répartis sur la journée et non consommés en une seule fois – un facteur important permettant d'éviter les effets négatifs normalement associés à de telles quantités d'alcool. Les hommes sédentaires qui ne buvaient qu'occasionnellement ou pas du tout présentaient l'espérance de vie la plus basse, avec six ans de moins que ceux qui buvaient une bouteille de vin par jour. Je ne vais pas pour autant affirmer que le fait de ne pas boire de vin peut réduire sérieusement votre espérance de vie, mais dans le contexte du mode de vie de ces villages, il est indéniable qu'il présentait plus d'aspects positifs que négatifs.

CONCLUSION

Des analyses de vins rouges provenant de différentes zones où la longévité est supérieure à la moyenne m'ont amené à conclure qu'il existait un lien systématique entre ces zones et les vins locaux contenant une forte concentration en procyanidines. Ceci corrobore l'idée que les vins rouges riches en procyanidines contribuent fortement à la santé vasculaire, ainsi qu'au bien-être à long terme. Si le vin ralentit vraiment le vieillissement vasculaire, ce n'est peut-être pas un hasard que le nom de Mathusalem soit non seulement synonyme de longue vie, mais aussi celui d'une bouteille contenant l'équivalent de 8 bouteilles classiques – soit 6 litres de vin !

CHAPITRE 7

LA SANTÉ VIENT EN BUVANT

CONTRAIREMENT À LA PLUPART DES LIVRES DE RÉGIME, CET ouvrage ne préconise pas de renoncer à l'alcool pour faire l'économie de quelques calories par jour. J'ai déjà évoqué les bienfaits à long terme qu'apporte à la santé une consommation régulière, faible à modérée, d'alcool en général et de vin en particulier. Pour la plupart des adultes, elle représente un comportement agréable et souvent avantageux, à condition de respecter strictement le principe de modération. Ce chapitre présente les types de vin les plus susceptibles de profiter à la santé.

Ces dernières années, la recherche médicale portant sur les bienfaits du vin pour la santé a donné dans le monde entier un considérable coup de fouet aux ventes de vin rouge. Celles-ci ont notamment augmenté dans de nombreux pays et groupes sociaux qui ne consommaient pas traditionnellement de vin. Aussi y a-t-il aujourd'hui un nombre considérable de nouveaux buveurs de vin, dont les goûts et les habitudes de consommation sont très différents de ceux des régions ayant une culture vinicole séculaire. Traditionnellement, c'est surtout en mangeant que l'on boit du vin rouge. Mais au cours des 10 à 15 dernières années, les tendances du marché, prenant en compte les goûts des consommateurs nouvellement convertis au vin rouge, ont créé une demande de produits faciles à boire à tout moment. Ceci a donné lieu à un nouveau style de vin : fruité, souple, rond et contenant souvent des sucres résiduels. Cette innovation a été bien accueillie par une partie des consommateurs, et la demande de vins de ce type a modifié l'approche œnologique de nombreux producteurs. Cependant, comme je l'explique plus bas, ce phénomène peut engendrer un dilemme pour les buveurs de vin.

MISE EN GARDE

En 2003, le directeur d'une importante société vinicole a déclaré vouloir que son entreprise devienne le Coca-Cola du vin. Les amateurs de vin, alarmés par ce discours, se sont inquiétés de la direction dans laquelle s'engageait la production vinicole, car en créant des marques de la vente desquelles elles peuvent tirer un profit maximum, les grandes entreprises cherchent à produire des vins faciles à boire en grandes quantités, suffisamment neutres pour ne pas poser de difficultés au palais des nouveaux consommateurs et produits industriellement pour avoir le même goût dans le monde entier. À cette déclaration, certains professionnels de santé se sont également alertés sur les possibles conséquences néfastes de ce style de vins. Il est regrettable que les grands groupes vinicoles internationaux ne soient pas capables de se projeter au-delà d'un profit à court terme, vers un monde dans lequel leurs clients vivraient plus longtemps et en meilleure santé (… et pourraient donc aussi boire leurs produits sur une durée plus longue !). Ce pourrait être le cas si l'industrie du vin soutenait la recherche sur les bienfaits spécifiques du vin rouge en matière de santé. Les entreprises vinicoles expliquent leur réticence à aider la recherche scientifique dans ce domaine par le risque qu'elles encourraient d'être accusées de promouvoir la consommation d'alcool. Je pense quant à moi que la réelle explication est qu'ils craignent que leurs produits actuels ne présentent plus les mêmes avantages sanitaires que les vins traditionnels.

Par plusieurs aspects, la production de vin rouge est comparable à celle d'autres boissons et aliments. Les nouvelles techniques d'élaboration sont peut-être à même de générer des profits plus importants, mais pas nécessairement de meilleurs produits, tant en termes de qualité globale que de bienfaits nutritionnels. De plus, nous ne savons évidemment rien des conséquences de leur consommation sur 50 ans ou plus dans la vie d'un individu. Obéissant à des campagnes de communication ou à la pression de notre entourage, nous adoptons souvent sans réfléchir de nouveaux produits, abandonnant ceux que nous avions l'habitude de consommer depuis des années.

Il est probable que les effets protecteurs du vin rouge sur les vaisseaux sanguins commencent tôt, même s'ils ne sont détectables que des années plus tard. Beaucoup de conclusions concernant les bienfaits d'une consommation modérée de vin – issues d'études portant sur des femmes et des hommes de 55 ans et plus – reflètent les effets de vins rouges ayant été élaborés selon des méthodes traditionnelles. Autrement dit, si la composition des vins fabriqués selon les processus actuels diffère fortement de celle des vins traditionnels, il est fort probable que leurs effets à long terme soient eux aussi très différents.

Nos recherches ont établi un lien entre certains des principaux bienfaits du vin rouge et les procyanidines, qui contribuent en grande partie à l'astringence des vins jeunes produits selon des méthodes traditionnelles. Or, c'est précisément la tannicité de ce genre de vins qui manque aux vins « modernes ». Les analyses que j'ai faites sur des vins élaborés dans un style « moderne » et facile à boire semblent indiquer que, dans de nombreux cas, les bienfaits pour la santé de la consommation de deux à trois verres quotidiens de vin rouge sont fortement réduits s'il s'agit de vins de ce type. Les vins élaborés de façon traditionnelle ont certes des tanins plus présents, mais ils offrent également un bouquet d'arômes complexe et fascinant, et accompagnent beaucoup mieux les mets que la plupart des vins rouges doux et fades commercialisés de nos jours. Ceci dit, de nombreux vins se situent quelque part entre ces deux extrêmes, et offrent tout de même aux consommateurs une certaine quantité des procyanidines nécessaires à la protection de leurs vaisseaux sanguins.

LES SENSATIONS DU GOÛT

Traditionnellement, nous distinguons quatre goûts (ou saveurs) : sucré, acide, amer, et salé. Toute personne buvant du vin régulièrement admettra que c'est là une description largement inadaptée à la grande variété gustative qu'elle y rencontre. En fait, sucré, acide, amer et salé ne sont que des points de référence dans le vaste spectre des sensations gustatives. Le travail réalisé dans le cadre du projet de séquençage du génome humain *Human Genome Project* (Projet génome humain) indique qu'il existe entre 50 et 100 gènes liés aux différents récepteurs du goût. Chaque récepteur répond à des substances chimiques spécifiques, un peu comme une serrure ne va qu'avec une seule clé. Lorsque se présente une substance chimique correspondante, elle est captée par le récepteur qui envoie des signaux au cerveau, où est alors traitée l'information gustative.

En plus des saveurs de base que perçoit notre langue, notre sens de l'odorat capte des éléments volatils au moyen de récepteurs se trouvant dans la cavité nasale. La langue et le nez envoient des signaux au cerveau et c'est cette association de substances chimiques (jusqu'à plusieurs milliers de molécules différentes) que le cerveau interprète comme étant responsable d'un « goût de » particulier : ce sont les arômes que décrivent les écrivains du vin – cassis, groseille à maquereau, cèdre, chocolat, etc.

Depuis peu, les scientifiques reconnaissent l'existence d'une cinquième saveur – *umami* (qui signifie « délicieux » en japonais). C'est la saveur du glutamate (un acide aminé, soit l'un des éléments constitutifs des protéines) et elle possède son propre récepteur de goût. La plupart d'entre nous connaissent d'ailleurs bien l'exhausteur de goût qu'est le glutamate monosodique : on en trouve dans certains aliments japonais et chinois, ainsi que dans la plupart des soupes instantanées, des pâtés et d'autres produits transformés à base de viande. Le glutamate est également présent dans les salaisons et les aliments fermentés, ainsi que dans certains fromages.

LE GOÛT ACQUIS

En matière de goût, les variations individuelles peuvent être fortement marquées : certaines personnes ajoutent trois cuillères de sucre à leur café, ce qui le rend imbuvable pour d'autres. Et les caractéristiques que quelqu'un apprécie dans un vin ne plaisent pas nécessairement à ses amis. Ces disparités sont en partie imputables aux différences génétiques (innées) et en partie au goût acquis.

Les enfants ont souvent une préférence pour les aliments sucrés, mais ce penchant s'estompe généralement à l'âge adulte. De même, les jeunes palais apprécient rarement l'amertume. Une fois, alors que j'étais encore un petit garçon curieux, mon père me fit goûter sa bière maison : beurk ! Mais à l'âge de seize ans, j'avais totalement surmonté mon aversion pour le goût amer du houblon. Cette adaptation du goût est un phénomène bien connu. En France et en Italie, où une consommation modérée de vin est considérée comme indissociable des repas, il n'est pas rare que l'on donne à boire aux enfants du vin coupé d'eau.

Un autre aspect de l'adaptation du goût est l'augmentation de la sensibilité au goût sucré due à une consommation répétée de substances amères : en ce sens, il est possible que les vins tanniques diminuent l'envie d'aliments sucrés (devenus *trop* sucrés). Il semble que le salé, quant à lui, intensifie les saveurs amère et acide. Aussi, une nourriture très salée peut-elle entraîner une aversion aux vins tanniques, tandis que l'importante quantité de sel contenue dans beaucoup d'aliments consommés aujourd'hui peut, d'une certaine manière, expliquer le succès des boissons alcoolisées douces et fruitées, dont font partie de nombreux vins rouges industriels.

LE TEST DE L'ACIDITÉ

La façon dont l'acidité affecte le goût peut être testée à travers une expérience simple : faites une tasse de thé assez fort en utilisant un thé noir de type *English breakfast* (mélange de Ceylan et d'Assam), ne lui adjoignez ni lait, ni sucre, et laissez-le refroidir, puis buvez-en une gorgée ou deux. Ensuite, pressez le jus d'un quartier de citron dans la tasse, mélangez bien, et goûtez à nouveau. Vous devriez percevoir que la tannicité et l'amertume du thé se sont substantiellement réduites. De plus, le thé est désormais plus pâle (ce sera plus visible si vous utilisez une tasse de couleur blanche), ce qui montre que l'acidité du citron a chimiquement modifié les tanins du thé. Ces changements, associés à l'action de l'acidité sur vos récepteurs de goût, rend le thé plus facile à boire, même s'il ne contient ni sucre ni lait. Il en va de même des vins tanniques : ceux qui présentent une bonne acidité sont beaucoup plus agréables au palais que ceux dont l'acidité est faible.

L'acidité confère aux fruits leur propriété « rafraîchissante », qu'il s'agisse d'une pomme croquante, d'un citron, ou d'un raisin juteux. L'acidité rehausse la sensation de sucrosité. Tous les vins ont besoin d'acidité, sans quoi ils sont fades et mous, et les vignerons chevronnés font appel à tout leur savoir-faire pour éviter qu'il y ait trop ou trop peu d'acidité dans leurs vins, mais qu'il y en ait juste assez pour équilibrer la matière et les tanins, et créer un tout harmonieux.

Associer les mets et les vins est un art que la plupart des buveurs de vin apprennent en tâtonnant, et il ne fait aucun doute que les différentes saveurs des aliments influent sur la perception du vin. La viande rouge et le gibier, surtout lorsqu'ils sont saignants, peuvent assouplir l'astringence des tanins. La saveur *umami* de certains aliments riches en protéines, comme certains fromages, peut renforcer les arômes et les tanins des vins rouges : c'est pourquoi un vin blanc, sec ou doux, accompagne souvent mieux le fromage qu'un vin rouge. De même, un plat asiatique très relevé peut-il rendre un vin désagréable à boire. De nombreux écrivains du vin conseillent d'accompagner les plats épicés de vin blancs fruités (non boisés), ou de vins rouges peu tanniques ; personnellement, je bois de la bière. La popularité croissante des mets épicés et salés a-t-elle accru la tendance mondiale aux vins rouges fruités et peu tanniques ?

L'adaptabilité du goût peut vous aider à changer vos habitudes, tant en matière de vin que d'alimentation, pour atteindre un équilibre plus sain. Il est possible que les vins astringents réduisent l'envie d'aliments et de boissons sucrés, ce qui, du point de vue de la santé, serait une bonne chose. Les vins tanniques sont généralement plus agréables à boire en mangeant, ce qui est la façon la plus saine de consommer du vin. À travers ce chapitre, j'espère vous donner envie de goûter des vins différents, peut-être plus tanniques que ceux auxquels vous êtes habitués, jusqu'à ce que vous trouviez ceux qui correspondent vraiment à votre goût.

LE « GOÛT » DES POLYPHÉNOLS

Les polyphénols sont une famille comprenant des substances chimiques variées (lire page 59), relativement instables, qui subissent spontanément des réactions chimiques leur faisant constituer des molécules plus complexes, et soumises dans le temps à l'oxydation, ainsi qu'à d'autres modifications. Le vaste éventail des différents goûts d'un vin peut être attribué en grande partie à la variété de polyphénols qu'il contient. Les polyphénols interagissent également avec l'acidité pour créer de nouvelles sensations gustatives. La principale source de polyphénols d'un vin est le raisin, mais le vieillissement en fûts de chêne lui en apporte d'autres, qui augmentent sa complexité. Les procyanidines comptent parmi les polyphénols les plus abondants dans les vins rouges jeunes. Ces derniers sont souvent astringents, et l'on pense que les procyanidines sont l'un des principaux facteurs de cette astringence. Cette sensation n'est pas classée parmi les goûts – mais on la confond fréquemment avec l'amertume. Il s'agit d'une impression de rugosité ou de sècheresse des muqueuses buccales, causée par l'interaction des polyphénols du vin et des protéines contenues dans la salive entraînant la précipitation des polyphénols : devenus insolubles, ils entravent temporairement l'action lubrifiante de la salive. L'acidité a, elle, l'effet inverse : elle nous fait saliver. Un vin dont on ne peut vanter que l'astringence a peu de chances d'être agréable à boire, sauf si cette astringence est équilibrée par son acidité.

On ne sait pas encore exactement quelles sont les molécules responsables de l'astringence. Par exemple, le cidre traditionnel, riche en procyanidines, n'est généralement pas astringent. La chose la plus astringente que j'aie jamais eue en bouche était un kaki pas mûr – et ce fruit contient d'autres tanins en plus des procyanidines. Le thé fort est, lui, tannique et astringent, mais sans pour autant être particulièrement riche en procyanidines. Je pense donc que la sensation de sècheresse en bouche occasionnée par certains vins jeunes est due aux effets combinés des procyanidines et d'autres composants polyphénoliques. Au fur et à mesure qu'un vin vieillit, son astringence s'atténue, et ses polyphénols se polymérisent pour former des substances chimiques plus complexes, des tanins condensés qui se déposent dans le fond de la bouteille.

LES TANINS DU CHÊNE

Les tanins du bois de chêne sont plus plaisants en bouche que ceux du raisin, car ils ne possèdent pas la même astringence. Mais ces gallotanins, issus du bois des fûts, n'ont pas la même activité biologique et donc pas non plus les mêmes effets protecteurs sur les vaisseaux sanguins que les procyanidines. Le fait d'élever un vin en fût de chêne peut accroître la perception des tanins dans le produit final, mais le « goût boisé » provient essentiellement du brûlage de l'intérieur des planches du tonneau, qui est l'une des étapes de sa fabrication. C'est pourquoi un fût neuf confère plus de « goût boisé » à un vin qu'un tonneau déjà utilisé. Pour les vins industriels, il n'est pas rare que l'on fasse usage de copeaux de chêne mis à macérer dans les cuves de vin pendant un certain temps, afin de créer l'illusion d'un vieillissement traditionnel en fût de chêne.

LA RECHERCHE D'INDICES

Beaucoup de buveurs de vin sont intimidés par le nombre de vins face auxquels ils se trouvent lorsqu'ils font leurs courses, en magasin comme sur Internet, ou mangent au restaurant. Les notes et les appréciations des écrivains ou journalistes du vin ne présentent un intérêt que lorsque l'on connaît leur goût. Les textes imprimés sur les étiquettes relèvent souvent du pur marketing, et ne nous apprennent rien. Les vins qui, pour un lecteur lambda, semblent être les plus séduisants – « facile à boire, souple, rond » – sont souvent fades et manquent de l'acidité, des tanins et de la complexité qu'il leur faudrait pour être intéressants. Leur rondeur fruitée peut aussi camoufler le fait que beaucoup d'entre eux titrent 14 °, ce qui entraîne pour les buveurs une consommation excessive d'alcool, sans même leur apporter les effets protecteurs qu'ils recherchent.

« *Arômes de fruits concentrés, belle acidité, finale tannique, ample et fine à la fois ; bon potentiel de garde.* » Voilà le type de notes de dégustation dont l'association suggère un vin prometteur. Au lieu de rechercher la facilité, mieux vaut choisir un vin plus ambitieux, à la personnalité plus marquée, que vous aurez plaisir à boire en mangeant, et non à avaler en grandes quantités.

CE QUE NOUS APPREND L'ÉTIQUETTE

De même que dans de nombreux pays, le degré d'alcool doit être imprimé sur l'étiquette, je ne vois pas pourquoi, dans le futur, on ne pourrait pas aussi imposer légalement la mention du taux de procyanidines.

Certes, il faut encore définir des critères internationaux car actuellement, les façons de mesurer les procyanidines diffèrent selon les laboratoires, mais je gage qu'un jour ou l'autre, on nous indiquera exactement quels bienfaits nous pourrons attendre d'un verre de tel ou tel vin.

L'effet protecteur de certains polyphénols n'étant pas réservé au seul vin (lire chapitre 4, page 75), des fabricants d'aliments et de boissons du monde entier s'intéressent eux à cette grande famille de molécules et, en tant que scientifique, je prédis que d'ici peu, nous entendrons tous parler des avantages des polyphénols pour la santé. Des aliments fonctionnels et des compléments alimentaires apparaîtront bientôt sur le marché, certains étant potentiellement utiles pour la santé et d'autres non.

L'un de mes objectifs en écrivant ce livre est de vous indiquer la dose quotidienne de procyanidines apportant un bienfait sanitaire optimal : **300 à 500 mg de procyanidines par jour**. Une dose plus importante peut être encore plus bénéfique, mais rappelez-vous qu'elle doit provenir de différentes sources, pas uniquement du vin !

TENEUR DES VINS ROUGES EN PROCYANIDINES : LES FACTEURS-CLÉ

Grosso modo, on peut diviser les facteurs qui influent sur la concentration en procyanidines d'un vin en trois types : l'environnement du vignoble et les pratiques culturales, les cépages, et le travail du vigneron en cave.

Le consommateur peut aussi influer sur la quantité de procyanidines qu'il ingère en choisissant de boire un vin soit dans sa jeunesse, soit après quelques années de garde : en effet, il faut qu'au fil du temps, le taux de procyanidines d'un vin (quel qu'il soit) baisse progressivement.

LE VIGNOBLE

Il existe une interaction complexe entre le type de sol d'un vignoble, la quantité de précipitations (ou d'eau apportée par irrigation), la lumière du soleil et la température. Certains de ces facteurs, qui ne peuvent pas être contrôlés par le viticulteur, expliquent les différences de millésime.

• Les terres infertiles, ou impropres à l'agriculture pour diverses autres raisons, se prêtent souvent idéalement à la culture de la vigne. Parmi les meilleurs vins traditionnels du monde entier, beaucoup proviennent de sols soit argilo-calcaires, soit calcaires et recouverts d'une couche de graviers, soit schisteux, ou bien encore de coteaux rocailleux et escarpés.

• Les vignes d'un certain âge n'ont généralement pas besoin de beaucoup d'eau, car leurs racines plongent profondément dans le sol. L'irrigation permet d'augmenter la quantité de vin produite, mais en contrepartie elle le dilue. Une quantité excessive d'eau due à l'irrigation ou à des pluies importantes à un moment inadéquat entraîne également une production de feuilles importante, ce qui ralentit le mûrissement des raisins.

- Un mûrissement lent a tendance à augmenter la quantité des polyphénols. Dans les régions viticoles historiques au climat frais, la saison de mûrissement, idéalement longue, comprend des journées chaudes à très chaudes et des nuits froides. Dans les régions viticoles plus chaudes, on peut allonger la durée du mûrissement en plantant les vignes en altitude, ou dans des vallées sous influence de brises marines ou de brouillards.
- Deux enzymes, qui jouent un rôle majeur dans la synthèse des polyphénols, augmentent sous l'action des rayons ultra-violets (UV). Aussi les raisins cultivés en altitude, et donc plus fortement exposés aux UV, contiennent-ils potentiellement plus de procyanidines que les raisins de plaine.
- Une exposition accrue des raisins à la lumière solaire directe pendant leur mûrissement stimule également la synthèse des polyphénols. Par contre, celle-ci s'arrête si la température des raisins monte trop. Une chaleur importante fait également baisser le taux d'acidité du jus de raisin. Autrement dit, la gestion du feuillage (à travers différentes techniques de taille et de palissage de la vigne déterminant la quantité de lumière du soleil atteignant les grappes) peut avoir une influence capitale sur la composition polyphénolique du raisin, et par conséquent aussi sur les caractéristiques gustatives du vin.
- La baisse du rendement à travers la « vendange en vert » (au cours de laquelle on coupe des grappes avant qu'elles ne soient mûres) accroît la qualité du raisin resté sur souche, et donne un vin plus concentré.
- Ce sont généralement les vignes dont le rendement est bas qui donnent les meilleurs vins. Le rendement a tendance à baisser naturellement lorsque les ceps atteignent l'âge de 20 à 30 ans. C'est pourquoi certains viticulteurs les arrachent et les remplacent, tandis que d'autres y tiennent au contraire beaucoup et font de leurs « vieilles vignes » (qui peuvent aller jusqu'à cent ans et même plus) un argument de vente.

LES VIEILLES VIGNES

J'ai remarqué que les vins issus de vieilles vignes présentaient souvent un taux plus élevé de procyanidines que des vins provenant de la même cave, mais issus de vignes plus jeunes. J'ignore si cela est dû à une différence qualitative inhérente aux raisins issus de ceps âgés, ou à d'autres techniques viticoles et œnologiques. En effet, les vieilles vignes étant fréquemment utilisées pour élaborer la cuvée prestige d'une cave, il se peut qu'on leur apporte plus de soin à tous les stades de la production.

LE CHOIX DES CÉPAGES

Les cépages ont une grande influence sur le taux de procyanidines d'un vin – mais seulement à condition que les techniques culturales et œnologiques tirent le meilleur parti de leurs qualités. Plus les baies sont petites et plus elles contiennent de pépins, plus elles sont susceptibles de contenir de procyanidines.

D'après mon expérience en la matière, le cépage donnant les vins les plus riches en procyanidines est le Tannat, l'un des cépages traditionnels du Sud-Ouest de la France. Le Cabernet Sauvignon a, lui aussi, de petites baies et une grande quantité de pépins par rapport à la pulpe ; j'ai comparé des vins de Cabernet Sauvignon et de Malbec, cultivés en Argentine dans des conditions similaires, et les Cabernet se sont avérés contenir généralement le plus fort taux de procyanidines. L'influence du cépage prime donc peut-être sur celle d'autres facteurs.

Si le Malbec est moins avantageux que le Cabernet en comparaison directe, j'ai néanmoins obtenu de très bons résultats avec différents vins issus de ce cépage, qu'ils aient été originaires de vignes argentines d'altitude, ou de sa patrie historique qu'est la région de Cahors, dans le sud-ouest de la France.

Les dernières analyses que j'ai effectuées sur une sélection de vins rouges ont été conçues pour creuser certaines pistes que j'ai découvertes en écrivant ce livre. Les vins italiens, par exemple, ont la réputation d'être, avec leur légère amertume et leur bon équilibre entre acidité et tanin, d'excellents compagnons de table. J'ai été entre autres impressionné par le Nebbiolo – l'un des grands cépages du nord-ouest de l'Italie –, le Sangiovese – que l'on retrouve notamment dans le Chianti et dans d'autres vins de Toscane –, et l'Aglianico – un très vieux cépage cultivé dans le sud de l'Italie.

Mais l'influence du vigneron étant de toute première importance (lire ci-après), il est difficile d'énoncer des règles générales sur les cépages.

LA VINIFICATION

Si les différences de concentration en procyanidines des vins rouges dépendent indubitablement du cépage et du contexte cultural, c'est le vigneron – ou l'œnologue – qui possède la clé du produit qui se retrouvera dans la bouteille. En matière de vinification, l'aspect le plus important pour garantir à un vin rouge un taux élevé de procyanidines est le temps de contact entre le liquide (le moût) d'une part, et d'autre part les pellicules et les pépins des grains de raisin (qui forment le marc). Lors de la fermentation, l'extraction des procyanidines des pépins commence quand la concentration d'alcool atteint environ 6 %. Selon la température du moût en fermentation, il peut s'écouler 2 à 3 jours, ou plus, avant que ce processus d'extraction ne démarre. Tandis que les pellicules des grains de raisin flottent à la surface, les pépins tombent au fond de la cuve ; aussi plus ils sont immergés et remués dans le moût en fermentation, plus l'extraction de procyanidines est importante. Mais même si l'on utilise ces techniques, il est fréquent qu'après la fin de la fermentation, on laisse les vins rouges macérer au contact du marc pendant plusieurs jours ou plusieurs semaines, afin d'extraire le maximum de couleur, d'arômes et de tanins. Les vins ayant subi un temps de macération inférieur à sept jours présentent des taux de procyanidines assez faibles, 10 à 14 jours donnent lieu à une concentration correcte, et ce sont les vins dont le temps de contact a duré trois semaines ou plus qui contiennent le plus de procyanidines. Un bon caviste sait quels vins ont été élaborés de cette façon, alors n'hésitez pas à lui poser la question !

PRESCRIPTION MÉDICALE UN PEU SPÉCIALE

Le polyvinylpolypyrrolidone (PVPP) est un produit chimique parfois utilisé pour coller les vins. Il est aussi souvent employé dans la fabrication de comprimés et de compléments alimentaires, auxquels il sert d'excipient inerte (c'est-à-dire chimiquement non réactif) dans lequel on incorpore la substance active. Il est rarement indiqué (pour ne pas dire jamais) ; pourtant, le PVPP se lie si puissamment aux polyphénols que si l'on ingère en même temps qu'une boisson ou un aliment en contenant un comprimé comportant du PVPP, ce dernier empêchera totalement l'absorption des polyphénols comme les procyanidines. Aussi le conseil de ne pas boire d'alcool lorsque l'on prend des médicaments peut-il être compris sous un nouveau jour : les comprimés risquent de neutraliser les effets bénéfiques des polyphénols du vin rouge ! (NB : Ce n'est pas pour autant qu'il faut arrêter de prendre vos médicaments).

Lorsque le vigneron veut obtenir un vin léger, il sépare généralement le moût du marc avant que les procyanidines n'en aient été extraites. En raison de sa faible concentration en tanins et autres polyphénols, ce type de vin est moins charpenté, et n'a pas la même capacité d'évoluer dans le temps vers un produit plus intéressant : il n'est pas fait pour être conservé très longtemps. Et pour le consommateur, il n'est pas particulièrement bénéfique du point de vue de la santé.

COLLAGE ET FILTRATION

Afin de clarifier le vin, de le rendre microbiologiquement stable et de réduire l'âpreté éventuelle des tanins, les vins sont généralement soit collés, soit filtrés, soit les deux. Le collage est un processus traditionnel, et la plupart des vins sont plus ou moins collés : après fermentation, on ajoute au vin de la gélatine, de la colle de poisson, du blanc d'œuf, de la bentonite, ou une substance chimique appelée polyvinylpolypyrrolidone (ou PVPP), avec lesquels on élimine du vin les particules solides microscopiques qui s'y trouvent en suspension. Mais la « colle » adhère aussi à différents polyphénols – dont les procyanidines. Elle tombe ensuite au fond de la cuve, d'où on peut facilement la retirer. La filtration requiert, elle, un certain investissement en équipement, mais c'est une méthode rapide et efficace pour obtenir un vin clair et transparent. Selon qu'un vin est plus ou moins collé ou filtré, et selon les substances mises en œuvre, le taux de procyanidines qu'il contient peut varier considérablement. Un vin finit toujours par se clarifier de lui-même, mais ce procédé naturel est long et exige de considérables précautions lorsqu'on sépare le vin des boues tombées au fond de la cuve.

Choisissez autant que possible des vins non collés et non filtrés que l'on a laissés se clarifier naturellement (ce qui peut entraîner la formation dans le fond de la bouteille d'un léger dépôt, absolument bénin).

LE BON ÂGE POUR BOIRE UN VIN

La durée de conservation d'un vin peut influer sur le taux de procyanidines qu'il contient au moment où vous le buvez. La raison en est que les procyanidines sont des molécules relativement peu stables, qui forment au fil du temps des tanins condensés que l'on voit apparaître sous la forme d'un sédiment brun-rougeâtre dans le fond de la bouteille. Un long temps de garde n'est sans doute pas dans votre intérêt d'un point de vue purement sanitaire, et gustativement, il n'apporte rien non plus à des vins simples destinés à une consommation « de tous les jours ». Les populations connues pour leur longévité ou leur santé exceptionnelle, telles que celles de la Crète, du Sud-Ouest de la France ou de la Sardaigne, buvaient traditionnellement des vins jeunes – c'est-à-dire rarement plus de trois ans après la vendange –, et les tiraient même fréquemment directement du fût, ce qui contribuait sans aucun doute à conférer au vin une teneur élevée en procyanidines.

La diminution du taux de procyanidines est un processus progressif ; si un vin en contient beaucoup au moment où il est achevé, il en conservera encore un taux important au bout de cinq ans. Par contre, après dix ans, les différences risquent d'être plus accentuées, en fonction des conditions de conservation (notamment de la température), et de la structure générale du vin.

À LA RECHERCHE DES VINS RICHES EN PROCYANIDINES

Lorsque j'ai commencé mes recherches sur le vin, j'espérais pouvoir démontrer que les vins bon marché étaient potentiellement aussi bénéfiques pour la santé que les vins chers. Lorsque j'ai compris que c'étaient les longues fermentations et macérations traditionnelles des pépins et des pellicules dans le moût de raisin qui permettaient d'obtenir les vins les plus riche en procyanidines, j'ai pensé que j'allais promouvoir un style de vin que j'avais trouvé décrit sur des étiquettes de vins français comme vinifié à l'ancienne sans compromis.

Néanmoins, plus je déguste et analyse de vins, plus je me rends compte que la situation n'est pas aussi simple : tout n'est pas noir et blanc, et on ne peut pas simplement opposer les Anciens et les Modernes. Beaucoup de vignerons associent à des fermentations et des macérations longues diverses techniques modernes permettant d'améliorer les caractéristiques organoleptiques et la qualité globale de leurs vins, et ceux-ci conservent un taux raisonnable de procyanidines. Je suis persuadé que de tels vins deviendront de plus en plus populaires quand les consommateurs découvriront combien ils accompagnent bien les repas.

MESURER LES POLYPHÉNOLS

Si, actuellement, on n'analyse pas systématiquement les vins par rapport à leur taux de procyanidines, il n'en existe pas moins un test assez simple permettant de mesurer leur teneur totale en polyphénols – ou indice de polyphénols totaux (IPT) –, qui inclut entre autres les tanins, les procyanidines, et les anthocyanes (responsables de la couleur du raisin). De plus en plus de vignerons indiquent l'IPT de leurs vins dans leurs fiches techniques (que l'on peut trouver sur Internet ou dans des revues spécialisées). Généralement, plus l'IPT d'un vin est élevé, plus ce vin contient de procyanidines. Mais pour être honnête avec vous, je me dois de préciser que l'IPT mesure la quantité des polyphénols, et non leur qualité. Certains cépages, comme par exemple la Syrah ou le Malbec, présentent un IPT élevé en raison de leur forte concentration en anthocyanes. Cela ne signifie pas que l'on ne trouve pas de vins de Syrah ou de Malbec ayant un excellent taux de procyanidines, mais mon travail en laboratoire m'a montré que, toutes choses étant égales par ailleurs, c'était le Cabernet Sauvignon qui contenait généralement le plus de procyanidines parmi les cépages dits « internationaux ».

LES VINS ROUGES À RECOMMANDER

Mes recherches ont montré que dans les régions où la longévité est particulièrement élevée, la population buvait quotidiennement des vins rouges beaucoup plus riches en procyanidines que la moyenne. Après analyse, j'ai établi une classification allant de ♥ à ♥♥♥♥♥, suivant laquelle la plupart des vins rouges obtiennent au moins un ♥ (les vins blancs présentent aussi certains bienfaits pour la santé en cela qu'ils augmentent le « bon » cholestérol HDL – lire chapitre 2, page 33 –, aussi le score de ♥ représente-t-il le niveau le plus bas pour les seuls vins rouges). Mais même en concevant ainsi ma grille de classification, il m'est arrivé de trouver des vins n'atteignant pas le niveau pouvant, selon moi, justifier un ♥. Quant au score de ♥♥♥♥♥, il a été obtenu par les meilleurs vins que j'ai pu trouver.

♥ = moyen
♥♥ = prometteur
♥♥♥ = bon
♥♥♥♥ = très bon
♥♥♥♥♥ = excellent

Un verre de 125 ml de vin « excellent » ayant reçu la note ♥♥♥♥♥ contient généralement au moins 120 mg de procyanidines, et souvent plus. Un verre de « bon » vin (♥♥♥) contient entre 60 et 90 mg de procyanidines, un vin « moyen » (♥) 30 à 45 mg. Les scores ♥♥ et ♥♥♥♥ sont des notations intermédiaires – ils reflètent un résultat meilleur que le score inférieur, mais pas assez bon pour atteindre le niveau supérieur.

L'un des grands avantages d'une consommation de vins à forte teneur en procyanidines est qu'on peut en boire moins, tout en obtenant un maximum de bienfaits sanitaires. Un verre de vin ♥♥♥♥ ou deux verres de vin ♥♥♥ contiennent généralement la même quantité de procyanidines que trois ou quatre verres d'un vin standard.

Les meilleurs résultats que j'ai obtenus en laboratoire concernaient des vins de Madiran (plus d'informations page 172). Ces vins possèdent les plus fortes teneurs en procyanidines que j'aie jamais trouvées, en raison du cépage local, le Tannat, ainsi que de fermentations et macérations traditionnellement longues. Ces deux dernières sont importantes où que le vin soit produit ; pour d'autres régions du globe, j'ai également obtenu de bons résultats avec des vins issus de raisins cultivés en altitude, et/ou provenant de vignes vieilles, ou peu productives.

La plupart des vins de marque industriels que l'on trouve dans les bars à vins et les cafés ne correspondant pas aux critères ci-dessus, et montrent à l'analyse des taux de procyanidines très bas. De plus, sans y paraître, ils sont souvent très alcoolisés. Je suis persuadé que les vins qui apportent le plus de bienfaits en termes de santé sont ceux qui sont élaborés pour être bus en accompagnement des repas, et non les « vins de soif » fabriqués soi-disant pour désaltérer (quand on a soif, on boit de l'eau !).

OÙ TROUVER DES INFORMATIONS ?

Les vins les plus riches en procyanidines sont généralement ceux dont les pépins et la peau (ou « pellicule ») sont restés en contact avec le moût durant la fermentation, et parfois après celle-ci, pour une période de macération prolongée. Ce type d'information technique est rarement indiqué sur la bouteille. Dans le futur, l'indication de la teneur en procyanidines deviendra peut-être aussi courante que la mention du degré d'alcool, mais en attendant il vous faut chercher de vous-même ce type d'information. Beaucoup de caves font figurer sur leur site Internet des indications concernant leurs techniques de vinification : pour être sûr de la présence d'un bon taux de procyanidines, recherchez les vins dont le temps de contact a été de 10 jours minimum.

Un bon caviste doit être en mesure de vous informer sur les méthodes d'élaboration des vins qu'il commercialise, alors n'hésitez pas à lui poser des questions.

Au vu des milliers de vins fabriqués chaque année de par le monde, et des nombreuses différences en termes de climat, de conditions culturales, de cépages et d'assemblage, il faudrait un laboratoire dédié pour pouvoir les analyser systématiquement. Un vin d'un millésime donné n'est pas nécessairement comparable au même vin d'un autre millésime. S'il est impossible de vous fournir suffisamment d'exemples pour pouvoir couvrir vos besoins quotidiens, je tente néanmoins dans ce chapitre de vous présenter les types de vin ayant les effets potentiels les plus avantageux pour votre santé, assortis de quelques exemples utiles. Vous trouverez ci-après une liste personnelle de vins que j'ai à la fois analysés et appréciés, et qui ont obtenu un résultat bon à excellent pour leur concentration en procyanidines.

ARGENTINE

Voilà un pays qui jouit de toutes les bonnes conditions – y compris certains vignobles d'altitude –, mais en raison de la profusion de vins argentins « faciles à boire », sa production n'est pas régulière en matière de procyanidines. Le Malbec, l'un des cépages les plus caractéristiques de l'Argentine, est riche en tanins et possède des arômes de prune ; les vins issus de vieux Malbec à petits rendements, vinifiés traditionnellement avec une fermentation et une macération longues, peuvent présenter un score de ♥♥♥ en termes de procyanidines. Mais j'ai analysé il y a peu un Malbec Reserva d'Altos Las Hormigas, dont la fermentation et la macération durent pas moins de quatre semaines : il a obtenu un score de ♥♥♥♥♥. Par contre, un Malbec industriel peut ne pas dépasser ♥ ou ♥♥.

Bodegas Catena Zapata est l'un des domaines les plus connus d'Argentine, et ses vignes poussent à une altitude comprise entre 800 et 1 500 m. Tous les aspects culturaux sont gérés avec soin et les rendements sont faibles. J'ai analysé différents millésimes de Cabernet Sauvignon des gammes Catena et Catena Alta, et leur ai décerné un ♥♥♥ (tendance ♥♥♥♥).

Bodega Norton a été fondée en 1895 et l'un de ses meilleurs vins, Norton Privada, me plait à chaque nouvelle dégustation. C'est un assemblage de Malbec, Cabernet Sauvignon et Merlot, issu de vignes de 50 à 80 ans cultivées à une altitude de 850 à 1100 m. La fermentation de ce vin dure sept jours, et la macération qui s'ensuit 25 à 30 jours supplémentaires. Dans les analyses, ce vin obtient régulièrement ♥♥♥.

AUSTRALIE

Les grandes marques qui ont permis l'explosion des exportations de vin australien sont, dans l'ensemble, assez pauvres en procyanidines. De plus, les critiques ont remarqué que ces vins étaient de plus en plus doux, afin de répondre au goût du marché de masse américain. Mais il existe néanmoins dans ce pays de nombreux vins – particulièrement des Cabernet Sauvignon – produits par des domaines indépendants, qui contiennent de bons taux de procyanidines. Préférez les vins de petits domaines, souvent familiaux, qui sont les plus susceptibles d'appliquer le meilleur des méthodes traditionnelles d'élaboration. Si de plus, la contre-étiquette mentionne des vieilles vignes, des petits rendements, et un long temps de contact (fermentation et macération), c'est encore mieux.

Au sud d'Adélaïde, la région ensoleillée et maritime de McLaren Vale compte de nombreux domaines, anciens ou modernes, grands ou petits, et s'enorgueillit de posséder beaucoup de vieilles vignes peu productives. Dans cette région, l'un de mes producteurs préférés est D'Arenberg : son High Trellis Cabernet Sauvignon obtient un score de ♥♥♥. Plus au sud, la région de Coonawarra est réputée pour ses Cabernet Sauvignon, cultivés sur des sols calcaires recouverts d'une fine couche de terre rouge fertile. L'un des plus grands et des meilleurs producteurs de la région est Wynns, dont le Cabernet Sauvignon ♥♥♥ possède une bonne teneur en procyanidines. La petite cave familiale de Balnaves of Coonawarra produit un Cabernet Sauvignon prometteur (♥♥), qui n'a raté le ♥♥♥ que de peu.

La région de Barossa Valley, elle aussi dans le sud de l'Australie, est également connue pour ses très vieilles vignes peu productives, notamment des Shiraz (le nom australien de la Syrah) et des Grenache ; j'ai été surpris de ne pas y trouver beaucoup de vins riches en procyanidines. Une fois de plus, le Cabernet Sauvignon se distingue des autres cépages. Quant à Fox Gordon, un nouveau domaine à Barossa (son premier millésime date de 2002) mais qui possède de vieux vignobles, son King Louis Cabernet Sauvignon ♥♥♥ présente un fruit intense et une bonne structure.

CHILI

Étant donné le nombre de vieilles vignes existant au Chili, il n'y a pas de raison pour que les vins de ce pays, et notamment les Cabernet Sauvignon ayant bénéficié de fermentations et de macérations longues, n'aient pas des taux de procyanidines élevés. Certes, ils n'atteignent pas les scores des Madiran (lire page 172), mais c'est de toute façon le cas de beaucoup de vins. Parmi les Cabernet Sauvignons ♥♥♥ de référence que j'ai testés, on trouve le Casillero del Diablo de Concha y Toro, le Cabernet Sauvignon Reserve de Cono Sur, Errazuriz, Montes et Montes Alpha, le Cabernet Sauvignon Reserve de Valdivieso, et Veramonte.

FRANCE

BORDELAIS

Il existe des milliers de Châteaux dans le Bordelais, du Cru Classé au vin industriel. Je n'ai pas eu l'occasion de soumettre les Crus Classés à des tests poussés. Néanmoins, en 2007, j'ai pu déguster et analyser des échantillons bruts de fût des millésimes 2005 des Châteaux Kirwan, Rauzan-Gassies (tous deux ♥♥♥♥♥), et Prieuré-Lichine (♥♥♥♥). La question de savoir dans quelle mesure l'élevage d'un vin influe sur sa concentration en procyanidines reste entière, mais en 2008, l'analyse d'un Château Kirwan 1999 a révélé que le vin méritait encore le très bon score de ♥♥♥♥. Ceci indique qu'un vin bien structuré peut avoir à plusieurs titres un bon potentiel de garde. Si l'on se fonde sur les résultats de laboratoire ayant montré que des extractions longues conféraient à de nombreux vins une teneur élevée en procyanidines, il est probable que l'on trouve dans le secteur haut de gamme, où cette technique est la norme, de nombreux vins bénéfiques pour le cœur. Mais j'ai testé et analysé suffisamment de Bordeaux rouges bon marché pour pouvoir affirmer que beaucoup d'entre eux présentent aussi un taux de procyanidines supérieur à la moyenne (entre ♥♥ et ♥♥♥). Il faudrait mener des recherches plus détaillées pour trouver davantage de vins riches en procyanidines comme le Château Montaiguillon, de l'appellation peu prestigieuse Montagne-St-Emilion, qui a obtenu un score de ♥♥♥♥ – et ce pour son 2002, un millésime pourtant difficile.

La plupart des Bordeaux rouges sont élaborés avec des assemblages variables de cépages prometteurs, notamment le Cabernet Sauvignon, le Merlot et le Cabernet Franc, mais les millésimes et les styles de vinification sont sujets à de grandes variations. L'une des raisons pour lesquelles ils n'obtiennent pas globalement de meilleurs scores tient peut-être à ce que les Bordeaux sont souvent clarifiés au blanc d'œuf (lire page 156), procédé qui réduit le taux de procyanidines. J'espère qu'à l'avenir, il sera plus facile d'obtenir cette information. Le Bordelais est une région où il est nécessaire d'être débrouillard pour trouver des informations sur les vins de petits domaines (renseignez-vous sur Internet ou dans un bon guide des vins).

BOURGOGNE

Le Pinot Noir, cépage avec lequel sont élaborés les Bourgogne rouges, n'est généralement pas très riche en procyanidines, mais les vins de Pommard ont la réputation d'être particulièrement tanniques et de se garder longtemps. Le sol de cette zone contient beaucoup de calcaire et d'argile, et l'interaction de ces deux composés explique peut-être la robustesse des vins. En tout cas, les Pommard que j'ai analysés ont obtenu des scores de ♥♥♥ à ♥♥♥♥♥.

SUD-OUEST

Mes recherches sur la longévité m'ont amené à découvrir les impressionnantes propriétés des vins ♥♥♥♥♥ de Saint Mont et de Madiran, vins issus du cépage Tannat, sur lesquels je reviendrai plus en détail ci-après dans le paragraphe consacré au véritable *French paradox* (lire page 174).

Il est intéressant de noter qu'il y a 20 ans, le professeur Serge Renaud avait déjà relevé que le *French paradox* était davantage perceptible dans le Sud-Ouest de la France que dans les autres régions (lire *Le Régime Santé*, Ed. Odile Jacob). Mais il ne l'avait pas lié aux propriétés protectrices spécifiques des vins locaux. Or, dans cette région, la proportion de vins riches en procyanidines est impressionnante. Comme les vins de Saint Mont et de Madiran, de nombreux vins sont issus du cépage Tannat. Parmi ceux qui méritent d'être recommandés, je citerai les Côtes de Gascogne du Domaine de Pellehaut (Family Réserve) et du Domaine des Cassagnoles (Tannat), tous deux ♥♥♥♥♥. Le Vin Noir des Vignerons du Brulhois, le Peyre Farinière de la Cave des Vignerons du Quercy et l'Omenaldi de la Cave D'Irouléguy sont tous trois des vins bien structurés qui ont obtenu un score de ♥♥♥♥♥.

Les vins de Cahors, traditionnellement connus pour être des « vins noirs » tanniques accompagnant très bien les repas sont principalement issus de Malbec (ou Auxerrois) et peuvent, lorsqu'ils ont subi une longue macération, être très riches en procyanidines.

Les Cahors Clos Triguedina, Château de Gaudou Cuvée Tradition, Château le Cèdre Cuvée le Cèdre, et Château Haut-Monplaisir Prestige ont tous obtenu le score de ♥♥♥♥.

Un autre vin de Cahors est particulièrement intéressant. Il s'agit du Château Haute Serre Cuvée Géron Dadine, vinifié selon la technique de vinification intégrale en barrique. Celle-ci permet un taux d'extraction élevé des procyanidines, le raisin étant vinifié et élevé d'un bout à l'autre dans un même fût muni de roulettes, qui permettent de le faire tourner sur lui-même. Ce vin est fruité, bien charpenté, avec des tanins serrés (♥♥♥♥♥).

Fronton est une autre appellation prometteuse en matière de procyanidines. Ses vins sont principalement issus du cépage Négrette (qui, comme son nom l'indique, possède une peau très noire) et ce cépage, que l'on rencontre rarement ailleurs que dans cette appellation, peut produire des vins exceptionnels comme le Château Montauriol Tradition et le Mons Aureolus (tous deux ♥♥♥♥♥).

Les vins des Châteaux Baudaire (Tradition), La Colombière (Coste Rouge) et Plaisance (Tot ço que cal) sont également remarquables. Ces vins, issus de Négrette à au moins 50 %, obtiennent le score de ♥♥♥♥. Mais le vin le plus extraordinaire qu'il m'ait été donné de déguster dans le Frontonnais est un Domaine de Saint Guilhem (Renaissance). Classé en Vin de Pays du Comté Tolosan, c'était un assemblage de Cabernet Sauvignon, Négrette et Syrah. Il a obtenu non seulement l'excellent score de ♥♥♥♥♥, mais présentait de plus l'un des taux de procyanidines les plus élevés jamais mesurés dans mon laboratoire.

LANGUEDOC-ROUSSILLON

Il est impossible d'énoncer des règles générales concernant cette immense région viticole. Les producteurs soucieux de qualité ont planté du Cabernet Sauvignon et du Merlot aux côtés des parcelles traditionnelles – et parfois très vieilles – de Carignan, Grenache, Syrah et Mourvèdre. J'ai particulièrement apprécié les vins suivants : le Pic St-Loup Domaine de l'Hortus Grande Cuvée (♥♥♥) ; les Côtes du Roussillon-Villages du Domaine des Chênes (Le Mascarou, ♥♥♥), des Vignerons Catalans (Cuvée Extrême ♥♥♥) et des Maîtres Vignerons de Tautavel (♥♥♥) ; le Corbières Boutenac Domaine de Villemajou de Gérard Bertrand (♥♥♥) ; les Minervois La Mère Grand du Vignoble du Loup Blanc (♥♥♥♥♥), et Lo Cagarol du Domaine Tour Trencavel (♥♥♥♥), ainsi que, en Cru Minervois la Livinière, le Domaine La Rouviole (♥♥♥♥), la Cuvée Gaïa de la Cave des Trois Blasons (♥♥♥♥) et le Château Laville Bertrou de Gérard Bertrand ♥♥♥.

L'un des vins les plus réputés du Sud de la France est le tannique mais volumineux Mas de Daumas Gassac, issu principalement de Cabernet Sauvignon. Il est intéressant de noter que l'impressionnant millésime 2003 a obtenu le score excellent de ♥♥♥♥♥ tandis que le 2004, plus léger, n'a pas dépassé ♥♥♥.

RHÔNE

La Vallée du Rhône se divise en deux zones distinctes : une zone septentrionale relativement fraîche, où les vins rouges sont élaborés à 100 % avec de la Syrah, et une zone méridionale plus chaude, où la Syrah est assemblée au Grenache et à d'autres cépages pour produire les Châteauneuf-du-Pape, Côtes du Rhône, etc.

Tous accompagnent parfaitement les repas. De la Cave de Tain, dans la partie septentrionale, j'ai apprécié le Cornas Arènes Sauvages (♥♥♥♥) et l'Hermitage (♥♥♥) ; ces bons scores sont peut-être dus à l'association de divers facteurs – le sol (du sable granitique), de vieilles vignes, des petits rendements, et de longues macérations.

Les cépages traditionnels sont souvent considérés comme démodés parce que les vins auxquels ils donnent naissance ont des caractéristiques trop éloignées de celles des vins issus de cépages plus répandus, comme par exemple le Cabernet Sauvignon, qui est le premier cépage à travers le monde. Les cépages anciens sont ainsi souvent délaissés car ils ne « rentrent pas dans le moule » des vins de masse produits pour plaire au plus grand nombre. Or, j'ai constaté que ces cépages pouvaient potentiellement produire des vins très riches en procyanidines.

En marge de la Vallée du Rhône, j'ai découvert parmi d'autres produits intéressants, la Mondeuse, un cépage ancien et très rare, cultivé en Savoie. Ce cépage donne des vins à la robe rouge violacée, charpentés, avec des notes de poivre. J'ai été impressionné par le Domaine de Vens-le-Haut situé au-dessus de la bourgade de Seyssel, en Haute-Savoie, qui a toujours obtenu le score de ♥♥♥♥♥ à l'analyse.

Dans la partie méridionale, les vins issus de vieilles vignes de Grenache ont donné des résultats irréguliers. À l'inverse, des Côtes du Rhône rouges bon marché ont montré des teneurs intéressantes en procyanidines ; c'est le cas des Domaines Chapoton (♥♥♥) et Ferraton (♥♥♥).

ITALIE

PIÉMONT

Le cépage le plus fameux de la région est le Nebbiolo, un raisin très acide et très tannique, dont le nom vient du mot italien *nebbia* (« brouillard ») parce qu'il mûrit tard dans l'automne. Le Barolo et le Barbaresco sont les appellations les plus connues du Piémont. Généralement composés à 100 % de Nebbiolo, ces vins sont issus de macérations longues pouvant durer 3 à 4 semaines. Certains des vins élaborés de façon plus moderne fermentent en cuve rotative, ce qui permet une meilleure extraction, et donc un temps de macération plus court. Parmi les Nebbiolo auxquels j'ai accordé les meilleurs scores, on trouve le Barolo Ciabot-Berton (♥♥♥♥), les Barolo Vigna Bricco Gattera et Vigna Enrico VI de Cordero di Montezemolo (tous deux ♥♥♥♥), le Langhe Nebbiolo de De Forville (♥♥♥♥), le Barolo Brunate de Marcarini (♥♥♥♥), le Barolo Rocche di Castiglione d'Oddero (♥♥♥♥), le Barolo Rocche d'Aurelio Settimo (♥♥♥♥) et le Barolo de Pio Cesare (♥♥♥). Mais le Nebbiolo n'est pas le seul cépage intéressant de la région, et j'ai également été impressionné, parmi les Dolcetto et les Barbera, par le Dolcetto di Dogliani de Poderi Luigi Einaudi (♥♥♥♥), le Dolcetto d'Alba de Vajra (♥♥♥), et le Barbera d'Asti Terre Caude de Ca' del Matt (♥♥♥).

VÉNÉTIE

Cette région est surtout connue pour ses Valpolicella légers, mais j'aimerais attirer votre attention sur un producteur exceptionnel, Allegrini, et ses vins Palazzo della Torre (♥♥♥♥) et La Grola (♥♥♥).

TOSCANE

Le Sangiovese toscan, cépage principal du Chianti, est aussi le cépage le plus répandu en Italie. Mais il existe tant de style de vinification, de clones – et de noms – différents de ce cépage, qu'il est quasi impossible d'énoncer un avis général à son propos. En tout cas, j'ai dégusté divers bons vins de Sangiovese, parmi lesquels le Vino Nobile di Montepulciano d'Avignonesi (♥♥♥), le Chianti Classico d'Isole e Olena (♥♥♥), le Chianti de Cantine Leonardo da Vinci (♥♥♥), et le Chianti Classico Riserva d'Il Colombaio di Cencio (♥♥♥). Le Morellino di Scansano, l'un des avatars du Sangiovese, s'est montré excellent, avec des scores de ♥♥♥♥ pour Le Pupille et Lohsa.

J'ai également été agréablement surpris par Il Bosco de Luigi D'Alessandro, un vin de Syrah toscan qui a obtenu ♥♥♥, et par Poggio Bestiale (♥♥♥♥), un assemblage de Cabernet Sauvignon, Merlot et Cabernet Franc, élaboré dans le style bordelais par Fattoria di Magliano dans la région de la Maremme, sur la côte méridionale de la Toscane.

OMBRIE

Si cette région voisine de la Toscane produit des vins à base de Sangiovese ainsi que des rouges de style « international » (Villa Fidelia, un assemblage Merlot-Cabernet de Sportoletti, a obtenu un score de ♥♥♥), sa spécialité est le cépage tannique Sagrantino. Le Sagrantino di Montefalco Collepiano d'Arnaldo Caprai (♥♥♥♥♥) est non seulement riche et puissant, mais il présente également un des taux les plus élevés en procyanidines que j'aie jamais mesurés. C'est le roi des vins italiens ! Parmi d'autres vins exceptionnels, citons le Caprai 25 Anni, et le Montefalco Sagrantino de Còlpetrone, qui ont tous deux une teneur en procyanidines substantiellement plus élevée que celle d'autres vins ♥♥♥♥♥. Je qualifie également d'excellents les Montefalco Sagrantino d'Azienda Agraria Scacciadiavoli, de Rocca Di Fabbri, de Perticaia, de Ruggeri, et de Tabarrini (♥♥♥♥♥ pour tous). La cave Caprai produit non seulement le meilleur Sagrantino di Montefalco, mais aussi deux autres vins, intenses et bien structurés, qui reflètent à la fois leur terroir et l'excellent travail œnologique auxquels ils sont dus : Contemporare (une sélection de Sangiovese) et Rosso Outsider (un assemblage 50-50 de Cabernet et de Merlot), qui ont tous deux obtenu un score de ♥♥♥♥♥. Montefalco produit un vin de qualité moindre, le Rosso, composé en grande partie de Sangiovese avec un petit pourcentage de Sagrantino (généralement 15 %), et un peu de Merlot ou de Cabernet Sauvignon. Lors de mes dégustations et de mes analyses, c'est le Montefalco Rosso de Còlpetrone (♥♥♥♥♥) qui a obtenu le meilleur résultat.

SUD DE L'ITALIE

Le très ancien cépage tardif Aglianico conserve une bonne acidité malgré la chaleur du climat de cette région. Parmi tous ceux que j'ai goûtés, ce sont le Contado Aglianico de Di Majo Norante (♥♥♥♥) et l'Aglianico Beneventano de Vesevo (♥♥♥♥) qui se sont avérés les meilleurs.

SICILE

Le grand cépage de la Sicile est un raisin foncé et extrêmement acide, le Nero d'Avola qui, bien travaillé, peut produire des vins à la fois délicieux et bons pour la santé. Il est fréquemment assemblé à d'autres cépages, par exemple la Syrah dans l'Alire de Fatascià (♥♥♥♥), ou le Cabernet Sauvignon et le Merlot chez Ceuso (♥♥♥♥).

SARDAIGNE

Cette île est à l'origine d'une grande partie de mes recherches sur la longévité, car il y vit un nombre exceptionnel de centenaires. La Cantina del Mandrolisai, qui cultive des cépages locaux en altitude, produit un vin traditionnel riche en procyanidines, le Rosso Superiore del Mandrolisai (♥♥♥♥♥), ainsi qu'une cuvée plus récente, le Kent'annos (qui signifie « cent ans »), qui a obtenu ♥♥♥♥. De nombreux autres vins de Sardaigne ont eu un résultat de ♥♥♥.

PORTUGAL

Les coteaux de granit escarpés de la vallée du Douro, dans le nord du Portugal, produisent des vins rouges en constante amélioration qualitative, idéaux pour accompagner les mets consistants. Ce sont des assemblages issus de différents cépages, dont le plus prometteur est le Touriga Nacional. Récemment, j'ai pu en apprécier un de la Quinta do Crasto (♥♥♥) et un de la Quinta de Fafide (♥♥♥♥).

ESPAGNE

Le Rioja, l'un des vins rouges les plus célèbres d'Espagne, peut provenir d'une zone tellement vaste, et être élaboré dans tant de styles différents, qu'il m'a été difficile de tirer des conclusions de mes dégustations et de mes analyses. Les vins industriels d'entrée de gamme sont les moins susceptibles d'être bénéfiques, ainsi que les Gran Reserva, qui sont élevés durant de longues années et perdent ainsi une grande partie de leurs procyanidines. L'un de mes derniers favoris est élaboré par un producteur très en vue, Telmo Rodriguez, qui affectionne les vieilles vignes ; ce vin a obtenu un score de ♥♥♥. De même que les Rioja, les vins rouge sombre de Ribera del Duero sont souvent issus en grande partie de Tempranillo, parfois assemblé à du Cabernet

Sauvignon et du Merlot. J'ai été agréablement surpris par le Ribera del Duero Reserva vendu sous l'étiquette Altos de Tamaron, qui a obtenu un score de ♥♥♥♥.

URUGUAY

L'Uruguay est l'un des rares endroits au monde, en dehors du sud-ouest de la France, où l'on cultive beaucoup de Tannat, cépage riche en procyanidines, qui a été introduit dans le pays par un Français originaire du Pays basque. Mais les Tannat uruguayens sont apparemment élaborés dans un style assez léger, et peu d'entre eux peuvent se mesurer au Madiran pour la teneur en procyanidines. J'ai néanmoins trouvé une exception, le Catamayor Tannat (♥♥♥♥) de Bodegas Castillo Viejo.

ÉTATS-UNIS

La production vitivinicole est concentrée dans les États de la Côte pacifique. On y cultive du raisin partout où les conditions climatiques – et les prix du foncier – le permettent, et il est certain que les facteurs géographiques et environnementaux ont un impact important sur la qualité globale des vins, comme sur leur taux de procyanidines. L'une des pratiques que je considère comme étant contre-productives mais qui sont, hélas, de plus en plus répandues, est le fait de laisser les raisins surmûrir sur pied afin d'obtenir des vins plus souples et plus ronds. Les raisins surmûris contiennent moins de procyanidines, tandis qu'en raison de leur concentration accrue en sucres, le taux d'alcool du produit fini est plus élevé, dépassant parfois les 16°, deux raisons qui font des vins élaborés de cette façon des produits peu recommandables. En revanche, les entreprises viticoles états-uniennes fournissent aux consommateurs des informations détaillées : pensez à consulter les fiches techniques ou les remarques du producteur, qui vous apprendront si le moût a été au contact du marc (fermentation et macération) pendant au moins 10 à 14 jours, et privilégiez les vins décrits comme ayant des tannins solides.

CALIFORNIE

Les meilleurs résultats proviennent du Cabernet Sauvignon, le cépage des rouges californiens classiques, avec un score de ♥♥♥♥ pour le Napa Valley Reserve de Robert Mondavi et de ♥♥♥ pour les Cabernet Napa Valley et Private Selection, également de Mondavi. Parmi les autres Cabernet ♥♥♥, on trouve Franciscan Oakville Estate, Hess Select, et Mount Veeder Winery. Il existe des vins prometteurs (♥♥) dans tous les segments du marché, de Ridge Monte Bello (dont le prix est l'un des plus élevés) au Gallo Turning Leaf (très bon marché) en passant par Beringer (situé quelque part entre les deux). Mais les vins les plus exceptionnels sont ceux de Hess Collection. Leurs Mount Veeder Cabernet Sauvignon et Mountain Cuvee (un assemblage de Cabernet Sauvignon, Merlot, Malbec et Syrah) ont tous deux obtenu un score de ♥♥♥♥♥. La maturation tardive des raisins due à l'altitude, ainsi que l'influence des sols argileux et volcaniques, donnent des vins merveilleusement structurés, avec des tanins bien intégrés. Pour tout dire, le Mount Veeder Cabernet Sauvignon 2004 est le meilleur vin californien que j'aie jamais dégusté – et sa teneur en procyanidines dépasse largement celle de tous les autres candidats !

ÉTAT DE WASHINGTON

Les longues journées et les nuits fraîches de l'été en Columbia Valley, où sont cultivés la plupart des raisins de l'État, donnent naissance à des vins très colorés aux arômes intenses. J'ai accordé les meilleurs scores à deux assemblages de style bordelais venant de Matthews Cellars, le Red (♥♥♥♥♥) et le Claret (♥♥♥♥). Le Cabernet Sauvignon de Gordon Brothers ainsi que trois Cabernet de Woodward Canyon – Nelms Road, Old Vines et Artist Series

– ont également obtenu un score de ♥♥♥♥. J'ai aussi apprécié les Cabernet ♥♥♥ d'Amavi, Chateau Sainte Michelle, Columbia Crest (Grand Estates), L'Ecole No 41, et Pepper Bridge. Pendulum Red, un assemblage de huit cépages, a lui aussi obtenu ♥♥♥.

LE VÉRITABLE *FRENCH PARADOX* EST DANS LE PRÉ

Le *French paradox* – c'est-à-dire la faible incidence de maladies cardiovasculaires en France malgré une forte consommation de graisses saturées – intrigue les buveurs de vin depuis que le phénomène a été rendu public. La question que je me suis posée était de savoir si les vins français étaient tous bons pour le cœur, ou si l'effet était réservé à certaines régions de France. Comme je l'ai évoqué au chapitre 6 (page 113), mes recherches m'ont amené à analyser les vins du département du Gers, dans le sud-ouest de la France, car si le *French paradox* existait réellement, c'était là sa patrie. En effet, le Gers compte deux fois plus d'hommes âgés de 90 ans ou plus que la moyenne nationale. Si c'était le vin rouge qui les préservait, alors les vins de cette région devaient être particulièrement bénéfiques.

Comme je suis de nature assez sceptique, j'ai été très surpris de découvrir que cela semblait bel et bien être le cas. En effet, ces vins sont les plus riches en procyanidines que j'aie jamais analysés. L'explication semble résider en grande partie dans le cépage Tannat, très répandu dans ce département. Selon le décret d'appellation, le Madiran doit contenir au moins 40 % de Tannat, en assemblage avec du Cabernet Sauvignon, du Cabernet Franc et/ou du Fer Servadou (ou Pinenc), mais il n'est pas rare de trouver des Madiran issus à 100 % de Tannat. Le Tannat est également présent dans d'autres AOC du sud-ouest de la France : Saint Mont (60 % de Tannat minimum), Béarn, Irouléguy, Tursan et, dans une proportion moindre, Côtes du Brulhois. Si j'ai choisi de me concentrer sur le Madiran et les vins rouges de Saint Mont, c'est en raison d'une part de leur forte teneur en procyanidines, et d'autre part d'un certain nombre de producteurs dynamiques et soucieux de qualité, qui améliorent constamment le niveau de ces deux appellations.

LE MADIRAN HISTORIQUE

La réputation de ces vins ne s'est pas encore largement répandue. Même en France, beaucoup de gens croient que le Madiran n'est rien de mieux qu'un vin au charme rustique et aux tanins grossiers, qui se marie bien avec la cuisine de la région. Comme ils se trompent ! Sauf sur le point de l'accompagnement des repas : ces vins sont en effet particulièrement bons à boire à table, que ce soit avec un steak saignant ou une solide soupe de légumes.

L'aire d'appellation de Madiran n'est pas très éloignée des Pyrénées, qui sont d'ailleurs visibles par temps clair. Presque chaque année, la région connaît un été indien qui dure environ jusqu'à la mi-octobre, ce qui explique pourquoi le cépage tardif qu'est le Tannat s'y épanouit si bien.

Au XIIe siècle, des moines bénédictins fondèrent une abbaye à Madiran, et la réputation du vin fut portée loin de là par des pèlerins en route vers Saint-Jacques-de-Compostelle. Mais on ignore à quel moment exact le Tannat devint le cépage principal du Madiranais. Au XIXe siècle, la région fut dévastée par le phylloxéra, et l'on ne doit la survie des cépages locaux qu'aux efforts de vignerons enthousiastes.

LES SAINT MONT ET MADIRAN MODERNES

Généralement, les vins de Saint Mont et Madiran subissent au moins trois semaines de fermentation et de macération, ce qui permet une bonne extraction des polyphénols – notamment des procyanidines. Le Tannat est si riche en anthocyanes que les vins ont généralement une robe d'un rouge-violacé profond, tirant même parfois vers le noir. Jeunes, les Saint Mont et les Madiran sont fruités, avec des notes de framboise et de cassis. Avec le temps, ils peuvent développer des arômes d'épices. Ce sont des vins corsés, intenses, complexes, généralement bien structurés, avec des tanins longs et une bonne acidité. Malgré leur concentration en tanins, il est rare qu'il s'y forme plus qu'un dépôt très léger, même au bout de quelques années de garde. Ces vins mûrissent avec grâce pour devenir de délicieux nectars, tout en continuant à offrir à ceux qui les boivent une quantité de procyanidines supérieure à la moyenne.

Aujourd'hui, les Saint Mont et Madiran évoluent et s'améliorent constamment. À ce sujet, Patrick Ducournau (dont les vins sont commercialisés sous le nom de Domaine Mouréou et La Chapelle Lenclos) a eu sur ces appellations une influence considérable en concevant le procédé de la « micro-oxygénation » (aussi appelée « micro-bullage »). Cette technique consiste à introduire, à différents stades du processus d'élaboration, d'infimes quantités d'oxygène dans le vin pour lui conférer une structure équilibrée et assouplir l'âpreté de ses tanins. Aujourd'hui, elle est largement utilisée non seulement dans le Saint Montais et le Madiranais, mais aussi dans le Bordelais, et dans d'autres pays producteurs de vin. Des recherches sur les réactions chimiques induites par la micro-oxygénation sont encore en cours dans des laboratoires spécialisés. Il ne semble pas y avoir de différence notable en termes de procyanidines entre des vins élaborés « à l'ancienne » et des vins « micro-bullés », même si ces derniers sont beaucoup plus souples que les « anciens ».

LES VIGNERONS DE MADIRAN AU XXIE SIÈCLE

Mes Madiran préférés sont la Cuvée Charles de Batz (le vrai nom de d'Artagnan) du Domaine Berthoumieu, et la Chapelle Lenclos du Domaine Mouréou. Ces deux producteurs sont membres de l'Altema, un regroupement de vignerons indépendants du Madiranais. Lorsque j'ai visité la région en septembre 2005, j'ai passé une agréable journée de dégustation aux portes ouvertes de l'Altema. Je n'ai pas pu analyser tous les vins dégustés (l'Altema compte vingt membres, et certains produisent plus d'une cuvée), mais je pense qu'ils obtiendraient tous un score de ♥♥♥♥ ou ♥♥♥♥♥ pour la plupart de leurs millésimes. 2003 fait peut-être exception, les raisins ayant mûri plus vite en raison de la canicule de cet été-là, et les vins contenant en conséquence moins d'acidité et des tanins plus ronds que les millésimes plus typiques de l'appellation. Parmi les vins que j'ai particulièrement appréciés et qui ont obtenu les meilleurs scores à l'analyse, il faut citer le Château d'Aydie (♥♥♥♥♥), le Domaine Dou Bernès (♥♥♥♥♥), le Domaine Berthoumieu (Haute Tradition : ♥♥♥♥ ; Cuvée Charles De Batz : ♥♥♥♥♥), le Clos Basté (♥♥♥♥♥), le Domaine Capmartin (Cuvée du Couvent et Vieilles Vignes : tous deux ♥♥♥♥♥), le Domaine du Crampilh Vieilles Vignes (♥♥♥♥♥), le Domaine Labranche-Laffont (♥♥♥♥♥), le Domaine Laougué (♥♥♥♥♥), le Domaine Mouréou (Domaine Mouréou et Chapelle Lenclos : ♥♥♥♥♥), le Cru du Paradis (♥♥♥♥♥) et le Château de Viella Prestige (♥♥♥♥♥).

Plus récemment, j'ai découvert Erigone et Hécate, deux vins exceptionnels du Domasine Laffont (tous deux ♥♥♥♥♥), ainsi qu'un certain nombre d'autres très bons vins : Château Barrejat Cuvée de L'Extrême, Domaine des Bories Vieilles Vignes, Domaine Damiens Cuvée Saint Jean, Clos Fardet, Domaine D'Héchac Le Marquis, Domaine du Moulié Cuvée Chiffre, et Château Peyros Greenwich (tous ♥♥♥♥♥).

Dans les années 1980 et 1990, Alain Brumont a beaucoup fait pour améliorer l'image du Madiran, et il jouit aujourd'hui d'une réputation méritée de vigneron attentif aux détails, de la vigne à l'embouteillage. Ses Madiran les plus célèbres sont les Châteaux Montus et Bouscassé. La cuvée standard du Château Montus, un assemblage de 80 % de Tannat et 20 % de Cabernet Sauvignon, a obtenu ♥♥♥♥♥ à l'analyse, et le Château Bouscassé Vieilles Vignes (100 % Tannat, non collé, non filtré) le score de ♥♥♥♥.

LES VIGNERONS DE SAINT MONT AU XXIᴱ SIÈCLE

La cave coopérative Producteurs Plaimont, délibérément orientée vers la qualité, produit une gamme de Saint Mont, Madiran et Vins de Pays, en rouge comme en blanc. Son ancien Directeur Général, André Dubosc, a su unir les membres de cette coopérative pour former un groupe bien organisé de producteurs déterminés à tirer le meilleur parti des cépages de leur région. Les rendements des vignes dont les raisins servent à produire les Saint Mont et Madiran sont maintenus bas, pour conférer aux vins des arômes plus concentrés. Les vendanges manuelles (obligatoires pour les vins de Saint Mont) impliquent que seuls les plus beaux raisins sont utilisés. En cave, on associe des techniques modernes comme le micro-bullage aux principales caractéristiques des méthodes traditionnelles – comme les macérations longues –, afin d'obtenir des vins associant une grande qualité et le caractère authentique de la région.

Voici pour finir certains des meilleurs vins des Producteurs Plaimont que j'ai analysés. Les Madiran obtiennent tous ♥♥♥♥ ou ♥♥♥♥♥ pour la plupart des millésimes, avec des taux de procyanidines commençant à baisser légèrement six ou sept ans après la récolte. Le Château Viella Village est à conseiller aux néophytes, car il est un peu plus léger que la plupart des autres Madiran ; il est composé à 50 % de Tannat et à 50 % de Cabernet Sauvignon. Le Plénitude (80 % Tannat, 20 % Cabernet Franc et/ou Cabernet Sauvignon) est également d'un abord très facile. Le Château de Crouseilles et le Château d'Arricau-Bordes (deux assemblages de 80 % de Tannat et 20 % de Cabernet Franc) sont des vins de très grande qualité.

Quant aux Saint Mont des Producteurs Plaimont : Château de Sabazan, Château Saint-Go, Château du Bascou, Le Monastère, Le Faîte de Saint Mont, ils ont tous obtenu un score de ♥♥♥♥ ou ♥♥♥♥♥.

CHAPITRE 8

DU VIN : OUI, MAIS AVEC MODÉRATION !

LES TERRIBLES MÉFAITS DE L'ALCOOLISME ET LES PHÉNOMÈNES d'hyperalcoolisation sont invariablement beaucoup plus médiatisés que les bonnes nouvelles sur les bénéfices du vin pour la santé. Tandis que les gouvernements tentent de contrôler les plus mauvaises habitudes de leurs concitoyens en matière d'alcool, est-il sensé pour un professionnel de la santé de conseiller aux gens de boire du vin tous les jours ? Attention : je ne défends en aucun cas une consommation effrénée. **Je recommande de boire modérément des vins présentant une concentration élevée en procyanidines, et je conseille de les boire à table**. Si l'on suit ces conseils, le fait de boire du vin devrait apporter des avantages sanitaires plus importants que de ne pas en boire du tout. Mais, afin que personne ne se sente contraint à boire du vin tous les jours, j'ai également analysé différents aliments et boissons non alcoolisées riches en polyphénols, qui sont présentés au chapitre 4.

COMMENT « BIEN » BOIRE

L'Organisation mondiale de la santé a rapporté récemment que lorsque l'on évaluait les méfaits de l'alcool d'après son impact sanitaire global (maladies, infirmités, décès), leur niveau atteignait presque celui du tabac. (Bien que l'obésité cause plus de décès que l'alcool, son impact sanitaire est considéré comme moindre en raison du fait qu'on lui attribue peu de cas d'infirmité.) Cela augmente les craintes que les boissons alcoolisées soient toutes mises dans le même sac et qu'on leur appose une étiquette du type « boisson voyou ». La dernière chose que souhaitent les buveurs de vin est l'instauration de contraintes limitatives envers les produits contenant de l'alcool, car dans ce cas de figure, le lobby anti-alcool ne ferait aucune différence entre les consommateurs de vin d'une part, et de prémix (boissons alcoolisées sucrées) ou de bières d'autre part.

Les études résumées au chapitre 2 ont clairement montré que les buveurs de vin avaient généralement un régime alimentaire et un mode de vie plus sains que les buveurs de bière ou de spiritueux. Tant que le vin est considéré comme étant bénéfique pour la santé, il risque moins de devenir la cible des fonctionnaires de la santé publique. Mais il est important que les buveurs de vin reconnaissent la nécessité d'une consommation modérée dans le cadre d'un mode de vie sain : traditionnellement, cela signifie que le vin se boit principalement au cours des repas.

BOIRE PENDANT LES REPAS

Boire du vin en mangeant atténue généralement les effets de l'alcool. D'abord, les convives se partagent fréquemment la bouteille. De plus, lorsque le vin a été choisi pour accompagner un plat particulier, il peut être inapproprié de continuer à le boire une fois ce plat terminé. Mais ce qui est sans doute encore plus important, c'est que la nourriture ralentit l'absorption de l'alcool. La concentration d'alcool dans le sang sera donc plus basse lorsque le vin est consommé en mangeant que lorsque la même quantité est bue à jeun. Enfin, si l'on mange lentement, la consommation du vin peut s'étendre sur une heure ou plus, ce qui permet au corps de métaboliser une bonne partie de l'alcool avant la fin du repas. Afin que votre consommation d'alcool ne dépasse pas un niveau raisonnable, ayez la main légère sur les apéritifs et oubliez les digestifs.

LA CONSOMMATION « CONVIVIALE »

Aujourd'hui, le style de nombreux vins rouges les rend faciles à boire en dehors des repas. Mais ces vins n'offrent pas les mêmes bénéfices santé que des vins tanniques élaborés de façon traditionnelle. De plus, il n'est pas raisonnable de boire de grandes quantités de vin en pensant que cela ne présente aucune risque pour la santé. Quel que soit le plaisir que l'on a à boire une bouteille en bonne compagnie, il est facile de consommer un verre de trop. Quelques verres peuvent rapidement nous amener à négliger imprudemment les principes de modération. Il est important de connaître ses limites ! Selon sa taille, son poids, son sexe, son âge, ses antécédents médicaux et sa capacité à métaboliser l'alcool, les limites d'un individu en matière de consommation d'alcool peuvent être très différentes de celles d'autres personnes de son entourage. Il est donc très difficile d'énoncer des généralités sur ce que sont des limites responsables. Les organismes de santé publient des conseils divers. Vous trouverez ci-après quelques-unes des recommandations courantes.

QU'EST-CE QU'UNE CONSOMMATION D'ALCOOL SANS RISQUE ?

Pour comprendre le « langage de la consommation modérée », il est important de savoir au préalable ce que l'on entend par un « verre » et une « unité d'alcool ». En matière de consommation d'alcool, les définitions de ce qui est sain (c'est-à-dire non susceptible de nuire à la santé) diffèrent selon les pays. Mais une chose est sûre : toute personne ayant l'intention de conduire un véhicule ou d'utiliser une machine devrait s'abstenir complètement de boire.

La consommation d'alcool est généralement évaluée en unités d'alcool. Une unité d'alcool équivaut en France à 10 g d'alcool pur. Un verre standard (ou un « demi ») de 25 cl de bière à 5 ° représente par exemple une unité d'alcool. Un petit verre de vin (12,5 cl) à 12 ° représente 1,5 unité. Mais de nos jours, il est fréquent de se voir proposer des verres de 17,5 cl contenant un vin qui titre 14 ° – un tel verre correspond alors à 2,5 unités d'alcool. Les autorités de santé françaises conseillent aux hommes de ne pas dépasser 3 unités d'alcool en moyenne par jour, et aux femmes 2 unités. Cela représente environ trois petits verres pour un homme (soit une demi-bouteille maximum) et 2 petits verres pour une femme. Si vous buvez « à la française » – c'est-à-dire un petit verre d'un vin modérément alcoolisé (disons 12,5 °) au cours du déjeuner, et le reste de la quantité autorisée avec votre dîner – vous devriez normalement rester dans les limites d'une consommation sans risque.

Aux États-Unis, une unité standard correspond à 14 g d'alcool pur, soit un verre de vin de 15 cl, un verre de bière d'environ 35 cl, ou un verre de 4,5 cl d'alcool fort. La quantité « saine » y est établie à 2 verres par jour pour un homme et 1 verre pour une femme, ce qui est légèrement inférieur aux quantités maximum conseillées en France.

En fait, les recommandations pour une consommation d'alcool sans risque sont très proches dans de nombreux pays. En France et au Danemark, de vastes études ont montré que des quantités d'alcool égales ou même légèrement supérieures à celles que je viens d'indiquer n'avaient pas d'effet nocif sur la santé. Mais en France, en Italie, et dans les autres pays producteurs du sud de l'Europe, le vin est généralement bu pendant les repas, à midi comme le soir. La concentration d'alcool dans le sang des consommateurs qui respectent les recommandations de modération atteint donc rarement des niveaux dangereux. Il est important de garder cela à l'esprit lorsque l'on lit des études sur les liens existant dans ces pays entre la consommation de vin et la mortalité due aux maladies cardiovasculaires ou à d'autres causes. La quantité totale de vin consommée en un jour sans entraîner de préjudice peut paraître élevée, mais cela ne signifie pas que l'on puisse boire avec profit la même quantité à jeun.

Il est arrivé que l'on me dise en plaisantant : « J'ai suivi vos conseils et je bois maintenant deux verres de vin par jour, mais je me réveille désormais tous les matins avec la gueule de bois ! » La plaisanterie, c'est que ces personnes ont ajouté les deux verres de vin à ce qu'elles buvaient déjà par ailleurs (bière, anisettes, etc.). Pour éviter toute confusion, je souligne que ce qui importe, c'est la consommation d'alcool globale sur une journée. Si vous décidez de commencer à boire du vin, il faut réduire votre consommation d'autres boissons alcoolisées.

Par ailleurs, l'alcool peut avoir des effets dangereux lors de la pratique d'un sport, notamment la natation, la plongée, ou le ski. On a tendance à l'oublier lorsque l'on est en vacances – et cela peut avoir des conséquences tragiques !

CONSOMMATION D'ALCOOL : RECOMMANDATIONS INTERNATIONALES

PAYS	UNE UNITÉ STANDARD (GRAMMES D'ALCOOL)	HOMMES	FEMMES
Australie	10 g	<40 g/jour ou <280 g/semaine	<20 g/jour ou <140 g/semaine
Canada	13,6 g	<2 unités/jour ou <14 unités/semaine	<2 unités/jour ou <9 unités/semaine
Danemark	12 g	<21 unités/semaine	<14 unités/semaine
France	8 g	<20 g/jour	<20 g/jour
Pays-Bas	9,9 g	<3 unités/jour	<2 unités/jour
Royaume-Uni	8 g	3–4 unités/jour ou <21 unités/semaine	2–3 unités/jour ou <14 unités/semaine
États-Unis	14 g	1–2 unité(s)/jour ou <14 unités/semaine	1 unité/jour ou <7 unités/semaine

Quels que soient les bienfaits du vin sur la santé, certaines personnes ne devraient pas en boire du tout :

• Les femmes enceintes durant les 12 premières semaines de leur grossesse, les femmes qui pensent être enceintes, et celles qui, ne se protégeant pas, peuvent tomber enceintes inopinément. Au Royaume-Uni, on recommande aux femmes enceintes de limiter leur consommation d'alcool à un maximum d'une à deux unités une à deux fois par semaine durant les deux derniers trimestres de la grossesse. En France, il est conseillé de s'abstenir de boire de l'alcool pendant toute la grossesse.

• Toute personne prenant des médicaments susceptibles d'interagir avec l'alcool (qu'ils aient été prescrits par un médecin ou auto-prescrits).

• Toute personne ayant des difficultés à s'en tenir à une consommation modérée, ou ayant des antécédents de consommation excessive d'alcool.

PROTÉGEZ VOTRE CŒUR EN BUVANT RÉGULIÈREMENT UN VERRE DE VIN

Une consommation d'alcool excessive peut endommager les muscles du cœur, et à terme entraîner une défaillance cardiaque. D'un autre côté, la cause la plus fréquente de défaillance cardiaque est l'infarctus du myocarde suite à une maladie coronarienne, et une consommation modérée et régulière d'alcool diminue le nombre d'infarctus. Ceci soulève donc la question suivante : le fait de boire régulièrement et modérément de l'alcool est-il plus susceptible de causer ou de prévenir une défaillance cardiaque ?

L'étude de Framingham est l'une des plus importantes portant sur les facteurs de risque des maladies coronariennes. Lorsqu'elle a débuté en 1948, elle a recruté 5 209 habitants de Framingham, dans le Massachusetts. En 1971, les descendants et les conjoints de ces personnes furent également enrôlés dans l'étude. L'impact de la consommation d'alcool sur l'insuffisance cardiaque a été déterminé par les données collectées jusqu'en 1995. En comparaison avec les abstinents, les hommes consommant modérément de l'alcool (quelle que soit la quantité) présentaient une incidence moindre de défaillances cardiaques. Le même effet n'a pas été retrouvé chez les femmes. Mais en tout état de cause, ni les femmes ni les hommes consommant de l'alcool, quelle qu'en soit la quantité, ne montrèrent un taux de défaillance cardiaque supérieur à celui des abstinents. Comme peu de participants à l'étude buvaient trop d'alcool, il a été difficile d'évaluer le niveau de consommation excessive risquant d'entraîner un problème cardiaque. D'autres recherches ont montré que des lésions n'apparaissaient dans le muscle cardiaque qu'à partir de cinq verres par jour.

Une consommation modérée d'alcool réduit le risque global de contracter une maladie cardiovasculaire. D'après les études menées sur les buveurs de vin, il apparaît qu'un à deux verres par jour apportent les plus grands bénéfices. Beaucoup de personnes semblent croire qu'il est possible de boire modérément pendant quatre jours de la semaine puis d'augmenter sa consommation durant le week-end, et de continuer à en retirer un effet bénéfique. Mais différentes études ont montré que l'hyperalcoolisation réduisait à néant les effets positifs d'une consommation modérée.

Une consommation excessive périodique pendant les vacances, dans des soirées ou lors d'autres occasions festives peut ainsi entraîner une arythmie cardiaque subite, présentant potentiellement un risque mortel. La sensibilité de différents individus étant très variable, il arrive qu'une telle arythmie survienne suite à une consommation d'alcool n'excédant que de peu un niveau modéré (même si c'est assez rare). Si ce genre de phénomène vous arrive, il risque de se reproduire ; aussi faut-il dans ce cas réduire sérieusement les quantités d'alcool que vous consommez, ou même devenir entièrement abstinent(e).

Selon certaines études, il est probable que d'autres facteurs ayant trait à l'alimentation et au mode de vie jouent également un rôle. Par exemple, l'étude CARDIA, menée en Californie, a suivi de jeunes adultes pour définir des facteurs de risque contribuant à l'apparition de maladies coronariennes. L'athérosclérose coronarienne a été mesurée au bout de 15 ans d'investigation, les participants étant alors âgés de 33 à 45 ans. Ceux qui avaient l'habitude de s'enivrer présentaient un taux significativement plus élevé de maladies cardiovasculaires. Mais l'étude n'a pas fourni de plus mauvais résultats pour les consommateurs de vin rouge que pour d'autres buveurs de boissons alcoolisées. En général, plus les participants buvaient d'alcool, plus le risque était élevé de trouver chez eux des preuves de l'existence de maladies cardiovasculaires silencieuses (asymptomatiques). Ceci dit, presque 70 % des participants souffraient de surpoids ou d'obésité ; il est donc probable que d'autres facteurs relevant de la diététique et du mode de vie aient contribué à l'apparition de ces maladies cardiovasculaires prématurées.

À plusieurs titres, cette étude californienne met en lumière les difficultés que l'on rencontre à comparer différents pays ou régions. Tandis qu'on apprend à de nombreux jeunes Européens – Français, Espagnols et Italiens par exemple – à boire du vin rouge dès leur jeunesse, dans d'autres pays la première boisson alcoolisée n'est généralement pas le vin. Si, comme le montrent nos recherches, les procyanidines du vin rouge possèdent d'importantes propriétés protectrices, une consommation modérée de vin est susceptible d'améliorer la fonction des vaisseaux sanguins des buveurs et ce, dès un âge tendre. La conséquence de cela serait un retardement de la formation des lésions athérosclérotiques. Aussi, si une investigation similaire à l'étude californienne CARDIA était menée dans le sud-ouest de la France, elle déboucherait sans doute sur des résultats très différents.

LE VIN, UN CHOIX DE MODE DE VIE

Si au Royaume-Uni, en Australie et dans certains autres pays, les unités d'alcool et d'autres informations santé sont parfois indiquées sur les étiquettes de vin, actuellement ces mentions ne sont obligatoires ni pour les producteurs, ni pour les revendeurs.

Aux États-Unis, la législation exige depuis 1988 que les étiquettes préviennent les consommateurs des effets dommageables de l'alcool. En 1995, l'industrie du vin aux États-Unis a demandé l'autorisation d'apposer sur les étiquettes une allégation stipulant qu'une consommation modérée de boissons alcoolisées pourrait réduire le risque de maladies cardiovasculaires. En 2003, suite à un long processus de consultation, la mention de certains conseils fut autorisée. La décision qui fut finalement prise d'exclure des étiquettes toute allégation sur les bienfaits santé du vin était la seule solution pour le gouvernement, étant donné l'absence d'essais cliniques poussés sur des vins spécifiques, et aussi en raison du fait qu'une quantité modérée pour un individu peut être excessive pour un autre. Il a été en revanche autorisé de mentionner les *Recommandations alimentaires fédérales* (*Federal Dietary Guidelines*), et de conseiller au consommateur de se référer à son médecin traitant pour obtenir des renseignements.

Hélas, l'édition 2005 de ces *Recommandations* (DGA2005) n'est pas précisément clairvoyante en matière de vin. Elle se contente d'admettre qu'une consommation modérée d'alcool est susceptible de bénéficier à certaines personnes d'âge mûr et aux seniors, ce qui est une vision très conservatrice, particulièrement si les vins rouges riches en procyanidines peuvent jouer un rôle important dans la conservation du bon fonctionnement des vaisseaux sanguins jusqu'à la fin de la vie. La tonalité générale des DGA2005 en matière de consommation d'alcool peut se résumer à peu près à la déclaration que « l'abstention est une alternative importante ». Apparemment, 45 % des Américains adultes ne boivent jamais d'alcool. L'obésité et le diabète sont des problèmes en plein essor dans de nombreux pays. On estime par exemple que 65 % des Américains sont en surpoids, que 30 % sont obèses, et que 7 % souffrent du diabète. Les *Recommandations fédérales* considèrent

FAUT-IL FAIRE UNE PAUSE DE TEMPS EN TEMPS ?

On me demande souvent s'il est bon de s'abstenir complètement de boire de l'alcool pendant 2 ou 3 jours par semaine. Je doute fort qu'il existe ce genre de « pause » chez les populations qui jouissent d'une grande longévité en buvant du vin riche en procyanidines pendant leurs repas. Des recherches ont montré que les buveurs modérés de vin (2 à 3 petits verres par jour) présentent à la fois les taux les plus faibles de mortalité toutes causes confondues, et un risque de cirrhose du foie égal à la moyenne. Les effets positif de l'alcool (augmentation du cholestérol HDL, réduction du risque de formation de caillots sanguins, modification de la fonction endothéliale) sont en grande partie éphémères – il est donc sensé de boire chaque jour modérément du vin. Néanmoins, si en buvant au quotidien, vous dépassez les limites d'une consommation saine, vous risquez la cirrhose ; faire deux ou trois jours de pause entre ces excès d'alcool permet alors à votre foie de se reposer dans une certaine mesure, mais il serait quand même plus indiqué de boire avec modération. En buvant modérément, vous pouvez consommer du vin tous les jours sans mettre votre santé en danger.

Et n'oubliez pas que pour les buveurs qui fument, le risque de contracter une cirrhose est plus de deux fois plus élevé que pour les non-fumeurs.

toute consommation d'alcool comme une source de calories inutiles – comme le sucre ou les graisses saturées. Pourtant, les buveurs de vin sont généralement plus minces et en meilleure santé que les non buveurs ; de plus, il est important de noter qu'ils risquent moins de contracter un diabète de type 2. Un commentaire mieux informé, mentionnant que le vin fait partie d'un mode de vie dans lequel on boit modérément au cours des repas, serait donc peut-être plus utile…

L'Amérique des affaires a, elle aussi, un problème avec le vin. Elle est obsédée par l'idée que quelqu'un puisse intenter un procès après avoir bu un verre de vin de trop, puis vécu un événement fâcheux dont la personne pense qu'il ne serait pas advenu si elle n'avait pas accepté ce verre. J'ai assisté à des réceptions où la seule façon d'obtenir un verre de vin était de se glisser dans un coin sombre de la pièce et de payer pour ce privilège. Mais à côté de ça, on empile des monceaux de fromage, de crackers, de sauces et autres snacks sur les tables, et les personnes présentes peuvent boire autant de litres de sodas hyper sucrés qu'elles veulent. Je pense que ce genre de phénomène participe du problème de l'obésité ! Il serait meilleur pour la santé de boire un verre de vin accompagné de quelques noix et olives.

LES RISQUES POUR LA SANTÉ D'UNE CONSOMMATION EXCESSIVE D'ALCOOL

Chacun(e) d'entre nous devrait être conscient(e) des problèmes liés à une consommation excessive d'alcool. Le principal de ces problèmes, la cirrhose du foie, est incurable et, à terme, fatale. Le nombre de personnes qui meurent d'une cirrhose du foie est en constante augmentation dans le monde entier. Ces données alarmantes signifient que trop de gens, particulièrement des jeunes, boivent trop d'alcool.

En Europe comme aux États-Unis, la consommation d'alcool augmente plus rapidement chez les jeunes femmes que chez les hommes. Datamonitor, une société d'études de marché installée à Londres, a rapporté que selon le rythme actuel de croissance, les femmes âgées de 18 à 24 ans boiront en 2009 trois grands verres (25 cl) de vin (ou l'équivalent) par jour, soit 9 ou 10 unités d'alcool. Comme cette consommation concerne fréquemment des femmes qui ne se nourrissent pas correctement, cette population court un risque très élevé de lésions hépatiques liées à l'alcool. Une telle consommation augmente aussi fortement le risque de cancer du sein. La plupart des effets nocifs d'une quantité excessive d'alcool sont réversibles après une période d'abstinence prolongée, mais on ignore encore si le risque de cancer du sein retombe, lui aussi, au même niveau que chez les non-buveuses. Quant à la cirrhose, elle représente un réel danger car elle est absolument irréversible.

Une étude, menée sur 30 630 Danois dont 14 335 femmes, a montré qu'à consommation d'alcool égale, les buveurs de vin avaient moins de cirrhoses que les buveurs de bière ou de spiritueux. Je pense que ces résultats reflètent des modes de consommation d'alcool radicalement différents. Les buveurs de vin qui profitent le plus des effets bénéfiques de cette boisson en ingèrent la majeure partie pendant leurs repas. Comme on l'a vu, ce mode de consommation ralentit le passage de l'alcool dans le sang et entraîne donc des taux d'alcoolémie plus faibles, ce qui est sans doute un mécanisme protecteur capital, car il implique que le foie, ainsi que d'autres tissus, risque moins d'être exposé à des concentrations nocives d'alcool. De plus, les procyanidines du vin rouge exercent vraisemblablement un effet protecteur sur les cellules du foie, rendant ce dernier plus résistant à l'action de l'alcool. Vous serez peut-être contents d'apprendre toutefois qu'un lien a été établi entre le fait de boire quatre tasses de café par jour et une incidence moindre de cirrhose, tant chez les buveurs que chez les abstinents, indiquant que le café présenterait des propriétés protectrices pour le foie.

Si le foie est plus exposé que d'autres tissus c'est parce qu'une fois absorbé par l'estomac et le duodénum, l'alcool y pénètre directement via la veine porte hépatique. Ceci peut entraîner dans cette dernière de fortes concentrations d'alcool, qui agressent donc le foie avant de passer dans le reste du système sanguin où elles se diluent.

Lors d'un examen médical de routine, votre médecin peut décider d'évaluer votre fonction hépatique. Pour cela, il procède à une analyse sanguine pour mesurer le taux d'enzymes hépatiques de votre sang. Si ce taux est supérieur à la normale chez une personne buvant régulièrement de l'alcool, cela indique qu'elle dépasse le niveau d'une consommation sans risque, et endommage son foie. Néanmoins, même chez les buveurs modérés à excessifs, la sensibilité à ces analyses sanguines peut varier. Enfin, une mise en garde pour les personnes qui pèsent le pour et le contre entre les excès de leurs soirées et la sévérité de leur mal aux cheveux du lendemain : vous dépassez les limites d'une consommation sans risque – et mettez votre vie en danger ! La consommation excessive d'alcool peut également entraîner des lésions cérébrales, et les femmes sont plus exposées à ce risque que les hommes. D'autres effets nocifs d'une consommation excessive d'alcool, tels que défaillances cardiaques, dégénération musculaire et maladies hépatiques, se produisent également à des niveaux de consommation plus faibles chez les femmes que chez les hommes. C'est pourquoi la limite entre consommation responsable et consommation à risque est plus ténue chez les femmes.

SURVEILLEZ VOTRE TENSION ARTÉRIELLE

Boire une quantité modérée d'alcool est largement considéré comme étant un facteur de protection contre les maladies coronariennes, mais une consommation dépassant le niveau raisonnable de deux verres par jour peut entraîner une hypertension artérielle qui, à son tour, augmente le risque de maladies cardiovasculaires. Il convient donc d'être très vigilant sur les quantités. Certaines personnes sont plus sensibles que d'autres à cet effet secondaire de l'alcool. Si vous êtes en surpoids ou ne pratiquez pas d'exercice physique, vous risquez de souffrir d'hypertension artérielle, et boire trop ne peut qu'aggraver la situation.

Différentes études ont été menées sur la consommation d'alcool et le risque d'hypertension artérielle. Une étude poussée conduite en 2004 a montré que le fait de boire principalement pendant les repas entraînait un risque d'hypertension artérielle moindre que boire en dehors des repas. Le risque d'hypertension artérielle était également plus faible chez les buveurs de vin que chez les buveurs de bière ou de spiritueux. Une étude italienne a également examiné l'impact des habitudes de consommation d'alcool sur la tension artérielle, et a été prolongée pour permettre l'évaluation de ses effets à long terme sur la santé. Elle a montré que l'hypertension artérielle était plus fréquente, même chez les buveurs de vin, lorsqu'on buvait en dehors des repas. Sur le long terme, une relation a été établie entre l'habitude de boire de l'alcool en dehors des repas et le nombre des décès toutes causes confondues. Autrement dit, les effets bénéfiques du vin sont réduits à néant s'il n'est pas consommé au cours des repas.

TRINQUONS À UN AVENIR EN BONNE SANTÉ !

Certaines études ont rapporté qu'une consommation modérée d'alcool apportait peu ou pas du tout de bénéfices santé aux jeunes. Je ne vois pas comment cela pourrait être vrai si l'on parle des effets positifs de vins rouges riches en procyanidines. Si l'absorption d'une importante quantité de procyanidines assure aux vaisseaux sanguins une bonne santé et une résistance à l'athérosclérose, il faut que la consommation modérée de ce type de vins commence dès le début de l'âge adulte, même si les effets bénéfiques ne s'en font sentir qu'à un âge mûr ou même avancé. À l'opposé, si vous ne buvez que de l'eau ou des sodas jusqu'à l'âge de la retraite, rien n'indique que si vous vous mettez alors à boire du vin, cela vous apportera la même protection contre les maladies cardiovasculaires et la démence à un âge avancé.

Si elle n'est pas attestée par des preuves scientifiques ou médicales, toute allégation santé est considérée comme fausse. Lorsque j'ai commencé mes recherches sur le vin rouge, mon objectif initial était de découvrir quels composants du vin étaient les plus importants pour la protection et l'amélioration du fonctionnement des vaisseaux sanguins, et si tous les vins avaient les mêmes effets bénéfiques sur la santé. Nos recherches ont conclu que les procyanidines alimentaires jouaient un rôle-clé dans la modification du fonctionnement vasculaire. Nous avons également découvert que les vins produits dans des régions où la population vivait plus longtemps que la moyenne contenaient des taux de procyanidines beaucoup plus élevés que les vins traditionnels d'autres régions. La relation entre certains types de vin et des régions où la longévité est supérieure à la moyenne suggère que les procyanidines contribuent pour une large part au bien-être vasculaire à long terme.

Il existe un principe thérapeutique général qui implique que la dose de médicaments administrée doit suffire à maîtriser les symptômes sans causer d'effets secondaires dommageables. Concernant les procyanidines, si la dose idéale peut être absorbée à travers une quantité moindre de vin, la dose d'alcool ingéré est réduite elle aussi. Ceci montre clairement les avantages santé des vins riches en procyanidines. Dans certains pays, les autorités de santé s'inquiètent de ce que la relation établie entre une diminution des maladies cardiovasculaires et une consommation régulière de vin « risque d'encourager les personnes à boire ou à augmenter leur consommation d'alcool pour des raisons de santé ». Je me plais à penser que mes recommandations concernant les vins riches en procyanidines peuvent, au contraire, encourager certaines personnes à réduire leur consommation d'alcool.

CHAPITRE 9

LES IDÉES REÇUES SUR L'ALIMENTATION

SE NOURRIR SAINEMENT TOUT AU LONG DE SON EXISTENCE est le plus sûr moyen d'allonger son espérance de vie. En voici la raison : les maladies chroniques comme les maladies cardiovasculaires ou le cancer sont étroitement liées à une mauvaise alimentation. L'obésité est l'un des pires problèmes de santé auxquels le monde doit faire face aujourd'hui : elle est liée au diabète de type 2, à différentes formes de cancer, à l'hypertension artérielle, aux maladies coronariennes, et elle aggrave l'arthrite. L'alimentation a également un impact sur différents problèmes caractéristiques de la vieillesse tels que la cécité, l'ostéoporose, le déclin cognitif et la démence. Une personne qui évite de développer ces maladies handicapantes améliore considérablement sa qualité de vie, et peut rester indépendante plus longtemps.

Mais s'il est important d'éviter l'obésité, perdre du poids ne suffit pas non plus à rester durablement en bonne santé. La question fondamentale, sur laquelle doit se fonder toute volonté de changement en matière d'alimentation est : « De quoi ai-je besoin pour vivre plus longtemps et en bonne santé ? » Les régimes à la mode, qui nous promettent de perdre du poids uniquement en réduisant la quantité de nos aliments habituels, n'apportent pas la bonne réponse à cette question. Un plan diététique équilibré doit comprendre un large éventail d'aliments naturels, bons au goût, et agréables à manger. D'autre part, si l'on perd du poids, il vaut mieux le faire très progressivement, car c'est ainsi que l'on a le plus de chances d'obtenir des résultats durables. Atteindre votre poids idéal peut alors vous prendre un an ou deux. Mais ce n'est pas grave : votre objectif devrait être avant tout de suivre un régime alimentaire qui améliore votre santé – la perte de poids suivra d'elle-même avec le temps.

Dans ce chapitre, je traite de certaines idées reçues qui, en matière d'alimentation, présentent un risque pour la santé. Dans ce domaine, on n'a pas le droit à l'à-peu-près.

IDÉE REÇUE N° 1 : L'OBÉSITÉ ET LE DIABÈTE N'ONT RIEN À VOIR AVEC LA CONSOMMATION DE SUCRE

Depuis des années, les industriels de l'alimentaire affirment que rien ne prouve qu'il existe un rapport entre la consommation de sucre d'une part et l'obésité, le diabète et d'autres problèmes de santé d'autre part, et qu'ils n'ajoutent du sucre aux aliments que pour répondre au goût des consommateurs. En réalité, la consommation de sucre est l'un des plus grands risques pour la santé et ce, à tous les âges de la vie.

DIABÈTE : ÊTES-VOUS CONCERNÉ(E) ?

Le diabète (ou *diabetes mellitus*) peut se manifester sous deux formes : le diabète de type 1, que l'on appelle aussi diabète juvénile ou insulinodépendant (DID), et le diabète de type 2, aussi appelé diabète non insulinodépendant (DNID) ou diabète de l'adulte.

Le diabète de type 1 est la forme la moins fréquente de la maladie. Chez les individus prédisposés à le développer, les symptômes apparaissent généralement durant l'enfance ou l'adolescence, mais ils peuvent aussi apparaître plus tard. Ce diabète n'est pas lié au surpoids. On l'impute fréquemment à des infections virales conduisant le système immunitaire à détruire les cellules du pancréas qui produisent l'insuline. Cette dernière est l'hormone qui régule le taux de sucre sanguin (glycémie) en stimulant différents tissus (muscles, tissus adipeux, etc.) pour qu'ils absorbent le sucre et le stockent dans leurs cellules. Lorsque le pancréas d'un individu ne produit plus d'insuline, il est nécessaire de lui en injecter, d'où le terme de diabète insulinodépendant.

On appelait autrefois le diabète de type 2 « diabète de l'adulte », parce qu'il apparaissait généralement à l'âge mûr ou au cours de la vieillesse. Aujourd'hui, ce terme n'est plus adapté, car de plus en plus de jeunes adultes, et même d'adolescents, développent cette maladie. Le terme de « diabète non insulinodépendant » n'est pas plus approprié car s'il est vrai qu'à ses débuts, la maladie peut être contrôlée grâce à des médicaments, il peut arriver, selon sa durée ou sa gravité, que le pancréas produise de moins en moins d'insuline, et finisse même par ne plus en fabriquer du tout ; dans ce cas, il devient nécessaire d'injecter de l'insuline à la personne afin de réguler sa glycémie, comme pour un diabète de type 1. Plus de 80 % des patients atteints d'un diabète de type 2 sont en surpoids ou obèses. Il est faux de croire que le diabète de type 2 est une maladie bénigne. En effet, il entraîne autant de complications et de problèmes de santé à long terme que le diabète de type 1, sinon plus.

Les symptômes qui indiquent généralement qu'un diabète est sur le point de se déclarer sont une très forte soif et un besoin fréquent d'uriner. Lorsqu'un médecin soupçonne un risque de diabète chez un patient, il mesure le taux de sucre présent dans son sang le matin à jeun pour déterminer s'il est plus élevé que la normale. Mais cet examen n'est pas nécessairement concluant, car la glycémie d'une personne à jeun est souvent proche de la norme. Beaucoup de gens qui développent le diabète en raison de leur régime alimentaire et du manque d'exercice sont passées par plusieurs années de stade pré-diabétique, durant lequel leur corps n'exprimait aucun symptôme.

Le sucre qui circule dans le sang est du glucose. Le test de tolérance au glucose permet de mesurer l'insulinorésistance, symptôme d'un pré-diabète : on administre à la personne à jeun une boisson contenant 75 g de glucose, et on mesure deux heures plus tard sa glycémie, afin de déterminer si elle est dans la norme. On dit d'une personne dont la glycémie est supérieure à la normale qu'elle présente une tolérance altérée au glucose. 75 g de glucose correspondent à 15 cuillères à café de sucre – soit une grande quantité. À titre de comparaison, un soda sucré au sucre (et non avec un édulcorant) contient en moyenne 7 à 8 cuillérées à café de sucre par verre de 35 cl (ce qui est également beaucoup). Il n'est donc pas surprenant qu'une consommation régulière de sodas cause diabète et obésité et ce, particulièrement chez les enfants. Le fait de boire plusieurs verres de boissons sucrées par jour met le pancréas à rude épreuve, en raison des quantités élevées d'insuline qu'il lui faut produire pour faire face à cet afflux excessif de sucre. Un jour ou l'autre, le pancréas ne peut plus gérer cette demande anormale, et le diabète survient. La consommation excessive de boissons contenant des sucres ajoutés est l'un des principaux facteurs de développement du diabète de type 2 chez les jeunes. Il est donc absolument essentiel pour chacun d'entre nous de réduire sa consommation d'aliments et de boissons sucrés.

DANGER : TROP DE SUCRE NUIT À LA SANTÉ

Les conséquences sur la santé d'une consommation trop importante de sucre sont désastreuses. Une glycémie élevée peut entraîner de nombreuses lésions vasculaires, tant au stade pré-diabétique que chez les patients dont le diabète est mal traité, et ces lésions causent à leur tour de nombreuses complications vasculaires. Une personne à qui l'on diagnostique un diabète de type 2 peut avoir eu une glycémie anormalement élevée pendant de nombreuses années avant le diagnostic ; il n'est donc pas étonnant que cette forme de diabète soit souvent associée à des maladies coronariennes. Il est d'ailleurs fréquent que l'on ne décèle un diabète qu'à la suite d'un infarctus du myocarde. Le diabète entraîne également un risque accru d'accident vasculaire cérébral (AVC) et de maladies vasculaires périphériques, d'impotence, de problèmes rénaux, de lésions nerveuses et de cécité. Que faire ? Pour être franc, ces problèmes sont difficiles à traiter, mais la meilleure option à long terme est de changer radicalement d'alimentation et de mode de vie avant même qu'ils n'apparaissent – et plus le changement intervient tôt, mieux c'est !

CAFÉ ET DIABÈTE

Certains considèrent que le café présente un risque pour la santé. L'argument avancé est que la caféine étant diurétique, elle augmente la production d'urine, ce qui peut entraîner une déshydratation. En réalité, les personnes qui boivent du café régulièrement deviennent vite insensibles à cet effet, ce qui écarte le risque de déshydratation. Si vous craignez de devenir diabétique, l'une des habitudes que vous devriez conserver est justement de boire du café. En effet, une analyse menée en 2005 en Europe et aux États-Unis a montré que les personnes qui buvaient au moins trois tasses de café par jour présentaient une incidence de diabète plus faible que les autres. Il semble que cette protection ne s'applique qu'aux gens buvant du café quotidiennement. Par ailleurs, de récentes analyses ont montré que les craintes d'un éventuel risque de maladie cardiovasculaire et de cancer lié à la consommation de café était également infondées.

IDÉE REÇUE N° 2 : LES RÉGIMES ALLÉGÉS EN MATIÈRES GRASSES SONT LES MEILLEURS POUR PERDRE DU POIDS ET DE RESTER EN BONNE SANTÉ

Cela fait presque 30 ans que cette idée reçue est propagée par des organismes gouvernementaux, des nutritionnistes et l'industrie agro-alimentaire. Toute une génération de consommateurs a grandi dans l'obsession de la teneur en matières grasses de ses aliments, sans rien connaître de l'importance respective des différents types de graisses alimentaires, et dans la croyance que les glucides (communément appelés les sucres lents ou rapides) sont pour ainsi dire « meilleurs » que les lipides.

Dans les années 1970, le lien entre la consommation de graisses saturées et les maladies cardiovasculaires devint suffisamment évident pour que les autorités publiques commencent à recommander une restriction de l'absorption des matières grasses. Quelles qu'elles soient. En effet, il paraissait trop difficile d'expliquer aux populations que seules les graisses saturées étaient potentiellement mauvaises pour la santé. On ignora même totalement les données prouvant que les graisses mono- et polyinsaturées étaient nécessaires à un régime équilibré. Ainsi, des aliments gras tels que les fruits à coque et les avocats ont été déclarés mauvais pour la santé et, aujourd'hui, il existe des organismes de santé n'ayant pas actualisé leurs recommandations, qui conseillent encore d'éviter ces denrées. Certes, un gramme de lipides contient deux fois plus de calories qu'un gramme de glucides ou de protéines. Certes, si l'on veut perdre du poids, il faut que notre consommation de calories soit inférieure à nos besoins en énergie. Certes, il est incontestable que les fruits à coque et les avocats sont très énergétiques ; mais les matières grasses qu'ils contiennent sont des graisses saines, et ils apportent aussi des vitamines et des minéraux intéressants dans le cadre d'un régime alimentaire équilibré.

Pour être « en meilleure santé », on a conseillé à tout un chacun de réduire sa consommation de graisses, et de manger davantage d'aliments riches en glucides. C'est sans doute la plus grande erreur du XXe siècle dans le domaine de la santé. Jusqu'à aujourd'hui, de nombreuses autorités refusent d'admettre qu'elles se sont trompées. Mais il y a plus ennuyeux : s'appuyant sur ces recommandations, l'industrie agro-alimentaire a lancé une quantité inimaginable de produits plus ou moins allégés en matières grasses, qui contiennent par contre une très grande quantité de sucres et autres glucides transformés. À l'époque où l'on a commencé à promouvoir les régimes pauvres en graisses, rien n'autorisait pourtant à penser que les personnes qui les suivraient durant de longues périodes présenteraient moins de maladies cardiovasculaires que la moyenne, sans parler de l'obésité et du diabète. Il me semble qu'il est temps de mettre fin à cette expérience, et d'admettre que ce type de nourriture n'améliore ni notre santé, ni notre bien-être à long terme.

POURQUOI LES RÉGIMES HYPOLIPIDIQUES ET HYPERGLUCIDIQUES NE MARCHENT PAS

L'obésité est souvent assimilée à une consommation excessive de matières grasses. C'est une erreur. Il est certes vrai que les aliments gras contiennent plus de calories que les aliments contenant peu de matières grasses, mais il faut savoir que tout apport excessif d'énergie – mesurée en calories ou kilojoules – issu de glucides est, lui aussi, transformé en graisses par notre corps.

Si l'incitation à manger des glucides avait été plus spécifique et s'était limitée aux céréales complètes et aux aliments naturels, le problème n'aurait peut-être pas été aussi grave, mais il y a 30 ans, les recherches sur l'index glycémique (IG) et la charge glycémique (CG) n'en étaient encore qu'à leurs débuts. **L'index glycémique** indique l'impact d'un aliment sur la glycémie. Il est calculé par rapport à l'IG du glucose (soit l'IG le plus élevé que l'on peut obtenir), par convention égal à 100. Plus l'aliment fait grimper rapidement et fortement le taux de glucose sanguin et plus son index glycémique est élevé. Certains féculents raffinés (comme le pain blanc) ou faciles à digérer (comme le riz blanc et les pommes de terre) ont un index glycémique proche de celui du glucose pur ! **La charge glycémique** indique, elle, la quantité totale de sucre assimilable contenue dans une portion donnée d'un aliment. Plus IG et CG sont élevés, plus un repas contient de sucres rapidement absorbés. La consommation d'aliments à IG et

EST-CE QUE LES BONNES MATIÈRES GRASSES CONTRIBUENT À FAIRE FONDRE NOTRE GRAISSE CORPORELLE ?

Une étude consacrée à des personnes obèses souffrant de diabète de type 2 a comparé les effets d'un régime hypocalorique et hypoglucidique à ceux d'un régime hypocalorique et hyperglucidique. Tous deux apportaient aux volontaires environ la même quantité de calories issues de protéines (soit 25-26 % des calories quotidiennes). Dans le régime hypoglucidique, 39 % des calories provenaient de glucides et 35 % de lipides, tandis que dans le régime hyperglucidique, 62 % des calories provenaient de glucides et 10 % de lipides.

Au bout de quatre semaines, les sujets suivant les deux régimes présentaient des pertes de poids comparables. En revanche, le taux d'insuline avait chuté de 30 % chez les personnes ayant suivi le régime hypoglucidique, indiquant une réduction de l'insulinorésistance. Dans ce même groupe, le cholestérol HDL (le « bon » cholestérol) avait augmenté de 15 %, tandis qu'il était resté au même niveau dans l'autre groupe. La masse de graisse viscérale, elle, avait diminué de plus de 30 % dans le groupe du régime hypoglucidique, alors qu'elle était restée inchangée chez les personnes suivant le régime hyperglucidique. Cette observation est importante, car la graisse viscérale – c'est-à-dire celle qui se trouve dans votre abdomen et autour de vos intestins – est étroitement liée à l'apparition de l'insulinorésistance et du diabète.

Conclusion : une restriction de l'apport glucidique associée à une consommation raisonnable de matières grasses permet de corriger les anomalies métaboliques chez certains patients atteints d'obésité et de diabète. En revanche, la réduction de l'apport en matières grasses n'a pas été probante.

CG élevés accélère la production d'insuline, qui stimule les tissus à prélever du sucre dans le sang. Mais il arrive que l'insuline grimpe si rapidement que la glycémie, par effet rebond, redescende au-dessous de la normale. Conséquence : la sensation de faim persiste ou revient très rapidement après le repas. Autrement dit, les glucides raffinés non seulement ne rassasient pas, mais ont même tendance à stimuler une envie compulsive de manger.

Par ailleurs, des études ont montré qu'il était plus facile de perdre du poids en réduisant sa consommation de glucides qu'en réduisant les matières grasses ou les protéines. En conclusion, ce n'est pas seulement l'index glycémique des aliments, mais aussi leur teneur totale en glucides (leur charge glycémique) qu'il faut prendre en compte.

CHOLESTÉROL ET MALADIES CARDIOVASCULAIRES

Une consommation excessive de graisses saturées est liée à une augmentation du risque cardiovasculaire. En effet, elle entraîne une élévation du taux de cholestérol LDL (potentiellement nocif) dans le sang, facteur considéré comme le principal déclencheur de maladies cardiovasculaires. S'il est difficile de nier le rôle que joue le cholestérol LDL dans l'évolution de l'athérosclérose, les maladies cardiovasculaires frappent cependant aussi de nombreuses personnes ayant un taux de cholestérol LDL faible ou normal, ce qui semble indiquer que l'on peut être protégé des conséquences néfastes d'un cholestérol LDL élevé par des facteurs génétiques ou autres.

Lorsque l'on a commencé à nous conseiller de manger moins de graisses pour réduire notre taux de cholestérol sanguin, on nous a également enjoint d'éviter les aliments riches en cholestérol tels que les œufs ou le foie. Depuis, la recherche a montré que le cholestérol contenu dans la nourriture était faiblement absorbé par les intestins, et que l'impact des aliments riches en cholestérol était donc moins important qu'on ne l'avait pensé à une époque. En effet, notre corps

CHOCOLAT ET CHOLESTÉROL

En matière de synthèse du cholestérol dans notre organisme, toutes les matières grasses ne sont pas équivalentes. Les graisses saturées qui induisent la plus forte augmentation de cholestérol sont l'acide myristique et l'acide palmitique, deux substances abondantes dans la viande et les produits laitiers. L'acide stéarique, une autre graisse saturée n'a, quant à lui, pas d'effet aggravant sur le taux de cholestérol. Le chocolat est souvent cité comme un exemple d'aliment gras, et donc mauvais pour la santé. Bien sûr, la consommation de chocolat au lait et de barres chocolatées hyper sucrées n'est pas recommandable. Mais le cas du chocolat noir est différent. À l'analyse, le cacao s'avère généralement être composé d'environ 33 % d'acide stéarique (une graisse saturée bénéfique), de 35 % d'acide oléique (une graisse monoinsaturée également bénéfique), de 27 % d'acide palmitique (une graisse saturée potentiellement nocive), de 2 % d'acide arachidique (une graisse saturée secondaire), et enfin de 3 % d'acides gras polyinsaturés. Autrement dit, seul un quart des graisses du cacao risquent d'avoir une action néfaste sur le cholestérol, tandis que les trois quarts restants sont susceptibles de les contrecarrer par leurs effets bénéfiques ou neutres.

Concernant la consommation de chocolat noir, les graisses saturées ne sont donc vraiment pas un problème. Mais il est vrai que même dégusté en petites quantités, et bien que riche en procyanidines, il constitue un apport calorique à prendre en compte dans votre consommation journalière globale. 50 g de chocolat fournissent au moins 250 calories, dont plus de 50 % sous forme de lipides, et généralement entre 10 et 15 g de sucre.

est parfaitement capable de produire tout le cholestérol dont il a besoin, non seulement à partir de graisses, mais aussi de glucides. C'est là l'une des raisons pour lesquelles les régimes pauvres en graisses ne marchent pas. Les personnes qui suivent un régime allégé en matières grasses mais riche en glucides ne voient généralement pas leur taux de (mauvais) cholestérol LDL changer, contrairement à leur taux de (bon) cholestérol HDL qui, lui, baisse notablement. Mais il y a plus grave : beaucoup d'entre elles présentent à la fois une augmentation des particules pro-athérosclérotiques dans le sang, et des triglycérides. En d'autres mots : les régimes allégés en matières grasses sont plus susceptibles d'augmenter le risque d'une maladie cardiovasculaire que de le réduire.

LES GRAISSES : UN CARBURANT

Une consommation excessive de glucides peut également affecter la capacité du cœur et des muscles squelettiques à exploiter les acides gras pour produire de l'énergie. Normalement, l'organisme fait appel aux graisses pour fournir 60 à 80 % de l'énergie dont nos muscles ont besoin, particulièrement pendant un effort physique ou une période de jeûne. Or, les repas et les en-cas riches en glucides ont pour effet de supprimer cette utilisation des graisses pour la production d'énergie. Pour brûler des graisses entre les repas, il est donc important d'éviter de grignoter des aliments riches en glucides. Et avant de faire de l'exercice, laissez de côté les aliments et boissons sucrés : l'activité physique n'en sera que plus efficace.

GRAISSES HYDROGÉNÉES, GRAISSES TRANS *: NON MERCI !*

Se fondant sur une mauvaise information, l'incitation à réduire notre consommation de graisses a longtemps été assortie du conseil de remplacer le beurre (qui contient 54 % de graisses saturées) par de la margarine et des pâtes à tartiner à teneur en lipides réduite, celles-ci étant d'origine végétale et contenant une proportion moindre de graisses saturées. Cependant, pour constituer une réelle alternative au beurre, les huiles végétales doivent être solides ou semi-solides. À cette fin, elles sont hydrogénées, c'est-à-dire que l'on y injecte des bulles d'hydrogène gazeux, en présence de catalyseurs chimiques toxiques. Les graisses hydrogénées sont en grande partie composées de « graisses trans ». Ce terme se réfère à la structure chimique modifiée de ces matières grasses. Le fait que l'organisme ait du mal à métaboliser ces molécules ne les rend pas pour autant meilleures pour la santé : en effet, elles s'accumulent dans le système sanguin, augmentant ainsi le risque d'athérosclérose.

Ce phénomène n'avait pas été prévu, mais au début des années 1990, il commença à devenir évident que les graisses hydrogénées, qui sont la source alimentaire des graisses *trans*, étaient l'une des principales causes des maladies cardiovasculaires chez les personnes qui avaient choisi de les consommer… pour manger « plus sain » ! Certains établissent également un lien entre la consommation de graisses *trans* et un accroissement du risque de diabète et de cancer.

Malgré cela, les graisses hydrogénées sont toujours communément utilisées par les industriels de l'agro-alimentaire dans la fabrication de gâteaux, biscuits sucrés et salés, viennoiseries, ainsi que de pâtes fraîches et autres aliments préparés. Pourtant, dans certains pays, les graisses *trans* sont déjà interdites, et d'autres prévoient de les interdire à leur tour. Je souhaite que les produits élaborés avec des graisses hydrogénées disparaissent bientôt totalement.

Les problèmes entraînés par les graisses hydrogénées illustrent de façon exemplaire la nécessité de consommer des produits naturels, et d'éviter les « aliments » manufacturés, avec lesquels l'homme joue à l'apprenti sorcier.

IDÉE REÇUE N° 3 : LES RÉGIMES HYPOGLUCIDIQUES ET HYPERPROTÉINÉS DE TYPE « ATKINS » SONT LES PLUS EFFICACES

Beaucoup de gens ont réussi à perdre du poids en suivant un régime Atkins ou apparenté, c'est-à-dire basé sur un apport important en protéines et en lipides et faible en glucides. Généralement, la perte de poids la plus notable a lieu au cours des six premiers mois. Lorsque l'on compare différents régimes, dont le régime Atkins, on constate que tous génèrent une perte de poids comparable et présentent des taux d'abandon élevés. Pourtant, les régimes hypoglucidiques ont des défenseurs enthousiastes. Mais attention : la forte consommation de viande, et donc de graisses saturées qu'ils impliquent, ainsi que la restriction en fruits et légumes, comporte pour les personnes qui les suivent un risque de développement de maladie cardiovasculaire, de cancer, et de goutte.

QU'EST-CE QUE LA GOUTTE ? COMMENT L'ÉVITER ?

La goutte est l'une des formes les plus douloureuses de l'arthrite. Elle est causée par une accumulation de cristaux d'acide urique dans les articulations. C'est souvent le gros orteil qui est affecté en premier, mais la goutte touche aussi fréquemment les chevilles, les genoux, les pieds, les coudes, les poignets et les mains. L'obésité, l'insulinorésistance, le diabète, l'hypertension artérielle et les maladies des reins sont tous des facteurs de risque de la goutte. L'évolution des habitudes alimentaires et du mode de vie entraîne une recrudescence de cette pathologie.

Lorsque le sang d'une personne contient un taux élevé d'acide urique, cela indique qu'elle risque de développer la goutte. Mais un taux d'acide urique plus élevé que la normale, ne serait-ce que modérément, indique également un risque accru d'accident vasculaire cérébral et d'infarctus du myocarde.

L'acide urique est un déchet du métabolisme, produit lors de la dégradation des purines (les purines sont des composés présents à forte dose dans certains aliments, mais également des produits normaux de notre métabolisme). Normalement, les reins sont en mesure d'excréter l'acide urique excédentaire, mais chez certaines personnes, ce mécanisme ne fonctionne pas correctement, ce qui entraîne une accumulation d'acide urique dans l'organisme.

Pour se protéger de la goutte, il est recommandé d'éviter les aliments riches en purine, ainsi que l'alcool. En la matière, les rapports de l'Étude des professionnels de santé (*Health Professionals Follow-Up Study*) indiquent que l'un des principaux facteurs de risque de la goutte est une consommation importante de fruits de mer et de viande rouge. Les abats – notamment le foie et les rognons – sont eux aussi particulièrement riches en purines. Les régimes de type régime Atkins sont susceptibles d'entraîner une consommation excessive de purines. Aussi, s'il y a des antécédents de goutte dans votre famille, évitez ce type de diète.

La bière et les spiritueux augmentent le risque de goutte, mais pas le vin. Il est également conseillé d'éviter les sodas très sucrés : en effet, ils contiennent souvent une grande quantité de fructose, qui affecte le métabolisme des purines et augmente l'acide urique. Les légumes riches en purine tels que l'épinard et les légumineuses (pois, haricots et lentilles) n'entraînent pas, quant à eux, nécessairement un risque accru de goutte. Les fruits et légumes riches en vitamine C aident les reins à excréter l'acide urique. Enfin, il est conseillé de réduire la taille des portions de viande, et d'augmenter la quantité de fruits et légumes : ce sont de bons moyens de faire baisser le risque de goutte. En bref, le meilleur moyen d'éviter la goutte est de suivre un régime de type méditerranéen.

IDÉE REÇUE N° 4 : ON NE BOIT JAMAIS TROP D'EAU

Les régimes détox promettent de nettoyer notre appareil digestif de fond en comble et d'aider notre organisme à se débarrasser de ses toxines. Mais comme ils impliquent de boire de grandes quantités d'eau – jusqu'à 5 litres par jour –, ils peuvent présenter un danger. En effet, boire trop d'eau épuise les réserves de l'organisme en minéraux (sodium, potassium, calcium, magnésium) ainsi qu'en divers oligoéléments et ce, en raison de la surproduction d'urine. Cette déperdition d'éléments essentiels peut causer des évanouissements dus à une chute soudaine de la tension artérielle. À plus longue échéance, le manque de calcium peut entraîner un risque accru d'ostéoporose. De plus, une trop grande quantité d'eau peut provoquer des carences en vitamines hydrosolubles, telles que les vitamines du groupe B et la vitamine C, ce qui affaiblit le système immunitaire et risque également de provoquer des baisses de forme, car les vitamines B joue un rôle essentiel dans la production d'énergie. Si vous prenez des médicaments qui sont excrétés par les reins (comme c'est le cas notamment de la majorité des antibiotiques), une consommation anormalement élevée d'eau accélère également leur élimination de votre organisme et limite leur efficacité. Conclusion : évitez les régimes détox qui impliquent de boire des quantités excessives d'eau, car ils comportent des risques pour votre santé.

Les recommandations concernant la bonne quantité de liquides (non alcoolisés) qu'il convient de boire chaque jour sont très diverses. Beaucoup de gens pensent qu'avoir soif, ne serait-ce que quelques minutes, nuit à leur santé. En conséquence, ils boivent en permanence, à titre préventif. Mais le risque de déshydratation n'est pas aussi grand que certains le croient, tandis que l'on sous-estime fréquemment les dangers de la surhydratation.

Dans le passé, on recommandait aux athlètes de boire autant que possible ; ceci est aujourd'hui considéré comme mauvais. Une étude menée à partir des échantillons de sang de 488 coureurs finalistes du marathon de Boston en 2002 a montré que 13 % d'entre eux présentaient un taux de sodium sanguin anormalement bas (hyponatrémie). Or, l'hyponatrémie peut représenter un danger mortel. L'étude en question a montré que, de peur de se déshydrater, les coureurs avaient bu des quantités excessives de liquide aux postes de rafraîchissement. La plupart de ceux qui présentaient le taux de sodium sanguin le plus faible avaient bu plus de 3 litres de boissons hydratantes durant la course. Lorsque la Fédération d'athlétisme américaine *USA Track and Field* a réalisé que nombre d'athlètes couraient un risque d'hyponatrémie, elle a modifié ses recommandations. Désormais, elle conseille aux athlètes – et cela s'applique pareillement aux sportifs occasionnels, et à toute personne s'apprêtant à se livrer à un effort physique intense – de partir bien hydratés (urine pâle), et de ne boire que lorsqu'ils ont soif. La règle d'or est donc : ne buvez pas trop !

La consommation de liquide idéale est d'environ 1,5 à 2 litres par jour. La couleur de votre urine est un bon indicateur : si elle est trop sombre, vous ne buvez sans doute pas assez ; une teinte paille claire est considérée comme souhaitable. Fiez-vous également à vos sensations, car l'environnement peut jouer un rôle important : dans un bureau surchauffé où l'air est sec, il peut être nécessaire de boire plus que chez soi. Nos besoins évoluent également selon la saison, notre degré d'activité, l'intensité de notre transpiration, etc.

IDÉE REÇUE N° 5 : LE RÉGIME PRIME SUR L'EXERCICE PHYSIQUE

C'est un fait : il n'est pas toujours facile de perdre du poids. Certaines personnes choisissent donc de s'astreindre à un régime draconien – en réduisant radicalement leur apport énergétique durant une semaine ou deux – pour se débarrasser d'un excès de poids avant de partir en vacances ou pour toute autre occasion. Avec ce type de régime, on peut en effet perdre rapidement plusieurs kilos, mais on les reprend généralement encore plus vite. C'est ce que l'on appelle l'« effet yoyo » (suite rapide de prises et de pertes de poids). L'une des principales raisons de ce phénomène est que lorsque nous perdons du poids trop rapidement, notre métabolisme diminue, ce qui signifie que nous brûlons moins de calories. Notre organisme tente ainsi d'exploiter au mieux les calories (réduites) dont il dispose. Lorsque, par la suite, nous recommençons à nous nourrir normalement, il en « profite » pour stocker davantage de calories sous forme de graisse, et en brûle par conséquent moins. Quelle que soit la frugalité de notre régime, nous avons alors de plus en plus de mal à perdre du poids, car notre métabolisme continue à diminuer. Cela signifie que, pour perdre du poids et ne plus le reprendre, il est très important de réduire progressivement la quantité de nourriture absorbée, tout en augmentant parallèlement l'activité physique. Celle-ci contribue à préserver la masse musculaire, qui est sans cela l'une des premières à fondre lorsque l'on suit un régime très strict. De plus, lorsque les muscles sont en activité, le métabolisme augmente, ce qui permet de brûler des calories plus facilement.

Avec l'âge, le métabolisme diminue naturellement. Le corps a besoin de moins de calories pour répondre à ses besoins en énergie, et toute consommation excessive s'accumule alors sous forme de graisse. Si l'on fait moins d'exercice en vieillissant, cela aggrave encore le phénomène. Pour tout individu souhaitant maîtriser son poids, il est fondamental de sortir de ce cercle vicieux : d'une part en mangeant moins, et d'autre part en devenant physiquement plus actif. L'activité physique fait baisser la tension artérielle, augmente la sensibilité à l'insuline, et améliore le taux de lipides sanguins et la santé vasculaire. Une personne ne pratiquant aucune activité physique court un risque accru de contracter une maladie cardiovasculaire, le diabète, ou un cancer. Il est d'autre part essentiel de pratiquer une activité physique pour parvenir à perdre de la graisse viscérale (abdominale), ce qui est très important pour prévenir le diabète. En effet, il est très difficile d'y parvenir uniquement grâce à un régime. Conclusion : si vous êtes en surpoids, et si votre tolérance au glucose est altérée, le fait d'associer une activité physique à un changement d'alimentation peut vous préserver de devenir diabétique.

IDÉE REÇUE N° 6 : UNE FAIBLE CONSOMMATION DE FIBRES ALIMENTAIRES PEUT CAUSER LE CANCER DU CÔLON

Voilà maintenant plus de trente ans que l'on nous recommande de consommer davantage de fibres alimentaires pour réduire notre risque de développer un cancer du côlon. Il semblerait qu'un article de Dennis Burkitt, paru en 1969 dans *The Lancet*, soit à l'origine de cette recommandation. L'auteur y attribuait la raison de l'incidence plus faible du cancer du côlon dans les pays d'Afrique à leur consommation plus importante de fibres alimentaires. Depuis, les fibres ont souvent été présentées comme de véritables « balais des intestins », qui en élimineraient les toxines potentiellement cancérigènes, et agiraient au passage contre la constipation. Au fil des années, cette conception a néanmoins évolué. En effet, les fibres alimentaires consommées à travers les céréales et le son ajouté aux aliments n'ont pas réussi à faire diminuer le nombre de cancers du côlon. Les personnes qui mangent beaucoup de fruits et légumes présentent, certes, une incidence moindre de cancers des intestins, mais on pense aujourd'hui que, plutôt que les fibres, ce sont les micronutriments contenus dans ces aliments qui offrent une protection anticancéreuse.

Une forte consommation de viande est également étroitement liée au cancer du côlon. On n'a pas encore déterminé si cela était dû à des substances inhérentes à la viande elle-même, ou apparaissant au cours du processus de cuisson. Quoi qu'il en soit, les conseils de prévention du cancer du côlon sont donc très proches de ceux visant à nous protéger des maladies cardiovasculaires : manger beaucoup de fruits et légumes, moins de viande rouge, et faire régulièrement de l'exercice.

IDÉE REÇUE N° 7 : LES PHYTOSTÉROLS – UNE BONNE IDÉE POUR RÉDUIRE LE CHOLESTÉROL ?

Ces dernières années, de nombreux aliments, parmi lesquels des margarines et des pâtes à tartiner à teneur réduite en graisses, des yaourts, des boissons et des sauces de salade, ont été commercialisés en alléguant leur capacité à faire baisser le cholestérol LDL. Ces aliments contiennent soit des stérols végétaux, soit des stanols, bref des substances chimiques végétales dont le nom générique est « phytostérols », qui réduisent le cholestérol en bloquant son absorption. Ces aliments reposent sur l'idée qu'une baisse du cholestérol LDL réduit le risque de maladie cardiovasculaire. Mais, en réalité, leur action est assez faible – 5 à 10 % de réduction du cholestérol LDL. De plus, aucun essai clinique à long terme ne confirme que ces produits réduisent réellement l'incidence des maladies cardiovasculaires. À l'heure actuelle, on ne peut donc pas recommander de consommer des produits aux phytostérols, ni pour maîtriser efficacement le taux de cholestérol, ni pour protéger des maladies cardiovasculaires.

À RETENIR

Le simple fait de modifier en profondeur notre alimentation et notre mode de vie ouvre la voie à de multiples possibilités d'améliorer durablement notre santé.

CHAPITRE 10

CHANGER SES HABITUDES POUR PRÉVENIR LES MALADIES

L'INSTINCT DE CONSERVATION EST L'UN DES PLUS FORTS CHEZ l'être humain. Pourtant, en matière d'alimentation, et malgré toutes les informations disponibles, on rencontre fréquemment un certain manque de volonté à faire l'effort de bien manger. Or, qualité et espérance de vie sont beaucoup plus étroitement liées à nos habitudes, notamment alimentaires, que ce que l'on peut parfois croire. En matière de santé et d'alimentation, la grande majorité des données pointe l'importance d'une nourriture variée, incluant une grande quantité de fruits et légumes.

Beaucoup de gens se reposent sur les médicaments. Pourtant, il n'y a pas de pilule magique contre le diabète ou les maladies cardiovasculaires : il n'existe que des traitements fort coûteux permettant de gérer plus ou moins bien ces maladies une fois qu'elles se sont déclarées et ayant des effets secondaires à long terme plus ou moins gênants. Les autorités publiques investissent davantage dans la gestion des conséquences de nos mauvaises habitudes de vie que dans la lutte contre les modes d'alimentation inadaptés et le manque d'exercice. Pour éviter que le XXIe siècle ne connaisse un désastre sanitaire auquel aucun pays n'a les moyens de faire face, il est urgent de changer nos habitudes alimentaires et notre comportement général.

NOUS SOMMES CE QUE NOUS MANGEONS

Le message est clair et sans ambiguïté : une alimentation saine et une activité physique régulière nous protègent contre les maladies cardiovasculaires. Mais certaines personnes se demandent à quoi bon se protéger de ces maladies si c'est pour souffrir de démence quand elles seront vieilles ? Ces personnes n'ont pas compris que les facteurs qui influent sur le risque de contracter une maladie cardiovasculaire sont les mêmes que ceux qui prédisposent à un accident vasculaire cérébral (AVC) et causent le déclin de nos fonctions cognitives, pouvant en cela entraîner l'apparition de la démence. Voilà pourquoi il est crucial d'adopter tout au long de notre existence une alimentation et un mode de vie qui protègent notre santé vasculaire.

Une personne qui ne fume pas, mange tous les jours des fruits et légumes, pratique régulièrement une activité physique, et boit quotidiennement des quantités faibles à modérées d'alcool a peu de risque de développer une maladie cardiovasculaire. Des études européennes menées sur des hommes et des femmes en bonne santé ont montré que chez celles et ceux qui avaient à la fois de telles habitudes de vie, et suivaient un régime méditerranéen, les risques cancéreux et cardiovasculaire étaient réduits de deux tiers.

IL N'EST JAMAIS TROP TARD POUR CHANGER SES HABITUDES

Les professionnels de la santé reconnaissent aujourd'hui qu'une mauvaise alimentation joue un rôle majeur dans de nombreuses maladies. Lorsqu'on leur diagnostique une pathologie, beaucoup de personnes admettent certes que leurs mauvaises habitudes ont contribué à leur ruiner leur santé, mais elles croient qu'il est trop tard pour changer. Bien sûr, il n'est pas toujours possible de tout réparer, mais de nombreuses études ont montré que les personnes qui adoptaient de bonnes habitudes pouvaient améliorer leur bien-être et allonger leur espérance de vie par rapport à celles qui, souffrant de problèmes de santé similaires, refusent de modifier leur alimentation et/ou leur mode de vie.

Par exemple, arrêter de fumer permet de réduire d'un tiers le nombre des décès parmi les patients souffrant de maladies coronariennes (et même de moitié pour l'ensemble de la population). Le fait de pratiquer davantage d'exercice et de boire régulièrement de l'alcool (à raison d'un à deux verres par jour) réduisent les taux de décès de 20 à 25 %. On estime qu'en modifiant son alimentation et en accordant plus de place aux fruits et légumes, aux poissons gras, aux légumineuses et aux fruits à coque, on réduit de moitié le nombre des décès. Ces chiffres sont meilleurs que ceux d'études menées sur des patients atteints de maladies cardiovasculaires chez qui, suite à un traitement à l'aspirine ou aux statines, le nombre de décès diminue de 20 à 40 %. Autrement dit : quel que soit votre âge, il n'est jamais trop tard pour changer !

ADOPTER UN MODE DE VIE SAIN DE TYPE MÉDITERRANÉEN

C'est l'Étude des sept pays qui est à l'origine de l'idée qu'un régime de type méditerranéen pourrait réduire le nombre des maladies cardiovasculaires. Cette étude, menée par le nutritionniste américain Dr Ancel Keys, a débuté dans les années 1950. Au bout de 15 ans, elle révélait sans doute possible que le nombre des décès dus à des maladies cardiovasculaires était bien inférieur en Crète que dans le reste des régions étudiées. Le régime crétois, qui fait la part belle aux fruits, légumes, poissons, légumineuses, céréales complètes, et aux fruits à coque, est de ce fait riche en vitamines et en minéraux ; de plus, il apporte des protéines essentiellement végétales, et comporte peu de viande, de féculents raffinés et de sucre. Il présente par ailleurs une proportion relativement élevée de matières grasses – jusqu'à 35 % de l'apport calorique –, mais celles-ci se composent principalement de graisses monoinsaturées fournies par l'huile d'olive.

LES SECRETS DU RÉGIME CRÉTOIS

Le régime crétois recèle d'autres atouts cardiovasculaires découverts dans les années 1990. L'un des principaux réside dans la relative abondance d'acides gras polyinsaturés oméga-3. Dans les années 1960, le régime crétois comprenait différentes sources d'oméga-3, dont la plus importante était sans doute le pourpier, un légume au goût légèrement poivré, qui se consomme en salade ou en soupe. Cette plante sauvage commune ne présente pas une teneur particulièrement élevée en acides gras, mais elle contient en revanche 4 à 5 fois plus d'oméga-3 que d'oméga-6. Néanmoins, le pourpier n'était pas la seule source alimentaire d'oméga-3 pour les Crétois. En effet, leurs animaux se nourrissaient également de cette plante, et leur fournissaient en conséquence des aliments naturellement riches en oméga-3. C'était notamment le cas des œufs, qui présentaient un bon rapport oméga-6/oméga-3 (on considère que le rapport oméga-6/oméga-3 idéal se situe entre 2/1 et 1/1), tandis que la plupart de ceux que nous achetons aujourd'hui proviennent de poules nourries de céréales et présentent un rapport oméga-6/oméga-3 de 20 /1, ce qui n'est pas bon pour la santé.

La plupart d'entre nous ne consomment pas assez d'oméga-3. Depuis que l'on nous encourage à remplacer les graisses saturées par des graisses polyinsaturées, on nous recommande à cette fin de consommer des huiles végétales telles que l'huile de tournesol ou de maïs. Mais si celles-ci sont riches en oméga-6, elles ne contiennent par contre pas d'oméga-3 ! Aussi la plupart d'entre nous consomment-ils au moins 10 à 15 fois plus d'oméga-6 que d'oméga-3. Cette situation génère un déséquilibre interférant avec la capacité de notre organisme à transformer les oméga-3 d'origine végétale en EPA (acide eicosapentaénoïque) et en DHA (acide docosahexaénoïque), deux acides gras oméga-3 dont le cerveau et différents tissus ont besoin pour être en parfaite santé. Il est donc très important de réduire notre consommation d'oméga-6 et d'augmenter la quantité d'aliments riches en oméga-3, si l'on veut corriger le déséquilibre induit par la plupart des régimes alimentaires modernes.

ALIMENTATION ET TENSION ARTÉRIELLE

Certains éléments indiquent que le poids influe sur la tension artérielle. Si vous présentez une tension légèrement élevée (entre 120/80 et 140/90 mmHg) contre laquelle il est question de vous faire prendre des médicaments, perdez du poids ! C'est l'un des meilleurs moyens de faire baisser votre tension. Et si vous prenez déjà des remèdes contre l'hypertension, perdre du poids peut rendre votre traitement plus efficace. Pour chaque kilo en moins, la tension artérielle baisse d'environ 1 mmHg. Cela peut paraître peu, mais si vous perdez 5 ou 10 kg, cela agira réellement sur votre bien-être à long terme, car l'hypertension artérielle est l'un des principaux facteurs de risque cardiovasculaire. C'est l'association d'un apport calorique réduit et d'exercices d'endurance réguliers qui s'avère être la plus bénéfique. Mais le simple fait de manger davantage de fruits et légumes peut déjà réduire la tension.

MACRONUTRIMENTS, MALADIES CARDIOVASCULAIRES ET PERTE DE POIDS

Une comparaison des impacts respectifs sur la tension artérielle et le risque cardiovasculaire de différentes répartitions des macronutriments (glucides, lipides et protéines) a révélé des résultats très intéressants. Cette comparaison portait sur trois régimes :

- un régime hyperglucidique (58 % des calories provenaient de glucides, 27 % de lipides et 15 % de protéines)
- un régime hyperlipidique (48 % des calories provenaient de glucides, 37 % de lipides et 15 % de protéines)
- un régime hyperprotéique (48 % des calories provenaient de glucides, 27 % de lipides et 25 % de protéines).

Tous trois étaient riches en fruits et légumes, et pauvres en graisses saturées et en sel. Dans le cas du régime hyperlipidique, l'apport des graisses monoinsaturées avait été augmenté en accroissant la consommation d'huiles végétales (olive, colza et carthame), de fruits à coque et de graines. Pour le régime hyperprotéique, 2/3 de l'apport en protéines étaient d'origine végétale (légumineuses, céréales, fruits à coque et graines).

La plupart des participants à l'étude étaient en surpoids (34 %) ou obèses (45 %). Étant donné que le seul fait de perdre du poids influe sur la tension artérielle, les régimes des participants avaient été conçus pour maintenir leur poids corporel inchangé.

Résultat : tous les régimes entraînèrent une réduction de la tension artérielle, explicable par la réduction de la consommation de sel (sodium) et l'apport accru de potassium dû à l'augmentation de la quantité de fruits et légumes. C'est le régime hyperglucidique qui s'avéra avoir l'impact le moins bénéfique, à la fois en ce qui concerne le cholestérol et la réduction globale du risque cardiovasculaire.

En règle générale, le meilleur régime s'avère associer des éléments des régimes hyperlipidique et hyperprotéinique : la proportion des calories provenant de glucides ne doit pas excéder 50 %, environ 30 % doivent être issus de lipides (dont au moins la moitié doit se composer de graisses monoinsaturées), et 20 % de protéines. En adoptant ce type de régime, et en réduisant légèrement votre consommation calorique, vous améliorerez votre santé et perdrez peu à peu du poids.

MODE DE VIE : LES CHOIX QUI AIDENT À PRÉVENIR LE CANCER

La plupart d'entre nous savent que l'obésité accroît le risque de diabète. Mais savez-vous que l'obésité multiplie pratiquement par deux le risque de développer un cancer ? La relation entre obésité et cancer n'est d'ailleurs pas seulement une affaire de surpoids. Un apport calorique trop important peut entraîner un taux accru d'insuline qui, à son tour, peut favoriser la croissance de cellules cancéreuses. De plus, les aliments responsables de l'obésité sont généralement mauvais pour la santé, et ne fournissent aucun des nutriments protecteurs contre le cancer.

Une consommation excessive d'alcool est également un facteur aggravant, car elle peut entraîner des cancers du sein, du côlon, du foie, de la bouche et de la gorge et ce, d'autant plus si l'alimentation présente d'autres déséquilibres. On sait par exemple que l'alcool interfère avec l'assimilation des folates (vitamine B9). Toute personne buvant des boissons alcoolisées doit en conséquence veiller à consommer beaucoup de fruits et légumes, pour contrer le risque de cancer.

LE RÔLE DU SYSTÈME IMMUNITAIRE

On ne connaît pas encore suffisamment les facteurs qui entraînent la croissance et la dissémination de tumeurs. Faut-il renforcer notre système naturel de défense afin que notre corps soit plus à même d'éliminer les cellules cancéreuses lorsqu'elles apparaissent ? Des données collectées parmi des patients prenant des médicaments immunosuppresseurs, par exemple après une greffe de rein, montrent en effet une augmentation de la prévalence des tumeurs. Ceci indique que le système immunitaire contrôle en permanence la croissance des tumeurs ; c'est ce que l'on appelle la surveillance immunitaire. Afin de réduire le risque de développer un cancer, il est important de maintenir son système immunitaire en bon état de fonctionnement grâce à une alimentation adaptée. Le vieillissement entraîne un affaiblissement de la fonction immunitaire : c'est un aspect supplémentaire de l'importance d'une alimentation saine dans la protection du système immunitaire, particulièrement lorsque nous prenons de l'âge.

LE LYCOPÈNE

En Italie et dans d'autres pays méditerranéens, un lien a été établi entre une importante consommation de tomates et une incidence beaucoup plus faible de cancer de la prostate, ainsi que de cancers du poumon, du sein, de l'ovaire et du côlon. On attribue généralement ce phénomène au lycopène, un caroténoïde très abondant dans les tomates. Mais aucune étude n'indique que les compléments alimentaires de lycopène auraient les mêmes effets bénéfiques que les tomates elles-mêmes. Cela suggère qu'une forte consommation de lycopène n'est sans doute rien d'autre que l'indicateur d'une alimentation saine, riche en nombreux nutriments protecteurs de la santé.

LE SÉLÉNIUM

Les carences en sélénium, un oligoélément, sont associées à un risque accru de développement de certains cancers, parmi lesquels les cancers de la prostate, du poumon, du sein et du côlon. Le sélénium est essentiel pour la production des hormones thyroïdiennes, ainsi que pour le bon fonctionnement du système immunitaire. On considère également les carences en sélénium comme étant susceptibles d'augmenter le risque d'athérosclérose, d'arthrose, et d'accélérer le vieillissement. Dans la plupart des pays, la consommation de sélénium est considérée comme étant suffisante chez les personnes ayant une alimentation variée et équilibrée, car la plupart des fruits, des légumes et des aliments d'origine animale en contiennent une certaine quantité. Mais dans les zones – comme l'Europe – dont le sol est pauvre en sélénium, l'ensemble de l'alimentation risque de l'être également. Il est donc conseillé de consommer des aliments qui, eux, en contiennent beaucoup.

CANCER ET ADDITIFS

Dans quelle mesure les techniques de fabrication des aliments favorisent-elles le cancer ? Les substances artificielles contenues dans les aliments peuvent provenir de résidus de pesticides, ou de produits chimiques ajoutés lors de la fabrication soit pour qu'ils se conservent mieux et plus longtemps, soit pour les aromatiser, les édulcorer, les colorer, etc. Il est difficile d'apprécier l'impact de ces produits chimiques sur notre santé. Le meilleur moyen d'éviter de possibles maladies liées à ces additifs alimentaires est de manger autant que possible des produits frais et naturels, biologiques de préférence.

MÉTHODES DE CUISSON ET CANCER

Le mode de cuisson lui-même peut engendrer des substances chimiques toxiques et potentiellement cancérigènes. Par exemple, lorsque l'on fait cuire des aliments avec des huiles contenant des graisses polyinsaturées, cela génère un mélange de composés réactifs pouvant augmenter le risque de cancer ou de maladie cardiovasculaire. Toute cuisson à haute température, qu'il s'agisse de rôtis ou, surtout, de grillades, est susceptible de développer de nombreux produits chimiques potentiellement toxiques. D'un point de vue général, il est fortement conseillé d'éviter de laisser brûler la nourriture. Quant à la surcuisson, elle détruit divers nutriments, dont les vitamines.

L'IMPORTANCE DE LA VITAMINE D

La vitamine D est importante à plusieurs titres. Elle joue un rôle crucial dans la stimulation de l'absorption du calcium par les intestins, calcium sans lequel les os risquent de se fragiliser, ce qui peut mener à l'ostéoporose. Elle réduit également le risque de cancer du sein, du poumon, du côlon et de la prostate, car elle inhibe la croissance des cellules cancéreuses. Un faible taux de vitamine D augmente le risque d'hypertension artérielle et de maladie cardiovasculaire, et une carence avérée en vitamine D est susceptible d'entraîner des maladies auto-immunes telles que la polyarthrite rhumatoïde ou la sclérose en plaques.

L'exposition à la lumière solaire est la principale source de vitamine D. Chacun sait qu'il faut se protéger du soleil pour éviter le cancer de la peau, mais il n'est pas sain de s'en préserver totalement. La bonne attitude à adopter est de s'exposer régulièrement au soleil, mais uniquement pour des laps de temps très courts, et en évitant par-dessus tout les coups de soleil. Lorsque l'on vieillit et que l'on expose moins sa peau à la lumière du soleil, on court un plus grand risque de manquer de vitamine D. La vitamine D synthétisée par la peau a beau être stockée dans les tissus adipeux, ce mécanisme ne suffit pas pour assurer un taux stable tout au long de l'année. Il faut donc avoir recours à la deuxième source de vitamine D : l'alimentation. En dehors des poissons gras qui sont de bons fournisseurs de ce nutriment, très peu d'aliments contiennent naturellement assez de vitamine D pour subvenir à nos besoins quotidiens. C'est pourquoi en Europe et aux États-Unis, certains aliments sont renforcés en vitamine D, notamment certaines céréales pour le petit déjeuner et différents produits laitiers.

COMMENT ÉVITER L'OSTÉOPOROSE ?

Que faut-il faire pour prévenir l'ostéoporose ? En fait, à peu près la même chose que pour favoriser une bonne santé cardiovasculaire : consommer suffisamment de vitamine D, beaucoup de fruits et de légumes verts, maintenir un bon équilibre minéral – le calcium est le plus important des minéraux, mais pas le seul –, et bouger beaucoup !

Chez les hommes comme chez les femmes, c'est entre 25 et 40 ans que la masse osseuse est la plus importante. Après 40 ans, la densité osseuse baisse progressivement, et les os se fragilisent. L'ostéoporose est une maladie qui résulte d'une modification de la structure osseuse, dont l'affaiblissement est tel qu'il entraîne un risque accru de fracture. Elle concerne une femme sur trois et un homme sur douze, et elle est particulièrement répandue chez les personnes présentant des facteurs de risque de maladies cardiovasculaires.

La plupart des gens sont surpris d'apprendre que la masse osseuse est une structure très dynamique qui se renouvelle constamment. Ce cycle est équilibré par les interactions entre les cellules qui produisent l'os (les ostéoblastes) et celles qui le résorbent (les ostéoclastes). Au fur et à mesure que nous vieillissons, l'activité des ostéoclastes prend le pas sur celle des ostéoblastes, diminuant la densité osseuse.

Certaines hormones, ainsi que certains minéraux et vitamines, influent sur cet équilibre entre ostéoclastes et ostéoblastes. Pour les femmes, on insiste considérablement sur les bénéfices des œstrogènes en matière de conservation de la masse osseuse. La baisse du taux d'œstrogènes suite à la ménopause est le principal facteur de risque d'ostéoporose, mais pas le seul. On ne cerne pas encore bien l'influence de la génétique sur cette maladie, mais si vous savez qu'il existe des cas d'ostéoporose dans votre famille, il serait bon que vous fassiez l'effort de suivre un régime et un programme d'activité physique appropriés pour réduire vos risques de développer cette maladie.

VITAMINES ET MINÉRAUX

Beaucoup de gens pensent que la meilleure défense contre l'ostéoporose consiste à consommer une grande quantité de produits laitiers, qui sont une source importante de calcium. S'il ne fait aucun doute qu'il est indispensable d'avoir un apport adapté en calcium tout au long de notre vie pour préserver notre masse osseuse, cela ne suffit pas pour autant à prévenir l'ostéoporose. De nombreuses études menées sur le sujet n'ont pas réussi à prouver qu'il existait un lien entre la consommation de calcium et le risque de fracture, excepté pour les cas d'apport très faible en calcium. En la matière, l'apport en vitamine D est beaucoup plus important. Mais d'autres vitamines et micronutriments jouent également un rôle protecteur de la masse osseuse. La vitamine K est cruciale dans la formation des os. La vitamine C joue, elle, un rôle essentiel dans la production du collagène (qui est l'un des éléments constitutifs des os et des tissus conjonctifs). Les régimes riches en sel (chlorure de sodium) et pauvres en potassium accentuent la perte de calcium en favorisant son excrétion par les reins. On peut éviter ce phénomène et s'assurer une exploitation optimale du calcium ingéré en réduisant sa consommation de sel, et en mangeant davantage de fruits. Le magnésium est également un élément essentiel dans la formation d'une masse osseuse solide et en bonne santé. Une série d'autres minéraux et oligoéléments – bore, cuivre, fluor, manganèse, silicium, zinc – sont eux aussi importants pour la santé des os. Ils jouent tous un rôle dans la densification minérale osseuse, mais il reste à déterminer précisément leur importance respective en matière de prévention de l'ostéoporose.

Quant aux compléments alimentaires contenant trop de vitamine A sous forme de rétinol (la vitamine antivieillissement cutané), ils fragilisent les os, et pourraient même multiplier par deux les risques de fracture de la hanche. Une consommation supérieure à 1 500 µg de vitamine A par jour est nocive : prenez garde à ne pas dépasser cette dose.

L'EXERCICE

Un autre élément-clé de la santé osseuse est la pratique régulière d'une activité physique, notamment d'exercices dits de « mise en charge » – tels que la marche, la course, etc. qui utilisent le poids du corps, au contraire des exercices effectués au sol, ou à la natation – ou d'« exercices contre résistance », effectués avec des poids.

HORLOGE MÉTABOLIQUE : QUAND DOIT-ON MANGER ?

De nombreux régimes amincissants imposent de manger un certain nombre de calories à différents moments de la journée. La plupart considèrent le petit déjeuner comme le repas le plus important. Si vous avez un mode de vie très actif, vous avez en effet sans doute des besoins importants au petit déjeuner. Mais cela n'est pas forcément le cas de tout le monde. Dans d'autres régimes, il est déconseillé d'absorber une majorité des calories journalières au cours du dîner. Mais il est difficile de généraliser. Chacun d'entre nous doit pouvoir déterminer lui-même, selon ses besoins en énergie et son appétit, quels sont les moments qui lui conviennent le mieux pour manger. Dans certains régimes, il est conseillé de grignoter entre les repas. Les raisons avancées sont notamment que cela active le métabolisme et le rend plus efficace, et que cela stabilise notre niveau d'énergie, nous évitant de trop manger au cours du repas suivant. En réalité, le fait de « jeûner » entre les repas nous aide à brûler des graisses. Ce qu'il faut en tout cas éviter à tout prix sont les en-cas riches en glucides, car ils empêchent notre organisme de fonctionner en mode « brûleur de graisses ».

L'IMPORTANCE DU SOMMEIL

Le manque de sommeil accroît le risque de diabète. Chez les individus qui dorment moins de cinq heures par nuit, le risque de développer cette maladie est deux fois et demie plus élevé que chez ceux qui dorment sept à huit heures. Il est intéressant de noter que chez les personnes dormant neuf heures ou plus, le risque est également deux fois plus élevé.

Nos habitudes de repos affectent notre appétit et notre activité métabolique, et peuvent entraîner une suralimentation. Le manque de sommeil peut notamment nous conduire à manger trop – et à choisir les mauvais aliments. En effet, il induit des modifications hormonales, qui à leur tour augmentent notre appétit. Si votre nuit a été courte, il vaut donc mieux que vous évitiez de vous accorder un petit déjeuner copieux, car vous aurez du mal à estimer la quantité de nourriture dont vous avez vraiment besoin.

LE POUVOIR DE LA « POSITIVE ATTITUDE »

Tant qu'une personne n'a pas le désir de changer, il ne sert pas à grand-chose de lui conseiller de vivre sainement. On sait qu'une attitude positive aide par exemple à se remettre plus vite d'une maladie. De même, il est beaucoup plus facile de perdre du poids si vous êtes dans un état d'esprit positif. La pratique régulière d'une activité physique relativement intense peut vous aider à acquérir une image positive de vous-même. En effet, elle combat efficacement le stress, et augmente la confiance en soi. Et lorsqu'on est optimiste, on ressent chaque petit pas en avant comme une progression vers l'objectif visé : être en meilleure santé. Et c'est un cercle vertueux !

RÉDUIRE LE RISQUE DE DÉMENCE

Un esprit sain a besoin d'un corps sain. Tous les facteurs de risque cardiovasculaire (hypertension artérielle, cholestérol LDL élevé, tabac, diabète) peuvent également avoir des effets négatifs sur les fonctions cognitives. La pratique régulière d'un exercice physique joue également un rôle important. Pour résumer : il faut maintenir nos vaisseaux sanguins en bonne santé pour que notre cerveau le soit aussi.

PROTÉGER SA VUE

La cataracte et la dégénérescence maculaire liée à l'âge (DMLA) sont les principales causes de perte de la vision et de cécité chez les personnes âgées. La cataracte se produit lorsque le cristallin de l'œil s'opacifie, ce qui trouble la vue et l'affaiblit, notamment lorsque la luminosité est mauvaise. La cataracte peut être traitée par une simple opération chirurgicale. La DMLA est, elle, un problème beaucoup plus grave, car il n'existe à ce jour aucun traitement à l'efficacité avérée, et elle entraîne une perte définitive de la vision. Le nom de cette maladie provient de la macula, qui est la partie centrale de la rétine (membrane située dans le fond de l'œil) ; c'est elle qui donne la vision la plus nette. Lorsqu'elle est abîmée, elle entraîne une vision floue ou déformée, puis l'apparition de taches dans le champ visuel. Cette dégénérescence peut finir par rendre impossible la conduite d'un véhicule, et rend la lecture difficile ou même impossible.

Quels sont les principaux facteurs de risque de DMLA ? L'âge, l'histoire familiale, le sexe – les femmes sont plus touchées que les hommes – et l'origine ethnique (cette maladie touche surtout les Blancs). Une exposition trop importante à une lumière forte peut également contribuer à endommager la rétine. Arrêter de fumer est la meilleure chose à faire si l'on veut éviter la DMLA. D'autre part, les personnes souffrant de maladie coronarienne ont un risque plus élevé que la normale de développer une DMLA. Conclusion : si vous ne protégez pas la santé de vos vaisseaux sanguins, votre rétine en souffrira (de même d'ailleurs que d'autres organes vitaux).

Les caroténoïdes alimentaires jouent un rôle important dans la protection de la macula et les plus importants d'entre eux sont la lutéine et la zéaxanthine. En effet, les cellules de la macula absorbent ces caroténoïdes présents dans le sang, et les concentrent de façon sélective ; aussi suppose-t-on que la lutéine et la zéaxanthine sont essentielles en matière de santé oculaire. Les personnes dont la rétine présente des taux faibles de ces caroténoïdes risquent davantage que d'autres de souffrir de perte de vision et de cécité : ce que vous mangez joue donc un rôle important dans la protection de votre vue. Différents aliments contiennent une forte proportion de lutéine et de zéaxanthine. C'est le cas des légumes verts tels que les épinards, des variétés vertes de choux, du brocoli ou du chou frisé. D'autres nutriments influent aussi sur la santé de l'œil. Par exemple, une consommation élevée d'acides gras oméga-3 est essentielle pour que la rétine fonctionne de manière optimale.

LES COMPLÉMENTS ALIMENTAIRES NE REMPLACENT PAS UN RÉGIME SAIN ET ÉQUILIBRÉ

Certes, il est important de recommander la consommation d'une quantité quotidienne minimum de certaines vitamines. Mais des essais cliniques menés sur l'utilisation de compléments alimentaires pour tenter de pallier des carences en minéraux ou en vitamines se sont avérés bien peu concluants. Ce qui n'empêche pas que l'on continue de conseiller le recours aux compléments alimentaires. Dans des revues, à la radio et à la télévision, des journalistes médicaux promeuvent tel ou tel produit. Ces conseils se fondent en grande partie sur l'hypothèse qu'il est possible de compléter un apport faible en nutriments par des suppléments. En général, ces recommandations semblent fort logiques, mais des essais cliniques on montré l'inutilité, voire la nocivité, de ces compléments alimentaires.

Un lien a été établi par certains chercheurs entre un taux bas en bêta-carotène et le cancer du poumon. Mais deux importants essais cliniques menés sur des compléments de bêta-carotène consommés par des fumeurs n'ont non seulement prouvé aucune action bénéfique, mais ont même mis en lumière que le nombre de cancers, ainsi que de décès, était supérieur chez les sujets ayant reçu ces suppléments.

Des études menées sur des compléments de vitamine E ont, elles, prouvé que, consommés en trop grande quantité, ils étaient généralement nocifs. Tout dépend de la dose quotidienne : si elle est inférieure ou égale à 100 mg, elle n'a pas d'effet indésirable, et est parfois même bénéfique ; comprise entre 100 et 267 mg, elle n'a montré aucun effet positif ; supérieure à 267 mg, la dose s'est avérée être fréquemment dommageable. Il est difficile d'ingérer plus de 100 mg de vitamine E en un jour sur la seule base de l'alimentation ; la meilleure façon de s'assurer un apport adapté est donc de consommer des aliments riches en vitamine E comme l'avocat, les fruits à coque et les graines, et d'éviter les suppléments.

SERONS-NOUS SAUVÉS PAR LES « SUPER-ALIMENTS » ?

« Super-aliment » est un terme utilisé pour désigner des aliments ayant une teneur naturellement très élevée en vitamines ou en minéraux. Mais on ne saurait vivre qu'en se nourrissant de ces (rares) aliments miraculeux. Ils ne sont donc intéressants que dans le cadre d'un régime sain et équilibré.

À RETENIR

Pour répondre à l'ensemble de nos besoins alimentaires, et contribuer au mieux à notre santé, les meilleurs régimes alimentaires doivent se composer d'un large éventail de nourritures saines. Il est important de savoir quels sont les aliments-clé qui doivent figurer régulièrement à votre menu. C'est l'objet du prochain chapitre.

CHAPITRE 11

LE GUIDE DE LA NUTRITION OPTIMALE

Vous pouvez utiliser mes recommandations diététiques comme un guide réunissant les meilleures habitudes alimentaires pour rester durablement en bonne santé. Les principes de base en sont :

- Respectez les bonnes proportions de matières grasses (saines), de glucides et de protéines.
- Choisissez des aliments diversifiés, riches en vitamines et en minéraux.
- Exploitez les vertus du vin rouge et d'autres aliments riches en polyphénols pour protéger au mieux vos vaisseaux sanguins.

QU'EST-CE QU'UNE ALIMENTATION COMPLÈTE ?

La plupart d'entre nous savent qu'il est important de suivre un régime équilibré. Avoir une alimentation complète signifie manger des aliments dont l'association nous apporte à la fois des lipides, des glucides et des protéines dans les bonnes proportions, et satisfait nos besoins en vitamines et en minéraux. Pour certains, c'est déjà peu ou prou le cas, et il leur suffira de diversifier davantage leurs aliments. Mais d'autres, dont le régime alimentaire excluait certaines denrées, risquent d'avoir des carences en minéraux et en vitamines. Ces carences accroissent le risque de cancer et de maladie cardiovasculaire, et rendent également plus démuni face à d'autres maladies, car le système immunitaire n'est pas assez bien armé pour combattre les infections.

Les glucides (sucres), les lipides (graisses) et les protéines sont des macronutriments qui fournissent de l'énergie à notre corps ; on mesure cette énergie en calories (ou pour être exact, en kilocalories) ou en kilojoules. On appelle micronutriments les vitamines, minéraux et oligoéléments ; ceux-ci n'apportent pas de calories. Trop de gens mangent principalement une nourriture à la fois très calorique et dénuée des micronutriments essentiels, contenant une forte proportion de glucides raffinés et de graisses saturées. Le problème ne réside pas seulement dans le fait que ces aliments peuvent nous faire grossir jusqu'à l'obésité, mais aussi en ce qu'ils ne constituent pas un régime approprié sur le plan nutritionnel. Il est à noter que la plupart des vitamines et des minéraux sont moins bien absorbés par l'organisme au fur et à mesure que nous vieillissons, ce qui signifie qu'il est particulièrement important pour les personnes âgées de se nourrir de façon adéquate si elles veulent éviter que leur santé ne s'altère rapidement.

Ce chapitre présente l'ensemble des aliments qui peuvent répondre à nos besoins pour ce qui est des minéraux et vitamines importants, en nous assurant un apport équilibré de glucides, de lipides et de protéines.

LE BON ÉQUILIBRE

Idéalement, notre consommation de calories doit se répartir comme suit : 50 % de glucides, 30 % de graisses et 20 % de protéines. Si l'on veut rester durablement en bonne santé, il est important d'adopter un menu quotidien aussi proche que possible de ce schéma. Bien sûr, il n'est pas facile de concevoir chaque repas en fonction des associations idéales ; le plus important est de veiller à consommer une majorité d'aliments sains, et de ne pas manger plus que nécessaire. Nous verrons plus bas qu'un grand nombre d'aliments contient à la fois des glucides, des graisses et des protéines (la graisse apporte environ 9 calories par gramme, contre 4 environ pour les protéines et les glucides).

L'apport quotidien recommandé de 2 000 calories pour une femme et 2 500 pour un homme peut représenter beaucoup plus – ou beaucoup moins – que ce dont une personne a réellement besoin, comme le montre le tableau ci-après. En effet, les différences peu-

APPORT CALORIQUE QUOTIDIEN RECOMMANDÉ

PEU ACTIF/ACTIVE

ÂGE	< 30	30–60	> 60
FEMMES			
57 kg	1600	1570	1400
83 kg	2050	1800	1700
HOMMES			
64 kg	1970	1900	1600
95 kg	2540	2350	2040

MODÉRÉMENT ACTIF/ACTIVE

ÂGE	< 30	30–60	> 60
FEMMES			
57 kg	2000	1950	1750
83 kg	2550	2270	2100
HOMMES			
64 kg	2470	2400	2000
95 kg	3180	2940	2540

TRÈS ACTIF/ACTIVE

ÂGE	< 30	30–60	> 60
FEMMES			
57 kg	2400	2350	2100
83 kg	3070	2700	2500
HOMMES			
64 kg	2960	2870	2400
95 kg	3600	3520	3050

vent être très marquées selon votre poids corporel, votre silhouette, et votre degré d'activité physique. Il est conseillé aux femmes enceintes ou qui allaitent de consulter leur médecin.

PENSEZ AU PETIT VERRE DE VIN

À condition d'être modérée, une consommation quotidienne de vin rouge peut améliorer vos chances de vivre plus longtemps et en meilleure santé. La règle : pas plus de 2 petits verres (12,5 cl) par jour pour une femme, 3 pour un homme. Cela correspond à 150-320 calories, qu'il faut compter dans votre total quotidien, surtout si vous essayez de perdre du poids.

AFFAMÉ(E) OU RASSASIÉ(E) ?

On assouvit mieux sa faim avec des protéines qu'avec des lipides, et mieux avec des lipides qu'avec des glucides. Lors de la digestion d'un repas riche en glucides, les sucres sont rapidement absorbés et passent dans le sang, ce qui stimule la sécrétion d'insuline par le pancréas. Lorsque la digestion est trop rapide, l'insuline stimule davantage notre appétit – nous ne nous sentons pas rassasiés.

La digestion d'un repas riche en lipides ou en protéines stimule, elle, la libération dans le sang de diverses hormones intestinales, qui envoient au cerveau des signaux destinés à nous faire arrêter de manger. En parallèle, les protéines digérées sont transformées en acides aminés. Or, notre organisme ne possède pas de mécanisme lui permettant de stocker des acides aminés spécifiques. Aussi, une fois couverts ses besoins quotidiens, il métabolise le surplus pour produire de l'énergie. Ce processus étant relativement lent, les acides aminés issus d'aliments protéiques entraînent une libération lente d'énergie, qui contribue à une sensation de satiété plus longue.

Le volume du bol alimentaire influe également sur la sensation de faim, qui disparaît quand notre estomac est plein. Les légumes, et notamment les salades, génèrent un bol alimentaire volumineux en raison de leur haute teneur en fibres alimentaires. C'est pourquoi le fait de manger beaucoup de légumes rassasie efficacement – sans compter que, de plus, les légumes apportent un large éventail de vitamines et de minéraux bons pour la santé.

COMBIEN DE PORTIONS DE FRUITS ET LÉGUMES FAUT-IL MANGER PAR JOUR ?

En France, les pouvoirs publics conseillent de manger « au moins 5 fruits et légumes par jour », mais selon les pays, les recommandations varient entre 5 et 12 portions. Une portion correspond environ à 80 g. Autrement dit, sur la base des 9 à 12 portions que je préconise, cela représente entre 750 g et 1 kg pour un homme, et 500 à 750 g pour une femme. Cela peut sembler beaucoup, mais si l'on mange des fruits et légumes au petit déjeuner, au déjeuner et au dîner, ces quantités sont vite atteintes.

Pour certains nutritionnistes, les pommes de terre ne font pas partie des légumes. Pourtant, elles constituent une bonne source de vitamine C et d'oligoéléments lorsqu'on les mange avec la peau : on peut donc manger deux à trois fois par semaine des pommes de terre nouvelles cuites en robe des champs. Mais ce n'est pas une raison pour considérer les frites comme des légumes !

L'un des principaux aspects du régime méditerranéen est la consommation de grandes quantités de fruits et légumes frais, qui apportent à l'organisme des vitamines et minéraux nombreux et variés, aux côtés d'autres substances chimiques végétales possédant des propriétés protectrices. Je tiens à insister sur la diversité, car les fruits et légumes contiennent différents nutriments qu'il convient d'associer pour une alimentation vraiment complète.

FRUITS ET LÉGUMES – VARIEZ LES PLAISIRS !

Considérez les fruits et légumes en fonction du type de nutriments qu'ils contiennent, et mangez tous les jours 1 ou 2 représentants de chaque groupe. Privilégiez-les frais ou surgelés.

• **Fruits et légumes riches en vitamine C**

Fruits : airelles, ananas, cassis, citron, clémentine, fraise, framboise, goyave, groseille, kiwi, litchi, mandarine, mandarine satsuma, mûre, myrtille, orange, pamplemousse, papaye

Légumes : brocoli, chou de Bruxelles, chou frisé, chou rouge, courgette, cresson, épinard, poivron, pomme de terre, romaine (salade), tomate

• **Fruits et légumes riches en acide folique (vitamine B9)**

Légumes : artichaut, asperge, avocat, brocoli, chou-fleur, choux verts, cresson, épinard, haricots et pois secs, roquette

Fruit : orange

• **Fruits et légumes riches en caroténoïdes**

Légumes : brocoli, carotte, chou frisé, courge butternut, cresson, épinard, haricots verts, maïs, poivron vert et rouge, potiron, radicchio (trévise), patate douce, tomate

Fruits : abricot, fruit de la passion, mangue, melon à chair orange, papaye

• **Fruits riches en polyphénols**

Airelle (ou canneberge), cassis, fraise, framboise, grenade, groseille, kaki et kaki sharon, mûre, myrtille, pomme

• **Légumes riches en minéraux et autres micronutriments**

Haricot sec, lentille, pois chiche, tofu

• **Légumes riches en glucides**

Betterave rouge, céleri-rave, fève, haricot sec, lentille, maïs, panais, petit pois, pois chiche, pomme de terre, tofu, topinambour

• **Légumes riches en prébiotiques**

Asperge, endive, oignon, poireau, topinambour

PROTÉINES : COMBIEN NOUS EN FAUT-IL ET LESQUELLES PRIVILÉGIER ?

Idéalement, les protéines devraient représenter environ 20 % de notre apport calorique. Dans de nombreux régimes, il est conseillé de n'en consommer qu'environ 15 %. Mais un régime alimentaire dans lequel les protéines représentent environ 20 % de l'apport calorique rassasie mieux et permet donc de mieux contrôler son appétit.

Certains des régimes les plus populaires conseillent de consommer beaucoup de protéines issues de viande, de volaille, de poisson et de produits laitiers. Mais si ces régimes peuvent nous aider à perdre du poids à court terme, ils sont loin d'être bons pour la santé à long terme.

Il y a beaucoup d'autres aliments qui contiennent également une proportion importante de protéines : haricots secs, lentilles, pois secs et pois chiches (bref les « légumineuses » ou « légumes secs ») se composent généralement d'environ deux fois et demie plus de glucides que de protéines, la proportion idéale lorsque l'on cherche à réaliser un apport calorique issu à 50 % de glucides et à 20 % de protéines.

REINS : ATTENTION DANGER

Les régimes hyperprotéinés peuvent nuire à vos reins. Les personnes en bonne santé n'ont pas besoin de se préoccuper particulièrement de cela, mais si vous êtes susceptible de développer une maladie des reins en raison par exemple d'une hypertension artérielle ou d'un diabète préexistants, il vaut vraiment mieux vous abstenir de vous jeter sur des steaks géants. Les personnes âgées doivent également savoir que la fonction rénale faiblit avec le temps.

LES PRODUITS À BASE DE SOJA

La plupart des légumineuses contiennent peu de lipides. Le soja est une exception, car il contient environ 20 % de matière grasse. Cependant, il s'agit d'un mélange assez sain de 15 à 20 % de graisses saturées, 20 à 25 % de graisses monoinsaturées, 7 à 8 % d'oméga-3 et de 50 % d'oméga-6. Le soja présente également un rapport protéines/glucides plus élevé que les autres légumineuses. L'association de ces différents éléments en fait un aliment très nourrissant, et explique pourquoi l'on considère ses protéines comme étant l'un des meilleurs substituts à la viande. Les fèves de soja et le tofu (dit aussi « fromage de soja ») étant relativement insipides, il est conseillé de les associer à d'autres ingrédients plus goûteux. La farine de soja sert par ailleurs à augmenter le contenu protéique de certains pains et autres produits boulangers.

LES BONNES SOURCES DE PROTÉINES

Si l'on veut que les protéines représentent 20 % de notre apport calorique, cela correspond à 400 à 500 des calories consommées quotidiennement. Une portion d'environ 150 g de poisson ou de viande maigre fournit dans les 200 calories, issues principalement de protéines.

ACIDES AMINÉS

Les protéines sont composées de 20 acides aminés différents. Parmi eux, huit sont dits essentiels (l'isoleucine, la leucine, la lysine, la méthionine, la phénylalanine, la thréonine, le tryptophane et la valine) car nous ne les produisons pas et devons donc les consommer pour rester en bonne santé. Les nourrissons ont, de plus, besoin d'un apport alimentaire d'histidine et d'arginine. Certaines protéines végétales ont de faibles teneurs en un ou plusieurs acides aminés. Ce qui signifie que s'il est conseillé de consommer davantage de protéines végétales, il est également important d'intégrer une certaine variété de légumineuses, fruits à coque, graines, céréales et légumes dans votre menu de la semaine. De la sorte, vous évitez les risques de carence. En général, l'association céréale-légumineuse offre l'éventail complet des acides aminés (riz-lentilles, semoule-pois chiches, etc.).

LES BONS ET LES MAUVAIS GLUCIDES

En matière de glucides, il est préférable de consommer des aliments non raffinés, tels que des céréales complètes pour le petit déjeuner, pâtes, pain et riz complets, qui apportent de surcroît des protéines, des vitamines et des minéraux.

GRAISSES, OMÉGA-3, OMÉGA-6 : MANGEZ ÉQUILIBRÉ

Je conseille un apport calorique provenant à 30 % des lipides (matières grasses). Selon les principes du régime méditerranéen, environ deux tiers des calories issues des matières grasses devraient être des graisses monoinsaturées (comme l'huile d'olive, les fruits à coque et l'avocat), et le tiers restant devrait se répartir pour moitié en acides gras polyinsaturés (AGPI) et pour moitié en graisses saturées. Les AGPI ne devraient pas représenter plus d'un tiers de votre consommation totale de lipides (soit 10 % de votre apport calorique total). Regardez les étiquettes des aliments et optez pour ceux dont la part de graisses saturées est inférieure à un cinquième de la quantité totale des matières grasses.

Les acides gras polyinsaturés oméga-3 et oméga-6 jouent un rôle important dans la préservation d'une santé optimale. Comme nous ne pouvons nous les procurer que par notre alimentation, on les appelle acides gras essentiels. Le DHA (acide docosahexaénoïque, qui est le principal type d'oméga-3) est particulièrement important pour le cerveau. Il existe des indices d'un lien possible entre un taux faible de DHA et un risque accru de démence sénile, ainsi qu'une prévalence plus élevée de trouble du déficit d'attention et/ou hyperactivité (TDA/H) chez les enfants et les jeunes adultes. Une consommation appropriée de DHA durant la grossesse est indispensable au bon développement du cerveau de l'enfant à naître.

Les aliments sources d'AGPI contiennent souvent un mélange d'oméga-3 et d'oméga-6. Cependant, certaines huiles végétales comme les huiles de maïs, de tournesol et de carthame contiennent une grande quantité d'oméga-6, mais pas d'oméga-3. Or, on a établi un rapport possible entre d'une part une consommation excessive d'oméga-6 associée à une consommation trop faible d'oméga-3 et d'autre part un accroissement du risque de maladie cardiovasculaire, d'asthme et d'allergies, ainsi que de diverses maladies inflammatoires telles que l'arthrite et les maladies inflammatoires chroniques de l'intestin. Cela signifie que, pour favoriser un bon équilibre en AGPI, il faut éviter ces huiles autant que possible.

Pour atteindre le rapport idéal de 1/1 entre les oméga-3 et les oméga-6, il est important d'équilibrer les aliments contenant ces derniers par des aliments riches en oméga-3, comme les poissons gras ou les graines de lin. Celles-ci sont la meilleure source végétale d'oméga-3, et elles en contiennent environ 3 à 4 fois plus que d'oméga-6. Le type d'oméga-3 fourni par les sources végétales, c'est-à-dire l'acide alpha-linolénique, est converti dans notre organisme en acide eicosapentaénoïque (EPA), puis en DHA. Mais si l'on consomme sensiblement plus d'oméga-6 que d'oméga-3, cette transformation se fait imparfaitement, ou peut-être même pas du tout. L'huile de canola (une espèce de colza) et les graines de chanvre sont riches en acide alpha-linolénique mais dans ces aliments il ne représente néanmoins que 25 à 30 % de la quantité d'acide linoléique (un acide gras polyinsaturé oméga-6). Comme une forte chaleur détruit rapidement les acides gras polyinsaturés, l'huile de canola ou de colza est impropre à la friture. En revanche, l'huile d'olive est intéressante parce qu'elle contient une forte proportion de graisses monoinsaturées, et reste donc très stable à la chaleur. L'huile de lin est trop instable pour être utilisée pour la cuisson : conservez-la au réfrigérateur, et employez-la à froid pour donner un petit goût de noisette à vos salades et à vos légumes. On peut également utiliser des graines de lin pilées pour saupoudrer des mets salés, des yaourts aux fruits, ou mélanger au muesli du matin.

Ce sont les poissons gras qui constituent la meilleure source d'oméga-3, sous forme de DHA. Mais attention : la nourriture des poissons d'élevage peut comporter des compléments contenant trop d'oméga-6 ; dans ce cas, le produit proposé au consommateur ne répond pas idéalement à ses besoins en DHA. Manger de la viande d'animaux nourris à l'herbe est une bonne idée, car une partie de l'acide alpha-linolénique de l'herbe aura déjà été converti par l'animal en EPA et en DHA. La production d'œufs enrichis en oméga-3 est aujourd'hui assez répandue. Selon les cas, ces œufs peuvent provenir de poules nourries avec des graines de lin, ou avec des farines de poisson ou des compléments de DHA.

MANGEZ PLUS DE FRUITS À COQUE

Les fruits à coque contiennent principalement des graisses mono- et polyinsaturées bonnes pour la santé. Des études cliniques portant sur des régimes incluant une consommation quotidienne de fruits à coque montrent une baisse pouvant aller jusqu'à 10 % du « mauvais » cholestérol LDL. Les fruits à coque contiennent également beaucoup de protéines, de vitamines et de minéraux, et contribuent donc à un régime sain. Ils fournissent des vitamines de la famille B (vitamine B1 ou thiamine, vitamine B2 ou riboflavine, vitamine B3 ou niacine), de la vitamine E (particulièrement les amandes et les noisettes), du cuivre, du fer, du manganèse, du magnésium, du phosphore et du zinc.

Les fruits à coque sont très caloriques. Une personne désireuse de perdre du poids ne devrait pas en manger en grande quantité sans diminuer parallèlement sa consommation d'autres aliments. Mais ajoutés aux salades et à d'autres plats salés, ils peuvent tout à fait remplacer la viande. Du point de vue nutritionnel, l'association céréales-fruits à coque est particulièrement intéressante. C'est pourquoi un muesli constitue un très bon petit déjeuner. Grignotés entre les repas, les fruits à coque nous rassasient vite parce qu'ils contiennent des protéines et des lipides. Choisissez-les non décortiqués : en les écossant vous-même, vous les mangerez moins rapidement – et donc en plus petites quantités. Remarque : salés, ils ne sont pas bons pour la santé.

Les personnes qui y sont allergiques peuvent les remplacer par d'autres aliments riches en graisses monoinsaturées, protéines végétales, vitamine E et autres micronutriments. Les légumineuses et les graines sont sources de protéines végétales. Les avocats sont eux aussi riches en graisses monoinsaturées, ainsi qu'en vitamine E et en folates.

LES VITAMINES LIPOSOLUBLES : QUELLES SONT-ELLES ET OÙ EN TROUVE-T-ON ?

LA VITAMINE A

La vitamine A joue un rôle important dans la santé de la peau et des cheveux, de la vision oculaire, et dans les fonctions reproductrices des hommes comme des femmes. Une peau sèche, écailleuse, et une mauvaise vision nocturne sont des signes précoces de carence en vitamine A (cette carence est toutefois très rare). Presque toutes les cellules de notre corps ont besoin de cette vitamine. Elle favorise leur développement et participe à la résistance aux infections. Des rhumes à répétitions peuvent également être un indicateur de déficience en vitamine A.

Vitamine A désigne différentes substances chimiques proches, connues sous le terme de rétinoïdes. Le foie contient des précurseurs de vitamine A en grandes quantités. Mais il n'est pas nécessaire de manger des produits d'origine animale pour s'assurer un apport suffisant, car notre organisme est également en mesure de fabriquer de la vitamine A à partir de caroténoïdes (les pigments jaunes, orange et rouges de nombreux fruits et légumes) tels que le bêta-carotène. La carotte, le persil, les légumes verts, la courge, la patate douce, les melons à chair orange, la tomate, le poivron et la papaye sont de très bonnes sources de caroténoïdes. Si on ne peut pas voir à l'œil nu que les légumes verts en contiennent, c'est parce que leurs pigments jaune orangé sont masqués par le vert de la chlorophylle. Certains caroténoïdes ont des rôles bien spécifiques : la lutéine et la zéaxanthine, par exemple, sont essentiels à la bonne santé de la rétine, et peuvent réduire le risque de perte de vision engendrée par la dégénérescence maculaire liée à l'âge. Le chou frisé, la blette, l'épinard, le cresson et d'autres légumes à feuilles vert foncé, ainsi que le radicchio (trévise) contiennent une grande quantité de lutéine et d'autres caroténoïdes.

Nous devrions manger tous les jours des légumes verts en branches, afin d'assurer un apport suffisant en caroténoïdes pour satisfaire à nos besoins quotidiens en vitamine A.

Combien en consommer* ?

L'apport journalier de vitamine A devrait être de 600 µg (microgrammes) pour une femme et de 700 µg pour un homme ; l'apport en caroténoïdes ne peut jamais atteindre des niveaux dangereux, car l'organisme n'utilise que ceux dont il a besoin. Par contre, on considère que 3 000 µg d'un précurseur de vitamine A issu d'une source alimentaire (par exemple 75 g de foie) sont la limite maximum d'un

NdT : les recommandations de l'auteur - anglais - ne correspondent pas toujours aux recommandations officielles françaises.

apport sain. Il n'est pas recommandé de consommer des suppléments de vitamine A parce qu'une dose supérieure à 1 500 µg par jour entraînerait un risque accru de fractures des os et d'ostéoporose. Une consommation excessive lors de la grossesse (plus de 7 500 µg par jour) peut avoir des malformations fœtales pour conséquences. Afin d'éviter cela, on recommande généralement aux femmes enceintes de ne pas manger de foie.

LA VITAMINE D

La vitamine D aide l'organisme à assimiler le calcium et le phosphore, contribuant à la bonne santé de nos os et de nos dents. Elle joue donc un rôle important dans la prévention de l'ostéoporose, et améliore également les fonctions immunitaires. Une carence en vitamine D entraîne un risque accru de maladie cardiovasculaire et de différents types de cancer, ainsi que de maladies auto-immunes telles que la sclérose en plaques et la polyarthrite rhumatoïde. La vitamine D est synthétisée par la peau suite à une exposition au soleil.

La meilleure source alimentaire de vitamine D est le poisson gras ; comme alternative, on utilise fréquemment des suppléments tels que les capsules d'huile de foie de morue. Les céréales pour le petit déjeuner, la margarine, et les pâtes à tartiner allégées en matières grasses sont souvent enrichies en vitamine D. Si vous mangez des quantités importantes de ces aliments, il n'est pas conseillé de prendre de surcroît des suppléments de vitamine D, car vous risqueriez alors d'en consommer trop.

Combien en consommer ?

La consommation journalière conseillée est de 5 à 10 µg, et de 15 µg pour les personnes âgées de plus de 65 ans ; un apport supérieur à 50 µg peut s'avérer nocif. Durant les mois d'hiver ou si vous n'exposez jamais votre peau au soleil, vous devez vous procurer de la vitamine D à travers votre alimentation ou des suppléments.

LA VITAMINE E

La vitamine E est une importante vitamine antioxydante. Elle contribue à prévenir l'oxydation des membranes cellulaires, ce qui leur conserve leur souplesse et protège en conséquence la santé globale des cellules, parmi lesquelles celles de la peau, du sang, des nerfs et des muscles. Elle renforce également le système immunitaire, ce qui peut réduire le risque cardiovasculaire en prévenant l'oxydation du cholestérol LDL.

L'action de la vitamine E est la plus efficace lorsque elle est consommée en même temps que suffisamment de vitamine C. Les carences en vitamine E sont rares, mais attention : les régimes hypolipidiques réduisent notre consommation d'aliments en contenant, ainsi que la capacité de l'organisme à l'assimiler. La graine de tournesol, la noisette et l'amande sont de bons fournisseurs de vitamine E. Les pignons, les noix du Brésil et d'autres fruits à coque, le beurre de cacahuète et les avocats peuvent aussi contribuer de façon significative à notre consommation de vitamine E.

Combien en consommer ?

Chez l'adulte, la consommation journalière conseillée est de 10 mg. Des études menées sur des personnes prenant des suppléments de vitamine E ont montré qu'une consommation supérieure à 100 mg n'apportait aucun bénéfice supplémentaire, et pourrait même être liée à un accroissement du risque d'accident coronarien.

LA VITAMINE K

La vitamine K est une vitamine dont on ne parle jamais. Pourtant, elle est essentielle pour une bonne coagulation sanguine et la formation des os, et contribue à prévenir l'ostéoporose. Les nouveau-nés reçoivent une piqûre de vitamine K à la naissance, mais c'est en gros le seul moment où peut se produire une carence. Elle est présente en quantité dans les herbes et les légumes verts tels que le persil, le basilic, les blettes, l'épinard, la plupart des types de laitue (à l'exception de la laitue iceberg), les choux, le brocoli, l'asperge, le chou de Bruxelles, les oignons de printemps (ou cébettes) et les algues. Les graines de soja, de même que certains fruits comme le pruneau ou le kiwi, en fournissent également des quantités intéressantes.

Combien en consommer ?

La consommation journalière conseillée chez l'adulte est de 55 µg pour une femme et de 65 µg pour un homme.

LES VITAMINES HYDROSOLUBLES : QUELLES SONT-ELLES ET OÙ EN TROUVE-T-ON ?

Les vitamines de la famille B possèdent de nombreuses fonctions métaboliques. Elles permettent aux cellules de se développer, de générer de l'énergie à partir de la nourriture, et de synthétiser les protéines. Même si certaines vitamines B ont un rôle spécifique, comme par exemple de produire les globules rouges, elles agissent en synergie les unes avec les autres pour préserver la santé des systèmes nerveux et digestif, du foie, des muscles, du cerveau, des cheveux, des yeux et de la peau. Des carences de l'une ou l'autre des vitamines B peuvent entraîner distraction, grande fatigue, inflammations de la peau et des muqueuses, anémie, problèmes musculaires et cardiaques et troubles du système nerveux. Ce groupe comprend les vitamines B1 (thiamine), B2 (riboflavine), B3 (niacine), B5 (acide pantothénique), B6 (pyridoxine), B12 (cyanocobalamine) et B9 (acide folique ou folates). La niacine est la seule vitamine à rester stable au cours de la cuisson ; les autres sont partiellement ou complètement altérées selon le type d'aliment et le temps de cuisson. Un régime sain et varié devrait vous apporter des quantités suffisantes de la plupart des vitamines B.

LA VITAMINE B1

La vitamine B1 (thiamine) est présente dans l'enveloppe des céréales complètes (le son) ; le pain, les pâtes et le riz complets ainsi que les flocons d'avoine en constituent donc de bonnes sources. On en trouve également des quantités intéressantes dans les graines de tournesol, les cacahuètes, et dans divers autres fruits à coque, graines, ainsi que dans le jaune d'œuf, le poisson et les légumineuses. Saupoudrer ses plats de germe de blé peut aussi aider à augmenter ses apports en vitamine B1.

Combien en consommer ?
La consommation journalière conseillée est de 1,1 mg pour une femme et de 1,2 mg pour un homme.

LA VITAMINE B2

La vitamine B2 (riboflavine) est particulièrement abondante dans les amandes, le fromage et les autres produits laitiers, les œufs, le poisson (notamment les poissons gras comme le maquereau, les sardines ou le hareng) et la viande.

Combien en consommer ?
La consommation journalière conseillée est de 1,1 mg pour une femme et de 1,3 mg pour un homme.

LA VITAMINE B3

La vitamine B3 (niacine) est présente dans le poisson, le poulet, la dinde, la viande maigre, les champignons, les céréales, les fruits à coque et les graines.

Combien en consommer ?
La consommation journalière conseillée est de 14 mg pour une femme et de 16 mg pour un homme.

LA VITAMINE B5

La vitamine B5 (acide pantothénique) est présente dans une grande variété d'aliments. Les fruits à coque, les graines et les avocats comptent parmi les meilleures sources, mais la plupart des aliments en contiennent une certaine quantité, ce qui fait qu'un régime sain et varié en fournit aisément un apport suffisant.

Combien en consommer ?

Pour la plupart des adultes, la consommation journalière conseillée est de 5 mg.

LA VITAMINE B6

La vitamine B6 (pyridoxine) est également assez répandue dans l'alimentation. Parmi les meilleures sources, citons les fruits à coque, le poisson, la volaille et la viande maigre, ainsi que les bananes et les avocats.

Combien en consommer ?

Pour la plupart des adultes, la consommation journalière conseillée est de 1,3 mg ; à partir de 50 ans, elle est de 1,5 mg pour une femme et de 1,7 mg pour un homme.

LA VITAMINE B12

La vitamine B12 est présente en petites quantités dans tous les aliments d'origine animale, y compris le poisson, les coquillages et crustacés, la viande maigre et la volaille, les œufs, le lait, le yaourt et le fromage.

Le risque de carence est considéré comme assez faible, sauf chez les végétariens stricts ou végétaliens, à qui il est conseillé d'en prendre sous forme de suppléments, ainsi que chez les personnes ayant des problèmes d'absorption intestinale et chez certains seniors (lire encadré ci-contre). Néanmoins, de nombreuses personnes n'en consomment pas suffisamment, et il existe de plus en plus de preuves d'un rapport entre une telle déficience et la survenue d'une démence.

Le foie est une source riche en vitamines B2, B3, B5, B6 et B12, ainsi qu'en folates : une portion de 50 g couvre plus que les besoins journaliers d'une personne en vitamines B2 et B12, et contient même plus que la dose d'une semaine en vitamine B12. Contrairement à la plupart des vitamines hydrosolubles, la vitamine B12 est stockée dans le foie : pour couvrir nos besoins, il suffit donc de manger du foie une fois toutes les deux semaines. De nombreux régimes conseillent d'éviter cet aliment en raison des grandes quantités de graisses saturées et de cholestérol qu'il contient. Mais 50 g de foie de veau, d'agneau ou de poulet contiennent moins de 2 g de graisses saturées, et comme notre organisme assimile mal le cholestérol issu de ce que nous mangeons, cela réduit presque à néant l'impact sur le cholestérol sanguin.

Combien en consommer ?

Pour la plupart des adultes, la consommation journalière conseillée est de 2,4 µg.

VITAMINE B12 ET SANTÉ CÉRÉBRALE

Environ 10 à 15 % des personnes âgées de 65 ans et plus ont des carences en vitamine B12. La plupart des médecins considèrent qu'un manque de vitamine B12 est un facteur de risque d'anémie, et il accroît aussi le risque de maladie cardiovasculaire et de dépression, affaiblit les performances cognitives, et accélère l'apparition et la progression de la démence. La capacité de l'organisme à absorber la vitamine B12 s'altère avec l'âge. Les carences étant donc relativement répandues parmi les seniors, il peut être intéressant pour eux d'en prendre sous forme de complément alimentaire.

LA VITAMINE B9

Dans la nature, on trouve la vitamine B9 sous forme de folates, tandis que l'acide folique est la forme synthétique sous laquelle on la trouve dans les compléments alimentaires ou les aliments renforcés. Cette vitamine crée des synergies entre les actions respectives des vitamines B, notamment B6 et B12. Seule une carence sévère en vitamine B9 entraîne des symptômes comme l'anémie, mais le simple fait de ne pas en consommer suffisamment augmente le risque de maladie cardiovasculaire et de cancer.

Une consommation excessive d'alcool interfère avec l'absorption de plusieurs des vitamines B, dont les folates. D'ailleurs, on peut diagnostiquer une surconsommation d'alcool à long terme en se fondant sur les symptômes d'une déficience en vitamine B. Chez les femmes qui boivent régulièrement des quantités modérées d'alcool, le fait de manger des aliments riches en folates semble réduire le risque de cancer du sein. Parallèlement, une consommation accrue de cette vitamine contribue à réduire le risque de cancer du côlon chez les buveurs d'alcool, quel que soit leur sexe.

La vitamine B9 est indispensable au bon développement des bébés ; aussi les femmes enceintes – et celles qui prévoient une grossesse – devraient-elles faire en sorte d'en consommer suffisamment. Afin de prévenir des malformations du tube neural (ou médullaire), je leur conseille de prendre un complément d'acide folique (à raison de 400 µg par jour), avant la conception et jusqu'à la douzième semaine de grossesse.

Les légumes verts – notamment l'asperge, le brocoli, le chou de Bruxelles, l'épinard et le chou pointu (ou chou de printemps) –, ainsi que le chou-fleur, différentes variétés de haricots, et le foie sont de bonnes sources de folates.

Combien en consommer ?

Pour la plupart des adultes, la consommation journalière conseillée est de 200 à 400 µg.

LA BIOTINE

La biotine est une autre vitamine hydrosoluble, que l'on fait généralement figurer dans la famille des vitamines B (B8) en raison du fait qu'elle agit en synergie avec elles. Elle joue un rôle essentiel dans le métabolisme des graisses, ainsi que dans la production d'énergie à partir d'autres sources. Comme de nombreux aliments contiennent de la biotine, les carences sont rares, d'autant plus que la flore intestinale la synthétise également. Mais il existe dans le blanc d'œuf cru une protéine, appelée avidine, qui se fixe irréversiblement sur la biotine : ainsi, manger des blancs d'œuf crus, par exemple dans des mousses, sorbets ou autres desserts, peut empêcher son absorption.

LES ALIMENTS RENFORCÉS EN VITAMINE B

Dans de nombreux pays, la farine raffinée utilisée dans la fabrication du pain et d'autres produits boulangers est fortifiée avec certaines vitamines du groupe B, ainsi qu'en calcium et en fer. Il arrive également qu'on lui ajoute de l'acide folique. Cet ajout fait encore l'objet de discussions en Europe. Beaucoup de céréales pour le petit déjeuner sont elles aussi enrichies, car les fabricants sont tenus de remplacer les vitamines détruites durant les processus de production. Si vous cherchez à vous simplifier la vie, vous pouvez donc consommer ce genre de produits, qui vous fourniront presque toutes les vitamines B dont vous avez besoin. Mais attention : ces aliments étant majoritairement fabriqués avec des glucides raffinés, ils sont par ailleurs peu indiqués d'un point de vue nutritionnel.

LA VITAMINE C

La vitamine C (ou acide ascorbique) est la vitamine par excellence ; tout le monde sait qu'on en trouve dans les agrumes, et qu'elle est essentielle pour prévenir le scorbut, le fléau des marins de jadis. La vitamine C est un puissant antioxydant qui augmente l'efficacité de la vitamine E. Elle agit comme antioxydant dans le milieu aqueux des cellules, tandis que la vitamine E a la même action en milieu adipeux. Il faut absorber tous les jours de la vitamine C : en effet, notre organisme ne la stocke pas, et elle est excrétée par les reins dès que sa quantité excède nos besoins.

Les meilleures sources de vitamine C sont les fruits et légumes frais. Plus on les conserve longtemps, plus les aliments perdent leur vitamine C. Les oranges et le jus d'orange fraîchement pressé en contiennent beaucoup plus que les jus fabriqués à partir de concentrés. Les agrumes, le kiwi, la fraise, le cassis, les poivrons rouges, jaunes et verts, le cresson, et le persil fraîchement ciselé sont tous de très bonnes sources de vitamine C. Celle-ci n'étant pas résistante à la chaleur, il vaut mieux manger ces légumes crus, ou bien légèrement cuits.

Les carences en vitamine C sont assez répandues parmi les personnes âgées se nourrissant d'aliments très caloriques mais pauvres en micronutriments, et il est possible qu'elles soient aussi plus fréquentes dans la population globale qu'on ne le croit généralement. Les saignements de nez, les bleus, les infections à répétitions, une cicatrisation lente, et des gencives en mauvaise santé sont autant d'indicateurs de carence en vitamine C.

Combien en consommer ?

Pour les adultes, la consommation journalière conseillée est de 60 mg.

LES ALIMENTS RICHES EN MINÉRAUX

Les principaux minéraux qu'il faut consommer quotidiennement sont le calcium, le phosphore, le magnésium, le potassium, le sodium et le chlore. On mentionne aussi souvent le soufre parmi les minéraux essentiels mais en la matière, nos besoins sont couverts par la consommation d'aliments contenant des acides aminés sulfureux comme la méthionine et la cystéine, que l'on trouve dans les aliments riches en protéines, qu'ils soient d'origine animale ou végétale.

LE CALCIUM ET LE PHOSPHORE

Le calcium et le phosphore sont indispensables à la bonne santé des os et des dents. Le calcium joue également un rôle dans de nombreuses fonctions cellulaires, et contribue à réguler la tension artérielle. Le poisson, et particulièrement la sardine, le saumon en conserve et la petite friture dont on mange les arrêtes, sont des sources riches en calcium et en phosphore ; il en va de même du fromage. Le lait et le yaourt, le tofu et le tahin (ou tahini, purée de sésame utilisée notamment pour faire le houmos) sont de bonnes sources de calcium. De plus, de nombreux fruits à coque, graines, fruits, légumes et légumineuses contribuent à notre consommation quotidienne de calcium.

On trouve du phosphore dans beaucoup d'aliments contenant également du calcium, ce qui permet d'équilibrer facilement ces deux éléments. Le phosphore joue un rôle dans tant de fonctions cellulaires qu'il est impensable de vivre sans lui. Mais comme cette règle s'applique à tout être vivant, on peut considérer le phosphore comme étant un minéral présent dans tous les aliments.

Combien en consommer ?

Chez l'adulte, la consommation journalière conseillée est de 1 000 mg, et de 1 300 mg après 50 ans.

LE MAGNÉSIUM

Le magnésium est essentiel pour la bonne santé de nos nerfs et de nos muscles, ainsi que pour la solidité des os. Il joue également un rôle indispensable dans différentes fonctions cellulaires. Crampes et pouls irrégulier comptent parmi les symptômes d'une déficience en magnésium. Les graines, les fruits à coque, les céréales complètes, les légumineuses, les légumes, les coquillages et crustacés, ainsi que les fruits secs sont tous riches en magnésium ; mais tout aliment naturel en contient une certaine quantité.

Combien en consommer ?
La consommation journalière conseillée est de 270 mg pour une femme et de 300 mg pour un homme.

LE POTASSIUM

Le potassium est nécessaire pour équilibrer le sodium dans les fluides corporels, ce qui est un mécanisme central du fonctionnement de chaque cellule. La plupart des aliments fournissent plus ou moins de potassium ; une consommation importante d'aliments en contenant beaucoup – comme les fruits frais et secs, les avocats et les fruits à coque – contribue à agir contre les effets nocifs d'une nourriture trop riche en sel (chlorure de sodium), ce qui peut à son tour faire baisser la tension artérielle.

Combien en consommer ?
Chez l'adulte, la consommation journalière conseillée est de 3 500 mg.

LE SODIUM

Le sodium et le chlore ou plutôt le chlorure de sodium, que chacun connaît sous le nom de sel, sont certes des minéraux importants, mais la plupart des aliments en contiennent trop. En règle générale, le fait d'ajouter du sel à ce qui se trouve dans votre assiette augmente votre risque de souffrir d'hypertension artérielle.

Il est peu probable de souffrir d'une carence en sel. Pourtant, en cas de forte chaleur, l'organisme en excrète avec la sueur. Des crampes nocturnes aux jambes peuvent être un symptôme de carence en sel (mais si vous en souffrez régulièrement indépendamment de votre production de sueur ou de températures élevées, vous devriez consulter votre médecin pour vérifier que ce symptôme ne cache pas un autre problème).

LES SOURCES ALIMENTAIRES D'OLIGOÉLÉMENTS

À l'exception du fer, les carences en oligoéléments sont considérées comme étant assez rares. Mais attention : entre une consommation suffisant juste à éviter les symptômes d'une carence et une consommation journalière trop faible augmentant le risque de maladie, il n'y a parfois qu'une différence infime ! Ceci souligne l'importance d'une alimentation variée composée de denrées saines qui, seule, permet de parvenir à une consommation équilibrée de vitamines et de micronutriments.

L'IODE

Une consommation insuffisante d'iode est l'exemple classique d'une carence en oligoélément imputable à un sol trop pauvre. Jusqu'à aujourd'hui, cela reste un problème dans certaines régions du monde. Une carence en iode conduit à une production insuffisante d'hormone thyroïdienne, ce qui peut entraîner outre un retard mental, différentes anomalies du métabolisme, du développement et de la croissance. Le bétail élevé sur des terrains pauvres en iode est lui aussi sujet à des problèmes de santé, que l'on pallie fréquemment à l'aide de « blocs à lécher ».

Le poisson, les coquillages, les crustacés et les algues sont particulièrement riches en iode, mais les produits laitiers, les légumes et la viande contribuent aussi à notre consommation journalière.

Dans la plupart des pays, on ajoute de l'iode au sel de table (sel iodé). Le sel de mer contient aussi souvent de l'iode, mais en quantités bien plus faibles. Manger moins salé peut accroître le risque de carence en iode chez les personnes pour qui cet apport passait principalement par le sel.

Combien en consommer ?

La consommation journalière conseillée est de 110 µg pour une femme et 130 µg pour un homme.

LE FER

Le fer est un élément essentiel de l'hémoglobine, le pigment rouge du sang qui permet à celui-ci de transporter l'oxygène dans tout l'organisme. L'anémie est le diagnostic le plus fréquent d'une carence en fer. Faiblesse, pâleur, fatigue et essoufflement en sont les symptômes habituels.

La viande rouge et le foie sont les meilleures sources de fer. Lorsqu'il provient d'aliments d'origine animale, le fer est plus facilement assimilé par l'organisme que celui qui provient de végétaux comme les légumineuses, les graines de sésame, de courge et de lin, les légumes à feuilles vertes et les céréales complètes. Étant donné que la vitamine C facilite l'assimilation du fer, les repas qui associent des aliments contenant du fer et de la vitamine C (comme les fruits ou les poivrons) garantissent une absorption optimale.

Combien en consommer ?

La consommation journalière conseillée est de 14,8 mg pour une femme et 8,7 mg pour un homme.

LE SÉLÉNIUM

Une faible consommation de sélénium entraînerait un risque accru de développer cancers et maladies cardiovasculaires. La meilleure source naturelle de sélénium est la noix du Brésil : une à deux par jour suffisent à couvrir nos besoins. Les oignons et l'ail peuvent également en contenir des quantités intéressantes, car ils concentrent le sélénium présent dans le sol. Plus vous mangez de légumes, moins vous courez le risque de manquer de sélénium.

Combien en consommer ?
La consommation journalière conseillée est de 60 µg pour une femme et 75 µg pour un homme.

LE ZINC

Le zinc joue un rôle important dans de nombreuses réactions enzymatiques, ainsi que dans la cicatrisation des plaies. Une carence peut entraîner un déficit immunitaire et augmenter le risque d'infection. Le zinc est abondant dans le foie, les crustacés et les coquillages. Les fruits à coque, les graines, les légumineuses, les céréales complètes et la viande sont également de bonnes sources.

Combien en consommer ?
La consommation journalière conseillée est de 7 mg pour une femme et 9,5 mg pour un homme.

LE CHROME

Une consommation insuffisante de chrome pourrait favoriser le diabète et les maladies cardiovasculaires. On ignore cependant quelle est la dose journalière idéale. Des études menées sur des compléments de chrome pris par des individus suivant par ailleurs un régime varié ont montré peu de bénéfices ; on suppose donc qu'une carence en chrome pourrait être l'indice d'une mauvaise alimentation, plutôt qu'une cause majeure des maladies mentionnées ci-dessus. Il existe à l'inverse certaines inquiétudes concernant l'éventuelle toxicité d'une consommation excessive de chrome chez les personnes prenant des compléments alimentaires. Les œufs, le foie, la viande, le fromage et les légumes sont de bonnes sources de chrome.

LE CUIVRE

Le cuivre participe à de nombreuses fonctions cellulaires ; il agit souvent en association avec le fer et le zinc. Étant donné que le métabolisme du fer exige une présence de cuivre, une anémie peut parfois être imputable à une carence de ce dernier. Mais cet élément étant assez répandu dans l'alimentation, une telle déficience est rare.

LE FLUOR, LE MANGANÈSE ET LE MOLYBDÈNE

Le fluor, le manganèse et le molybdène sont eux aussi des oligoéléments essentiels. Comme ils sont présents dans de nombreux aliments, une nourriture variée suffit à en consommer en quantité suffisante.

On n'a pas encore de certitudes concernant l'importance d'autres oligoéléments tels que le bore et le silicium, mais il est probable qu'un régime varié et équilibré suffise à nous en fournir les quantités nécessaires.

LES BONNES BACTÉRIES

Des intestins en bonne santé contiennent une grande quantité de bactéries qui se développent dès la naissance et qui sont appelées « flore intestinale ». Généralement, les intestins contiennent plus d'un kilo de bactéries vivantes. Une flore intestinale en bonne santé contribue à prévenir le développement de mauvaises bactéries, et d'autres micro-organismes tels que les levures. Elle est également impliquée dans la digestion et le métabolisme. Il est probable que les bactéries intestinales réduisent le risque de cancer du côlon en métabolisant ou en désactivant les carcinogènes. De même, il est possible qu'elles influent sur le milieu intestinal tout entier en y atténuant les inflammations.

Les probiotiques sont des micro-organismes vivants qui, s'ils sont présents en quantité suffisante, favorisent le développement des bonnes bactéries. Ils contribuent notamment à restaurer une fonction intestinale normale après un épisode de diarrhée, ou à réduire la constipation chez ceux qui y sont sujets.

LE YAOURT ET LES BOISSONS PROBIOTIQUES

On trouve des probiotiques principalement dans les yaourts et les boissons du même nom. Le yaourt se compose de lait, fermenté à l'aide de bactéries productrices d'acide lactique. On utilise traditionnellement les bactéries *Lactobacillus acidophilus* et *Streptococcus thermophilus*, mais récemment, l'accent a été mis sur l'espèce *Bifidus*. La capacité de ces bactéries à supporter l'acide gastrique est importante puisqu'il s'agit qu'elles parviennent vivantes dans l'intestin. Certaines des boissons probiotiques que l'on peut se procurer dans le commerce se fondent, elles, sur des souches de Lactobacillus casei, qui tolère bien lui aussi l'acide gastrique. Le yaourt nature, sans sucre ajouté, contient environ 5 g de glucides pour 100 g. Quant aux boissons probiotiques, certaines sont extrêmement sucrées. Il est donc important de lire les informations nutritionnelles sur les étiquettes pour contrôler si un produit contient du sucre ajouté.

LES PRÉBIOTIQUES

Ce sont des glucides ne pouvant être assimilés au niveau de l'estomac : ils parviennent donc dans le gros intestin, où ils sont digérés par la flore intestinale. Les prébiotiques sont une source de nutriments pour les bonnes bactéries : certains indices suggèrent qu'ils pourraient en favoriser le développement et en renforcer l'action protectrice au même titre que les probiotiques. Le topinambour, l'asperge, le poireau et l'oignon sont de bonnes sources de prébiotiques.

LES PROMESSES DES PHYTO-ŒSTROGÈNES ALIMENTAIRES

On a beaucoup écrit sur l'intérêt de consommer davantage de soja. Le principal argument en sa faveur provient d'études menées en Asie, qui ont montré une incidence réduite de maladies cardiovasculaires ainsi que de cancers du sein, de la muqueuse utérine, et de la prostate, chez des populations dont l'alimentation se fonde principalement sur des produits dérivés du soja. Il est également possible que les régimes riches en soja contribuent à réduire l'ostéoporose.

À VOS MARQUES ! PRÊTS ? RÉGIME !

Si vous êtes en surpoids, nul ne le sait sans doute mieux que vous-même. Vous voulez maigrir ? Il faut alors que le nombre de calories que vous consommez soit inférieur à votre besoin journalier. Beaucoup de gens suivent un régime amincissant jusqu'à ce qu'ils atteignent le poids désiré – puis ils recommencent à grossir. Tant que vous ne changerez pas d'alimentation, et ne vous mettrez pas à l'exercice physique, vous ne pourrez pas perdre définitivement du poids, ni améliorer durablement votre santé.

Les règles à suivre pour perdre du poids sont exactement les mêmes que celles qui nous assurent à la fois une bonne santé et une bonne qualité de vie :

- Manger des fruits et légumes variés.
- Manger moins de viande et la remplacer par des sources de protéines végétales – notamment des légumineuses – et du poisson.
- Manger davantage de produits contenant des céréales complètes.
- Éviter les produits riches en féculents raffinés.
- Éviter les aliments et les boissons contenant du sucre ajouté.
- Réduire les graisses saturées et les remplacer par des aliments riches en graisses mono- et polyinsaturées (notamment en oméga-3).
- Ne jamais manger d'aliments contenant des graisses hydrogénées (« graisses *trans* »).
- Réduire l'apport en sel.
- Boire du vin en quantité modérée, principalement pendant les repas.

CHAPITRE 12

30 RECETTES POUR VIVRE VIEUX

Compote airelle-orange

POUR 3 PORTIONS

Cette compote est délicieuse avec un yaourt au petit déjeuner, mais vous pouvez aussi la tartiner simplement sur une tranche de pain grillé, ou la servir en guise de sauce avec un rôti de dinde, de porc ou de gibier.

Ingrédients :

- 100 g d'airelles (ou de canneberges) fraîches ou surgelées
- environ 2 c. à s. de jus d'orange pressé
- environ 2 c. à c. de miel

Faites cuire à feu doux les airelles dans le jus d'orange pendant 6 à 7 min, jusqu'à ce qu'elles soient tendres.

Ajoutez du miel selon votre goût.

Servez avec un yaourt nature.

Mon muesli maison

POUR 10 PORTIONS

Je prépare ce muesli une fois par semaine ; c'est pratique, et on peut en varier les ingrédients à l'infini (voir « Variantes »).

Ingrédients :

- 150 g de flocons d'avoine
- 150 g de flocons d'orge
- 150 g de flocons de seigle
- 50 g de graines de courge
- 50 g de graines de tournesol
- 60 g de noix du Brésil hachées
- 10 figues sèches émincées
- 20 pruneaux coupés en morceaux

Mélangez les ingrédients, et conservez le muesli au frais dans un récipient hermétique.

Mettez 4 cuillerées à soupe de muesli dans un bol. Ajoutez-y 1 cuillerée à soupe de graines de lin fraîchement moulues.

Ajoutez 150 ml de lait, de lait de soja ou de jus d'orange non sucré ; mélangez bien. Pour finir, ajoutez une cuillerée à soupe de yaourt.

VARIANTES

Les flocons d'avoine sont l'ingrédient de base du muesli, mais j'y ajoute généralement une ou deux autres céréales (achetées en magasin bio). On peut par exemple remplacer le seigle et l'orge par du millet ou du quinoa.

On peut aussi ajouter au choix :

- des fruits secs émincés : abricot, datte, pomme, poire, etc.
- des fruits frais : pommes ou poires râpées, grains de raisin coupés en deux, tranches de banane, fraises, framboises, mûres, myrtilles, grains de cassis, etc.
- des fruits à coque : noix, noix de pécan ou noisettes hachées, amandes émincées, etc.
- des épices : cannelle moulue, noix muscade fraîchement râpée, etc.

Pain aux noix

POUR UN PAIN (16 TRANCHES ENVIRON)

Avec une machine à pain, on peut se régaler de pain frais chaque matin sans sortir de chez soi !

Ingrédients :

- 200 g de farine blanche à pain
- 200 g de farine complète
- 100 g de farine de soja
- 1 c. à c. ¼ de levure rapide pour machine à pain
- 1 c. à c. de cassonade
- ½ c. à c. de sel
- ¼ c. à c. de vitamine C en poudre (seulement si vous utilisez une machine à pain)
- 1 c. à s. d'huile de noix
- 150 ml de lait de soja
- 290 ml d'eau chaude
- 100 g de noix hachées

Mélangez les trois farines puis mettez tous les ingrédients dans la machine et suivez les instructions de la notice.

Si vous faites votre pain à la main, utilisez 7 g de levure de boulanger sèche active et seulement 150 ml d'eau.

Mélangez les trois farines, la levure, le sucre et le sel dans un grand récipient. Ajoutez-y l'huile, le lait de soja et l'eau chaude ; mélangez bien, puis pétrissez la pâte pendant environ 15 min jusqu'à ce qu'elle soit élastique. Recouvrez d'un torchon et laissez lever dans un endroit chaud jusqu'à ce que la pâte ait doublé de volume (environ 1 h). Pétrissez alors à nouveau la pâte en y incorporant les noix.

Mettez-la dans un grand moule et couvrez d'un film alimentaire huilé ; laissez lever pendant 30 à 45 min supplémentaires.

Préchauffez le four à 220 °C / th. 7. Une fois que la pâte remplit presque entièrement le moule, ôtez le film, enfournez, et laissez cuire pendant environ 30 min. Pour vérifier la cuisson, retournez le pain et tapotez la croûte de dessous avec votre index replié ; s'il est cuit, il doit « sonner creux ».

Pain de seigle aux airelles

POUR UN PETIT PAIN (ENVIRON 12 TRANCHES)

Les airelles entières craquent sous la dent et répandent un jus délicieux. Dégustez ce pain encore chaud ou passé au grille-pain avec du beurre, du miel, ou du fromage.

Ingrédients :

- 1 c. à s. de levure sèche
- 1 c. à c. de sucre muscovado (sucre de canne brun foncé non raffiné)
- environ 150 ml d'eau chaude
- 3 c. à s. d'huile d'olive vierge extra
- ½ c. à c. de sel
- 200 g de farine complète pour pain
- 100 g de farine de seigle
- 100 g de flocons de seigle
- 125 g d'airelles ou de canneberges fraîches ou surgelées
- 50 g de graines de tournesol

Versez la levure, le sucre brun et l'eau chaude dans un grand récipient.

Mélangez bien, puis laissez lever la pâte dans un endroit chaud pendant environ 10 min jusqu'à ce qu'elle devienne mousseuse. Ajoutez alors l'huile d'olive, le sel, les deux farines et les flocons de seigle, mélangez bien, puis pétrissez pendant environ 15 min. La pâte doit être élastique et non collante. Recouvrez le récipient d'un film alimentaire et laissez lever la pâte dans un endroit chaud jusqu'à ce qu'elle ait doublé de volume (environ 2 h).

Pétrissez alors à nouveau la pâte en y incorporant les airelles (ou les canneberges) et les graines de tournesol. Mettez-la dans un petit moule à pain, couvrez d'un film alimentaire huilé ; laissez lever à nouveau pendant environ 45 min.

Préchauffez le four à 220 °C / th. 7. Une fois que la pâte a suffisamment levé pour remplir presque entièrement le moule, ôtez le film, enfournez, et laissez cuire pendant environ 30 min.

Barres aux fruits secs et aux airelles

POUR 16 BARRES

Ces barres et celles de la recette suivante sont aussi délicieuses au petit déjeuner que pour calmer un petit creux.

Ingrédients :

- 75 g de farine de soja
- 50 g de farine complète avec levure incorporée
- 2 c. à c. de cannelle moulue
- les zestes râpés et le jus de deux grosses oranges
- 2 œufs de préférence riches en oméga-3
- 1 c. à s. d'huile de noix
- 200 g de noix grossièrement hachées
- 50 g d'amandes hachées
- 100 g de figues sèches hachées
- 100 g de dattes sèches hachées
- 150 g d'airelles ou de canneberges fraîches ou surgelées, ou 100 g d'airelles ou de canneberges séchées

Préchauffez le four à 180 °C / th. 4. Recouvrez de papier sulfurisé l'intérieur d'un moule de 20 x 20 cm.

Mélangez les deux farines et la cannelle. Ajoutez le zeste d'orange. À part, battez délicatement les œufs avec l'huile de noix, ajoutez le jus d'orange, puis incorporez à la farine en mélangeant bien.

Ajoutez les fruits à coque et les fruits secs. Versez le mélange dans le moule et faites cuire 45 min.

Sortez le « gâteau » du four puis, avant qu'il ne refroidisse, coupez-le en 16 portions. Laissez alors les barres refroidir complètement avant de les sortir du moule. Conservez au réfrigérateur dans un récipient hermétique.

Barres fruitées aux flocons d'avoine

POUR 16 BARRES

On trouve de l'huile de colza pressée à froid en magasin bio ; achetez-la en petites bouteilles, et conservez-la au réfrigérateur.

Ingrédients :

- 500 g de pommes râpées
- le jus d'1 citron ou de 2 citrons verts
- 2 c. à s. d'eau
- 100 g de flocons d'avoine
- 75 g de farine complète avec levure incorporée
- 1 c. à s. d'huile de colza
- 2 c. à c. d'extrait de vanille (facultatif)
- 100 g de noix du Brésil hachées
- 100 g de noisettes hachées
- 100 g d'abricots secs hachés
- 150 g d'airelles ou de canneberges séchées
- 50 g de graines de courge

Préchauffez le four à 180 °C / th. 4. Recouvrez de papier sulfurisé l'intérieur d'un moule de 20 x 20 cm.

Versez la pomme râpée, le jus de citron et l'eau dans une casserole antiadhésive, couvrez, et laissez cuire quelques minutes à feu doux jusqu'à ce que la pomme soit fondante. Incorporez aux flocons d'avoine la pomme cuite, la farine, l'huile et l'extrait de vanille. Laissez reposer environ 10 min, le temps que le liquide soit absorbé.

Ajoutez les noix du Brésil et les noisettes, les fruits secs et les graines de courge, et mélangez bien le tout. Versez le mélange dans le moule et faites cuire au four pendant 55 à 60 min.

Sortez le « gâteau » du four puis, avant qu'il ne refroidisse, coupez-le en 16 portions. Laissez alors les barres refroidir complètement avant de les sortir du moule. Conservez au réfrigérateur dans un récipient hermétique.

Soupe lentilles-chou vert parfumée au lard

POUR 4 PERSONNES

Cette soupe copieuse suffit pour un repas complet, accompagnée seulement d'un verre de bon vin rouge.

Ingrédients :

- 1 c. à s. d'huile d'olive vierge extra
- 50 g de lard séché découenné, coupé en lanières
- 2 oignons finement hachés
- 2 carottes coupées en tranches fines
- 4 gousses d'ail pilées
- 140 g de lentilles du Puy soigneusement rincées
- 400 g de tomates concassées en conserve
- 1 litre d'eau ou de bouillon
- sel, poivre noir fraîchement moulu
- 200 g de chou vert émincé

Faites chauffer l'huile d'olive dans une grande casserole, et versez-y le lard, les oignons, les carottes et l'ail ; laissez fondre à feu doux pendant 5 min. Ajoutez les lentilles, les tomates et le bouillon (ou l'eau) ; amenez à ébullition puis laissez mijoter pendant 40 min.

Salez et poivrez à votre goût, puis ajoutez le chou et laissez mijoter 5 à 10 min supplémentaires ; le chou doit être tendre. Servez aussitôt. Si vous préparez cette soupe la veille, conservez-la au réfrigérateur dans un récipient couvert, et n'ajoutez le sel, le poivre et le chou que lorsque vous la ferez réchauffer.

LES ATOUTS DE LA RECETTE

Un bol de cette soupe apporte 2 bonnes portions de légumes sur les 5 à 9 quotidiennes que je recommande. Il combine de bons caroténoïdes avec de la vitamine C, des vitamines B et des fibres.

Soupe de haricots aux olives

POUR 4 PERSONNES

C'est une variante de la soupe au pistou provençale : vous pouvez d'ailleurs y ajouter au dernier moment une cuillerée de pistou (mélange de basilic, d'ail, de pignons et d'huile d'olive).

Ingrédients :

- 100 g de haricots secs (préalablement trempés au moins six heures) ou 800 g de haricots en conserve
- 1 c. à s. d'huile d'olive vierge
- 1 oignon coupé en dés
- 1 carotte coupée en dés
- 2 branches de céleri émincées
- 2 gousses d'ail pilées
- 100 g de haricots verts détaillés en tronçons de 2-3 cm
- 1 courgette coupée en rondelles
- 1 c. à s. de purée de tomate
- 2-3 brins de basilic frais ou 2 c. à c. d'herbes de Provence
- sel, poivre fraîchement moulu
- 800 ml de bouillon de légumes
- 200 g d'épinards émincés
- 30 g d'olives dénoyautées coupées en deux

Si vous avez fait tremper les haricots secs : égouttez-les et versez-les dans une casserole ; couvrez d'eau froide (sans sel) et amenez à ébullition. Faites bouillir les haricots pendant 10 min puis égouttez-les et rincez-les à l'eau froide.

Remettez-les dans la casserole, couvrez à nouveau d'eau froide, amenez à ébullition puis laissez mijoter à feu doux pendant environ 50 min – les haricots doivent être fondants mais pas mous ; égouttez.

Faites chauffer l'huile d'olive dans une grande casserole ; ajoutez-y l'oignon, la carotte et le céleri et faites cuire à feu doux jusqu'à ce qu'ils commencent à s'attendrir. Ajoutez alors l'ail, les haricots « secs » égouttés, les haricots verts, la courgette, la purée de tomate, les herbes, le sel et le poivre, puis versez le bouillon et faites mijoter pendant 20 à 30 min jusqu'à ce que les légumes soient tendres.

Goûtez et assaisonnez si nécessaire. Ajoutez les épinards, et laissez frémir le tout pendant 2 ou 3 min. Incorporez les olives à la soupe et servez très chaud.

Pâté aux lentilles et aux champignons

POUR 4 PERSONNES

Ce pâté végétarien… a un délicieux goût de viande – surtout si vous utilisez des cèpes ou des champignons shiitake.

Ingrédients :

- 1 petit oignon
- 2 gousses d'ail pilées
- 1 c. à s. d'huile d'olive vierge extra
- 200 g de champignons frais, nettoyés
- 150 g de lentilles cuites ou en conserve (poids égoutté)
- 1 c. à s. de sauce de soja (tamari de préférence)
- 1 c. à s. de purée de tomate
- poivre noir fraîchement moulu
- 1 c. à s. d'estragon frais haché
- un peu de jus de citron (facultatif)

Mettez l'oignon et l'ail dans un mixeur et hachez-les finement. Dans une grande casserole, faites chauffer l'huile d'olive à feu doux ; faites-y fondre le mélange ail-oignon jusqu'à ce qu'il soit tendre. Pendant ce temps, hachez les champignons au mixeur ; versez-les ensuite dans la casserole, augmentez le feu, et faites revenir pendant 2 à 3 min.

Ajoutez ensuite les lentilles, la sauce de soja, la purée de tomates, le poivre et l'estragon, et laissez mijoter encore 5 min tout en écrasant les lentilles à l'aide d'une cuillère en bois. Goûtez et rectifiez l'assaisonnement si nécessaire ; ajoutez le jus de citron si vous le souhaitez.

Ce pâté se conserve jusqu'à 3 jours au réfrigérateur dans un récipient couvert.

Dégustez-le avec du pain complet grillé ou des bâtonnets de carotte et de céleri, accompagné de brins de persil ou de coriandre et d'un quartier de citron.

Pâté épicé pois chiches-abricot

POUR 6 PERSONNES

Pour que votre pâté soit plus coloré et sa texture plus gourmande, ne mixez pas les abricots, mais ajoutez-les en morceaux à la purée de pois chiches.

Ingrédients :

- 400 g de pois chiches bio en conserve, égouttés
- 50 g d'abricots secs grossièrement hachés
- 2 c. à s. de purée de tomate
- ½ c. à s. d'huile d'olive vierge
- 200 g de tofu soyeux
- le jus d'½ citron
- 1 gousse d'ail pilée
- 1 oignon haché
- ½ c. à c. de coriandre en poudre
- ½ c. à c. de cumin en poudre
- ½ c. à c. de piment rouge ou de poivre de Cayenne pilé
- ½ c. à c. de paprika

Passez tous les ingrédients dans un robot jusqu'à obtention d'une pâte grossière.

Goûtez, et ajoutez si vous le souhaitez davantage de jus de citron, d'épices, ou un peu de sel. Ce pâté se conserve jusqu'à 2 jours au réfrigérateur dans un récipient couvert.

Servez-le avec du pain complet grillé, ou farcissez-en des pains pita (complets) auxquels vous ajouterez quelques feuilles de salade.

COCKTAIL VITAMINÉ

Ce pâté végétal apporte de petites quantités de nombreux minéraux et vitamines, en particulier la vitamine B6. Il correspond à une portion de légumes.

Poivrons grillés aux anchois

POUR 4 PERSONNES

Vous pouvez servir ces poivrons en tapas, en hors-d'œuvre avec une tranche de bon pain (voir page 265) et une salade verte, ou avec du riz complet ou des pommes de terre nouvelles pour accompagner un poisson grillé.

Ingrédients :

- 2 grands poivrons rouges,
- 20 tomates cerise coupées en deux
- 2 gousses d'ail pilées
- 1 c. à s. d'huile d'olive vierge extra
- poivre noir du moulin
- 8 filets d'anchois en conserve (soit environ 50 g)

Préchauffez le four à 180 °C / th. 4. Coupez les poivrons en deux dans le sens de la longueur et épépinez-les. Farcissez les moitiés de poivrons avec les tomates. **Saupoudrez** d'ail et de poivre fraîchement moulu, arrosez d'un trait d'huile d'olive. Ciselez 2 filets d'anchois sur chaque moitié de poivron. Placez le tout en haut du four sur une plaque à rôtir peu profonde ; faites cuire pendant environ 1 h. Les poivrons se dégustent aussi bien chauds que froids.

GRANDES SALADES

Une salade avec une tranche de pain complet peut faire un repas complet sur le plan nutritionnel, à condition d'y ajouter une source protéique (œuf dur, crevettes, poisson fumé, etc). Voici quelques exemples à essayer :

- betteraves, mâche et noix à l'huile de noix,
- crevettes, melon en cubes, tomates cerise, concombre et mesclun à l'huile d'olives,
- avocat, tomate, mozarella et basilic frais à l'huile d'olive et au vinaigre balsamique.

Poireaux en salade et leur vinaigrette aux airelles

POUR 4 PERSONNES

Ce plat peut être servi en entrée, ou en accompagnement d'un rôti de dinde ou de porc.

Ingrédients :

- 2-3 poireaux moyens à gros
- 20 g d'airelles ou de canneberges fraîches ou surgelées
- 2 c. à s. de jus d'orange
- 1 c. à s. d'huile de noix
- 1 c. à c. de bon vinaigre de vin rouge
- sel, poivre noir fraîchement moulu

Épluchez les poireaux en préservant autant de vert que possible ; rincez-les bien, puis coupez-les en tranches fines.

Faites-les cuire à l'eau ou à la vapeur jusqu'à ce qu'ils soient tendres (mais pas réduits en bouillie).

Pendant ce temps, préparez la vinaigrette : faites chauffer à feu doux le jus d'orange et les airelles (ou les canneberges) jusqu'à ce que ces dernières commencent à s'attendrir. Laissez refroidir le mélange, puis versez-le dans un robot avec l'huile, le vinaigre, le sel et le poivre.

Mixez. Il faut que les ingrédients soient bien mélangés mais que la sauce contienne encore des morceaux de fruits.

Égouttez les poireaux avec soin. Mettez les poireaux encore tièdes dans une jatte, ajoutez la vinaigrette et mélangez bien le tout. Servez à température ambiante.

Salade carotte-persil, vinaigrette à la grenade

POUR 4 PERSONNES

Cette salade colorée donne de l'énergie en hiver et accompagne également à merveille le poisson grillé.

Ingrédients :

- 1 grenade
- 1 c. à s. d'huile d'olive vierge extra
- 1 gousse d'ail pilée
- le jus d'½ citron
- sel, poivre noir fraîchement moulu
- 250 g de carottes pelées et râpées
- un grand bouquet de persil ciselé

Coupez la grenade en deux. Pressez le jus de l'une des moitiés et prélevez les graines de l'autre. Dans un pot à confiture ou tout autre récipient muni d'un couvercle hermétique, versez le jus de grenade, l'huile, l'ail, le jus de citron, le sel et le poivre. Agitez bien pour émulsionner la vinaigrette.

Dans un saladier, mélangez les carottes et le persil. Versez la vinaigrette sur la salade ; mélangez. Parsemez la salade avec les graines de grenade, servez aussitôt.

VARIANTE : SALADE CAROTTE-AIRELLE

Remplacez le jus de grenade par le jus d'1 citron. Ajoutez à la sauce 100 g d'airelles ou de canneberges hachées, ainsi qu'une poignée de noix si vous le souhaitez.

Salade pomme-céleri

POUR 4 PERSONNES

Cette salade peut servir de repas complet, mais elle accompagne également très bien le poulet chaud ou froid. Si vous la préparez plus d'une heure à l'avance, humectez le céleri et la pomme avec du jus de citron avant de mélanger la salade : ça les empêchera de brunir.

Ingrédients :

- 200 g de céleri-rave (soit un demi-céleri de taille moyenne)
- 2 pommes non pelées
- 1 petit oignon rouge
- 80 g de noix hachées

Pour la sauce :

- ½ c. à s. de vinaigre de vin blanc ou de cidre
- le jus d'½ citron
- 1 c. à c. de moutarde de Dijon
- 2 gousses d'ail pilées
- sel, poivre noir fraîchement moulu
- 1 c. à s. d'huile d'olive vierge extra
- 150 g de yaourt nature allégé en matières grasses

Pour faire la sauce, mélangez dans un bol le vinaigre, le jus de citron, la moutarde, l'ail, le sel et le poivre, puis l'huile d'olive et, en dernier, le yaourt.

Pelez et râpez le céleri. Coupez grossièrement les pommes non pelées en morceaux. Hachez finement l'oignon.

Dans un saladier, mélangez le céleri, la pomme, l'oignon et les noix.

Versez la sauce sur la salade. C'est prêt !

Salade lentilles-épinards à la feta

POUR 2 PERSONNES

Cette salade est assez nourrissante et peut faire office de repas complet. Pour une variante plus « light », choisissez une feta allégée et des tomates séchées au naturel (sans huile).

Ingrédients :

- 150 g de lentilles du Puy
- 90 g de jeunes pousses d'épinard
- 1 petit oignon rouge haché finement
- 30 g de tomates séchées au soleil, émincées
- 50 g de feta coupée en petits dés
- 30 g de noix grossièrement hachées

Pour la vinaigrette :

- ½ c. à c. de moutarde de Dijon
- 1 gousse d'ail pilée
- poivre noir fraîchement moulu
- 2 c. à s. d'huile d'olive vierge extra
- 1 c. à s. ½ de vinaigre balsamique

Rincez soigneusement les lentilles et versez-les dans une casserole avec 275 ml d'eau ; amenez à ébullition, puis laissez cuire à feu doux jusqu'à absorption de l'eau (environ 15 à 20 min) ; les lentilles doivent être tendres mais fermes.

Pendant ce temps, préparez la vinaigrette : dans un bol, mélangez la moutarde, l'ail et le poivre, puis l'huile d'olive et le vinaigre balsamique. Goûtez, et rectifiez au besoin l'assaisonnement – normalement, il est inutile de rajouter du sel.

Versez les lentilles très chaudes dans un saladier, arrosez avec la vinaigrette, mélangez. Ajoutez les épinards puis laissez refroidir.

Ajoutez ensuite l'oignon rouge, les tomates séchées, la feta et les noix. Servez sur un lit de laitue, roquette et cresson mélangés ou de tout autre mesclun.

Salade de riz aux haricots et au poulet

POUR 4 PERSONNES

Cette salade est un véritable feu d'artifice de couleurs, de saveurs et de textures ! N'hésitez pas à la servir en plat principal.

Ingrédients :

- 200 g de haricots azuki (haricots rouges japonais) ou de haricots noirs
- 100 g de riz rouge de Camargue ou de riz complet
- 2 c. à s. d'huile d'olive vierge extra
- 2 c. à c. de vinaigre de vin blanc
- ½ c. à c. de moutarde de Dijon
- sel, poivre noir fraîchement moulu
- 1 grand poivron vert émincé
- ½ concombre coupé en dés
- 1 oignon rouge finement haché
- 50 g d'airelles ou de canneberges séchées
- 60 g de noix
- 200 g de viande de dinde ou de poulet cuite et coupée en dés ou de jambon blanc émincé

Faire tremper les azulis ou les haricots noirs pendant une nuit.

Égouttez les haricots, versez-les dans une casserole ; couvrez d'eau froide (sans ajouter de sel) et amenez à ébullition.

Laissez bouillir 10 min. Réduisez la chaleur et laissez cuire à feu doux 30 à 50 minsupplémentaires jusqu'à ce que les haricots soient tendres. Égouttez bien.

Faites cuire le riz dans de l'eau légèrement salée jusqu'à ce qu'il soit tendre (soit environ 25 à 35 min). Égouttez-le et rincez-le sous l'eau froide.

Dans un saladier, mélangez l'huile d'olive, le vinaigre, la moutarde, le sel et le poivre. Mélangez la vinaigrette et les haricots encore chauds.

Laissez refroidir, puis incorporez les autres ingrédients. Servez sur un lit de laitue.

Riz pilaf aux noix

POUR 4 PERSONNE

Vous apporterez à ce plat une touche moyen-orientale et colorée – ainsi qu'un supplément de polyphénols – en y ajoutant des graines de grenade juste avant de le servir. À déguster en accompagnement de volailles rôties – poulet, dinde, faisan ou pigeon –, ou tout simplement avec une salade verte.

Ingrédients :

- 800 ml de bouillon de poulet ou de légumes
- 1 c. à s. d'huile d'olive vierge
- 1 oignon finement haché
- 1 gousse d'ail finement hachée
- 170 g de riz long grain
- 1 c. à c. de cannelle moulue
- 4 abricots secs émincés
- 50 g de noix grossièrement hachées
- 30 g de persil frais ciselé
- sel, poivre noir

Amenez le bouillon à ébullition. Pendant ce temps, dans une grande sauteuse, faites chauffer à feu doux l'huile d'olive ; versez-y l'oignon et l'ail, laissez fondre.

Ajoutez-y ensuite le riz et la cannelle et mélangez bien le tout avant de recouvrir avec le bouillon très chaud. Couvrez, réduisez le feu et laissez mijoter pendant 20 à 25 min jusqu'à ce que le riz soit tendre.

Ajoutez ensuite les abricots, les noix et le persil, et laissez sur le feu pendant quelques minutes encore. Salez et poivrez selon votre goût ; servez très chaud.

VARIANTES

- Remplacez les noix par des pignons que vous ferez dorez délicatement avant de les ajouter au riz
- Utilisez le riz pour farcir 4 grands poivrons rouges. Pour ce faire, coupez les poivrons en deux dans le sens de la longueur et épépinez-les, puis badigeonnez-les entièrement avec un peu d'huile d'olive. Placez-les dans un plat à rôtir et remplissez-les de riz. Faites cuir au four préchauffé à 200 °C / th.6 pendant environ 1 h.

Spaghettis à la crème d'aubergine et noix

POUR 4 PERSONNE

Les aubergines, considérées parfois comme la « viande des pauvres », confèrent à cette recette une saveur goûteuse qui évoque en effet la viande.

Ingrédients :

- 2 grandes aubergines (ou 3 moyennes)
- 75 g de noix
- 1 gousse d'ail
- un peu d'huile d'olive vierge extra
- sel, poivre noir fraîchement moulu
- 300 g de spaghettis complets
- 50 g de parmesan râpé très fin
- 50 g de persil frais haché

Préchauffez le four à 190 °C / th. 5. Piquez la peau des aubergines en plusieurs endroits à l'aide d'une fourchette (pour éviter qu'elles n'éclatent), disposez-les dans un plat à rôtir huilé et faites-les cuire pendant 20 à 30 min jusqu'à ce qu'elles soient tendres.

Laissez-les refroidir suffisamment puis pelez-les ; mettez la chair dans un robot avec les noix et l'ail. Mixez en ajoutant suffisamment d'huile d'olive pour que le mélange prenne une consistance crémeuse ; salez et poivrez selon votre goût.

Versez la crème ainsi obtenue dans une casserole avec un trait d'huile d'olive.

Dans de l'eau frémissante légèrement salée, faites cuire les spaghettis *al dente*.

Faites chauffer la sauce ; ajoutez-y les pâtes égouttées puis ôtez la casserole du feu et mélangez bien le tout. Ajoutez le parmesan et mélangez encore une fois. Servez aussitôt les pâtes parsemées de persil, accompagnées d'une grande salade.

Émietté de saumon au seigle

POUR 4 PERSONNES

Pour accompagner ce plat, il suffit d'une bonne mayonnaise au citron – ou d'un mélange moitié mayo moitié yaourt –, et d'une salade verte ou de légumes verts cuits à l'étouffée. Vous trouverez le seigle en magasin bio ; comme cette céréale est très rassasiante, on ne l'utilise qu'en petite quantité.

Ingrédients :

- 120 g de grains de seigle complet
- 300 g de pavé de saumon
- 300 g de haricots rouges cuits ou en conserve (poids égoutté)
- un grand bouquet de persil ciselé
- sel, poivre noir fraîchement moulu

Faites cuire le seigle environ 45 min dans un grand volume d'eau ; égouttez.

Préchauffez le four à 190 °C / th. 5.

Mettez le pavé de saumon dans un plat, ajoutez un peu d'eau, couvrez le plat avec du papier alu et pochez le saumon au four pendant environ 15 min : la chair doit se détacher facilement mais rester juteuse.

Disposez les grains de seigle, les haricots rouges et le saumon délicatement émietté sur un plat de service chaud, parsemez de persil et assaisonnez ; mélangez bien.

Dégustez tiède.

LES ATOUTS SANTÉ DE LA RECETTE

Le saumon est une bonne source d'oméga-3. Les haricots rouges et le seigle fournissent des protéines végétales qui complètent celles du saumon. Le persil contient beaucoup de vitamines C, de folates et de carotène, donc utilisez-en autant que vous voulez.

Brochettes de lotte à la grenade

POUR 4 PERSONNES

La lotte est le poisson idéal pour confectionner des brochettes car sa chair reste ferme même après la cuisson.

Ingrédients :

- 2 grenades
- 500 g de filets de lotte pelée coupés en dés
- 48 tomates olivette ou cerise
- 1 bouquet moyen de persil plat finement ciselé (sans les tiges)
- 2 gousses d'ail pilées
- 1 ou 2 petits piments rouges hachés très finement
- de l'huile d'olive vierge extra
- sel, poivre noir fraîchement moulu

Au moins 1 h avant de faire cuire les brochettes, pressez l'une des deux grenades à l'aide d'un presse-agrume et mettez le poisson à mariner dans le jus.

Pour faire les brochettes : sur 8 piques de bois ou de métal, alternez les tomates et les morceaux de lotte qui auront pris dans la marinade une jolie teinte rose pâle. Faites griller les brochettes environ 15 min en les retournant 2 ou 3 fois.

Pendant ce temps, préparez la sauce.

Coupez la deuxième grenade en deux et mettez-en les graines dans une jatte en faisant bien attention de ne pas laisser de peau blanche. Si les graines ne restent pas toutes intactes durant l'opération, ne vous inquiétez pas : la recette nécessite du jus ! Ajoutez le persil, l'ail, les piments hachés, et de l'huile d'olive jusqu'à obtention de la consistance que vous désirez. Mélangez bien la sauce et assaisonnez-la à votre goût.

Servez les brochettes accompagnées de riz complet, de couscous ou de boulgour, ou encore de purée de pois.

Thon poêlé, salade haricots–poivron rouge

POUR 2 PERSONNES

Pour ce repas très simple, vous pouvez prendre n'importe quel type de haricots ; je privilégie les haricots blancs (notamment les haricots tarbais, particulièrement délicats et digestes) dont la couleur contraste joliment avec le rouge du poivron.

Ingrédients :

- 2 steaks de thon frais de 100 g chacun
- un peu d'huile d'olive vierge

Pour la salade :

- 2 c. à s. d'huile d'olive vierge
- 2 c. à c. de bon vinaigre de vin rouge
- 1 c. à c. de moutarde de Dijon
- 1 gousse d'ail pilée
- sel, poivre noir
- 400 g de haricots (blancs) cuits ou en conserve, égouttés
- 1 grand poivron rouge émincé
- 1 gros oignon rouge finement haché
- 1 romaine dont vous aurez grossièrement découpé les feuilles

Dans un saladier, mélangez l'huile d'olive, le vinaigre, la moutarde, l'ail, le sel et le poivre. Faites chauffer les haricots à feu doux pendant quelques minutes, puis versez-les dans le saladier et mélangez-les à la vinaigrette ; laissez refroidir. Incorporez alors le poivron et l'oignon, puis les feuilles de salade.

Faites chauffer fortement un grill rainuré ou une poêle antiadhésive. Badigeonnez légèrement mais régulièrement le thon avec de l'huile d'olive.

Poêlez ou faites griller le thon à feu assez fort, en ne le laissant pas plus de 2 min de chaque côté : la chair doit rester rosée au milieu (si le thon est trop cuit, il durcit et perd sa saveur).

Servez aussitôt accompagné de la salade de haricots.

Maquereau grillé, salade de betterave rouge et airelles

POUR 4 PERSONNES

Cette belle salade rouge vif accompagne à merveille le maquereau grillé.

Ingrédients :

- 400 g de haricots mélangés en conserve, égouttés
- 100 g d'airelles ou de canneberges séchées
- 2 c. à s. d'huile d'olive vierge extra
- le jus d'1 citron
- 150 g de betterave rouge cuite, coupée en dés
- 1 bouquet d'oignons de printemps (cébettes), ciselés
- 20 g de persil plat ciselé
- sel, poivre noir fraîchement moulu
- 4 filets de maquereau frais d'environ 150 g chacun

Dans une petite casserole, faites chauffer à feu doux les haricots, les airelles et l'huile d'olive pendant quelques minutes, puis incorporez-y le jus de citron, la betterave rouge, les oignons, le persil, le sel et le poivre.

Faites griller les filets de maquereau 2 min de chaque côté sous le grill du four ou au barbecue. Servez les maquereaux très chauds avec la salade et des pommes de terre nouvelles en robe des champs.

POUR UN CERVEAU AU TOP

Le poisson est réputé bon pour le cerveau et cette recette renforce ces bénéfices en apportant à peu près la dose hebdomadaire de vitamine B12 qui a récemment été reliée aux fonctions cognitives. Ce plat est également très riche en oméga-3.

Poisson au four, sauce tomate–olive

POUR 2 PERSONNES

Ce plat idéal pour le dîner invite à votre table tous les parfums de la Méditerranée.

Ingrédients :

- 1 c. à s. d'huile d'olive vierge extra
- 1 oignon finement haché
- 1 gousse d'ail pilée
- 500 g de tomates fraîches bien mûres ou 400 g de tomates concassées en conserve
- sel, poivre noir fraîchement moulu
- 2–3 c. à s. de basilic grossièrement ciselé
- 2–3 c. à s. de persil plat ciselé
- 2 filets de poisson blanc d'environ 150 g chacun
- le jus d'½ citron
- 1 c. à s. d'olives noires

Faites chauffer l'huile d'olive dans une sauteuse et faites-y fondre l'oignon et l'ail pendant 5 minutes. Pelez, épépinez et coupez grossièrement les tomates en morceaux. Ajoutez les tomates dans la sauteuse, assaisonnez avec un peu de sel et de poivre, et laissez mijoter à découvert pendant environ 30 min. Ajoutez le basilic et le persil, mélangez.

Préchauffez le four à 190 °C / th. 5. Mettez le poisson dans un plat à four peu profond, assaisonnez avec du poivre et le jus de citron, puis versez délicatement la sauce sur le poisson et ajoutez les olives. Couvrez et faites cuire 20 à 25 min.

Servez avec un mélange riz complet-riz sauvage et une salade verte.

LÉGER, SAVOUREUX ET VITAMINÉ

Les tomates et les herbes fournissent une généreuse portion de légumes et complètent les vitamines B du poisson avec des vitamines A et C. Avec 300 kcal environ par personne, ce plat est léger et adapté aux chaleurs de l'été.

Poulet épicé sauce chocolat

POUR 4 PERSONNES

Cette recette est une version réinterprétée d'un classique mexicain, le « mole », dont la sauce est parfumée au cacao et aux piments. Sans être très prononcé, le goût de chocolat confère à ce plat une agréable richesse aromatique de même, bien sûr, que d'importants polyphénols. Au Mexique, on prépare le mole avec de la dinde, du lapin ou du gibier – laissez vous aussi libre cours à votre imagination !

Ingrédients :

- 1 gros oignon haché
- 2 gousses d'ail pilées
- 2–3 petits piments rouges séchés, hachés
- 1 c. à s. d'huile d'olive vierge
- 1 grand poivron rouge émincé
- 200 g de courge butternut pelée et coupée en cubes
- 250 g de poitrine de poulet sans la peau
- 400 g de tomates concassées en conserve
- 200 g de haricots rouges cuits ou en conserve
- 50 g de cacahuètes écossées
- 25 g de cacao en poudre non sucré, tamisé
- le jus de 2 citrons verts
- 2 c. à s. de beurre de cacahuète
- sel, poivre noir

Dans une cocotte, faites chauffer l'huile, l'oignon, l'ail et les piments jusqu'à ce que l'oignon soit cuit. Ajoutez le poivre, la courge et le poulet ; laissez mijoter à feu doux jusqu'à ce que les morceaux de poulet soient dorés de tous les côtés. Ajoutez alors les tomates, les haricots rouges et les cacahuètes. Mélangez bien le tout puis couvrez. Vous pouvez au choix mettre la cocotte dans le four préchauffé à 150 °C / th. 2 et faire étuver jusqu'à ce que la courge soit tendre – soit environ 1 h –, ou la laisser 20 à 30 min à feu doux sur le réchaud.

Mélangez le cacao et le jus de citron vert jusqu'à obtenir une pâte. Une fois le mélange cuit, ajoutez-y cette pâte et le beurre de cacahuète ; assaisonnez selon votre goût, puis remettez quelques minutes sur le feu. Comme ce plat est assez calorique, je vous conseille de le servir accompagné d'une simple salade verte et de riz complet nature ou, pour faire plus couleur locale, de quinoa.

Fesenjan - Poulet à la grenade et aux noix

POUR 4 PERSONNES

Cette recette iranienne est plus facile à réaliser si vous utilisez un robot pour hacher les herbes et les noix. Pour les grenades, je vous conseille également de faire appel à la technique suivante : évidez-les, puis passez les graines et la peau blanche à la centrifugeuse. Ça vous évitera de devoir les séparer, ce qui est assez laborieux.

Ingrédients :

- 300 g de poitrine de poulet sans la peau
- 1 grand oignon émincé
- 2 gousses d'ail pilées
- 1 c. à s. d'huile d'olive vierge extra
- 2 c. à s. de purée de tomate
- 400 g de tomates concassées en conserve
- 20 g de persil plat
- 20 g de menthe
- 20 g de coriandre
- le jus de 3 grosses ou de 4 petites grenades (soit environ 300 ml)
- le jus d'1 citron vert
- 100 g de noix hachées finement
- sel, poivre noir fraîchement moulu

Coupez la poitrine de poulet en bouchées. Mettez dans une grande poêle l'huile, le poulet, l'oignon et l'ail ; faites revenir à feu doux en remuant régulièrement jusqu'à ce que l'oignon soit fondu et les morceaux de poulet dorés de tous les côtés (soit 10 à 15 min).

Ajoutez la purée de tomate et les tomates concassées, et laissez mijoter à feu doux pendant 10 à 15 min supplémentaires, jusqu'à ce que le poulet soit cuit.

Ajoutez les herbes ciselées, les jus de grenade et de citron vert, puis remettez sur le feu. Ajoutez les noix, et assaisonnez selon votre goût ; mélangez, et laissez sur le feu quelques minutes de plus (réchauffez aussi brièvement que possible pour faire conserver au jus de grenade et aux noix un maximum de polyphénols protecteurs).

Servez accompagné de riz complet (200 g avant cuisson) et de légumes.

Chili con carne aux cacahuètes

POUR 4 PERSONNES

Si vous craignez que la viande ne suffise pas pour 4 personnes, pas d'inquiétude : grâce aux cacahuètes, ce plat constitue un repas tout à fait rassasiant. Les cacahuètes entières donnent à ce grand classique une consistance croustillante inédite.

Ingrédients :

- 1 oignon haché
- ½ c. à s. d'huile d'olive vierge extra
- 2 petits piments rouges forts, épépinés et hachés
- 3 gousses d'ail pilées
- 1 c. à c. de cumin en grains grossièrement pilé dans un mortier
- 250 g de viande de bœuf maigre hachée ou émincée
- 250 g de cacahuètes écossées
- 250 g de haricots rouges cuits ou en conserve (poids égoutté)
- 400 g de tomates concassées en conserve
- 550 ml de bouillon de poule
- sel, poivre noir fraîchement moulu

Dans une poêle, faites revenir l'oignon dans l'huile jusqu'à ce qu'il soit presque fondu ; ajoutez le piment et l'ail, et faites cuire pendant 2 à 3 min. Ajoutez le cumin, et laissez cuire encore 1 ou 2 min. Avec une cuillère ajourée, retirez l'oignon, les piments et l'ail, et mettez-les dans une cocotte allant au four. Faites brunir la viande dans la poêle, puis mettez-la à son tour dans la cocotte.

Hachez finement la moitié des cacahuètes au mixeur ; versez-les dans la cocotte, ainsi que les cacahuètes entières, les haricots rouges, les tomates avec leur jus et le bouillon. Mélangez bien le tout, couvrez, et mettez la cocotte au four à 130 °C / th. 1 pendant environ 2 h et ½ ; remuez une fois ou deux.

Assaisonnez selon votre goût. Servez avec du riz complet (200 g avant cuisson) et une grande salade verte.

Filet de porc, compotée épicée de kaki sharon

POUR 4 PERSONNES

Lorsque vous achetez du porc, choisissez toujours une viande fermière de qualité : non seulement elle est plus savoureuse, mais aussi meilleure pour votre santé (et celle des animaux !).

Ingrédients :

- 500 g de filet de porc fermier
- 2 c. à s. d'huile d'olive vierge
- 1 morceau de gingembre pelé de 2 ou 3 cm, grossièrement haché
- 2 gousses d'ail pelées
- 1 gros oignon rouge grossièrement haché
- 1 poivron rouge, épépiné et grossièrement émincé
- 1 petit piment fort épépiné
- ½ c. à c. de cumin en grains
- 4 ou 5 capsules de cardamome
- 100 g de tomates goûteuses bien mûres
- 3 kakis sharon sans leurs feuilles non pelés, grossièrement émincés
- le jus d'1 citron vert
- sel, poivre noir fraîchement moulu

Avec un robot, mélangez le gingembre, l'ail, l'oignon, le poivron et le piment avec 1 c. à s. d'eau. Dans un mortier, pilez délicatement le cumin et les graines noires de cardamome. Versez l'huile d'olive dans une casserole et faites-y revenir les épices 1 ou 2 min, puis ajoutez les légumes hachés et faites cuire à feu doux pendant environ 10 min en remuant régulièrement.

Passez les tomates et les kakis au robot. Versez ce mélange et le jus de citron vert dans la casserole, remuez, baissez le feu au maximum, couvrez et laissez mijoter entre ½ heure et 1 h ; remuez de temps en temps, et ajoutez si nécessaire un peu d'eau pour empêcher le contenu d'attacher. Assaisonnez.

Pendant que la compotée cuit, coupez la viande en 4 portions et badigeonnez-la d'un peu d'huile d'olive. Faites dorer des deux côtés sous le grill du four, jusqu'à ce que la viande soit bien cuite (environ 10 min de chaque côté). Servez la viande sur un lit de compotée de kaki, accompagnée d'un légume vert.

Sauté de foie d'agneau

POUR 4 PERSONNES

Un repas coloré, rapide et facile à préparer.

Ingrédients :

- 100 g de haricots noirs trempés pendant une nuit
- 1 c. à s. d'huile d'olive vierge extra
- 1 gros oignon ou 6 cébettes haché(s)
- 2 gousses d'ail pilées
- 25 g de gingembre frais haché
- 1 poivron rouge coupé en lanières
- 1 poivron vert coupé en lanières
- 100 g de champignons coupés en rondelles
- 100 g de germes de haricots mungo rincés et égouttés
- 250 g de foie d'agneau émincé
- 100 ml de vin rouge
- 2 c. à s. de sauce de soja
- 2 c. à s. de purée de tomate
- poivre noir fraîchement moulu

Égouttez les haricots, versez-les dans une casserole ; couvrez d'eau froide (sans saler) et amenez à ébullition. Laissez bouillir 10 min. Réduisez le feu et laissez cuire à feu doux pendant 30 à 50 min, jusqu'à ce que les haricots soient tendres. Égouttez bien.

Dans un wok ou une grande poêle antiadhésive, faites chauffer l'huile à feu doux. Versez-y l'oignon, l'ail et le gingembre, et faites revenir à feu moyen jusqu'à ce que l'oignon devienne translucide (soit environ 3 min). Ajoutez le poivron et les champignons, et faites sauter jusqu'à ce que les poivrons commencent à s'attendrir.

Puis ajoutez les haricots, les germes de haricots mungo et le foie, en remuant bien à chaque fois pour que cela n'attache pas. Versez le vin, remuez rapidement, puis ajoutez les ingrédients restants et faites cuire 2 à 3 min supplémentaires.

Servez accompagné de riz complet nature (200 g avant cuisson).

Truffes glacées

POUR 16 PORTIONS

Ce dessert sans sucre ajouté a un arôme de chocolat délicieusement intense. La lécithine – disponible en magasin bio – est un émulsifiant qui donne une texture onctueuse aux crèmes glacées préparées sans produits laitiers.

Ingrédients :

- 250 g de poires pelées dont vous aurez retiré le centre
- 100 g de dattes sèches
- 2 c. à s. d'eau
- 100 g de banane
- 100 g de cacao en poudre non sucré
- 250 ml de jus d'orange (soit le jus de 3 grosses oranges)
- 2 c. à s. d'huile de colza ou de noix
- 2 c. à c. d'extrait de vanille
- 2 c. à c. de lécithine (facultatif)

Dans une casserole antiadhésive, faites cuire 15 à 20 min les poires et les dattes à feu doux jusqu'à ce qu'elles soient tendres. Laissez refroidir, puis réduisez en purée avec un robot. Ajoutez la banane et continuez à mixer jusqu'à obtention d'une purée onctueuse.

Pendant la cuisson des poires, vous aurez mélangé le cacao et le jus d'orange pour former une pâte lisse, et y aurez incorporé l'huile, l'extrait de vanille et éventuellement la lécithine.

Ajoutez la pâte de cacao à la purée de fruits, et mixez jusqu'à obtention d'une crème onctueuse. Versez cette crème dans un récipient allant au congélateur et laissez-la congeler pendant au moins 4 h.

30 min avant de servir la crème glacée, sortez-la du congélateur et laissez-la à température ambiante, sa texture sera plus crémeuse. Délicieux avec des fraises ou des framboises.

Crumble pomme-airelle

POUR 6 PERSONNES

Ne lésinez pas sur la cannelle : elle souligne la douceur des pommes.

Ingrédients :

- 100 g d'airelles ou de canneberges
- 400 g de pommes pelées grossièrement coupées en morceaux
- le zeste râpé et le jus d'1 orange
- 75 g de flocons d'avoine
- 50 g de farine complète
- 75 g de beurre froid coupé en petits morceaux
- 50 g de cassonade
- 1 ou 2 c. à c. de cannelle moulue
- 60 g de noix finement hachées

Préchauffez le four à 200 °C / th. 6. Mélangez les airelles (ou les canneberges), les pommes, le zeste et le jus d'orange ; versez dans un moule à gâteau.

Du bout des doigts, mélangez rapidement les flocons d'avoine, la farine et le beurre jusqu'à ce qu'ils forment des grosses miettes. Incorporez-y ensuite le sucre, la cannelle et les noix. Couvrez régulièrement les fruits de ce mélange (jusqu'aux bords du moule).

Faites cuire pendant 30 à 35 min – la couverture croustillante doit être bien dorée. Servez très chaud avec une cuillérée de yaourt grec épais.

FAITES LE PLEIN DE POLYPHÉNOLS

Les pommes, les airelles et la canelle sont toutes de bonnes sources de procyanidines. Les noix contiennent quant à elles d'autres polyphénols protecteurs.

BIBLIOGRAPHIE

Chapitre 2
Les effets du vin sur la santé

ANDERSON JC, ALPERN Z, SETHI G, ET AL. : *Prevalence and risk of colorectal neoplasia in consumers of alcohol in a screening population.* Am J Gastroenterol 2005;100:2049-55.

BARSTAD B, SORENSEN TI, TJONNELAND A, ET AL. : *Intake of wine, beer and spirits and risk of gastric cancer.* Eur J Cancer Prev 2005;14:239-43.

BRITTON A, SINGH-MANOUX A, MARMOT M. : *Alcohol consumption and cognitive function in the Whitehall II Study.* Am J Epidemiol 2004;160:240-7.

CHOI HK, ATKINSON K, KARLSON EW, WILLETT W, CURHAN G. : *Alcohol intake and risk of incident gout in men: a prospective study.* Lancet 2004;363:1277-81.

CHOI HK : *Dietary risk factors for rheumatic diseases.* Curr Opin Rheumatol 2005;17:141-6.

COLDITZ GA, ROSNER B : *Cumulative risk of breast cancer to age 70 years according to risk factor status: data from the Nurses' Health Study.* Am J Epidemiol 2000;152:950-64.

DE LORGERIL M, RENAUD S, MAMELLE N, ET AL. : *Mediterranean alpha-linolenic acid-rich diet in secondary prevention of coronary heart disease.* Lancet 1994;343:1454-9.

DE LORGERIL M, SALEN P, MARTIN JL, ET AL. : *Wine drinking and risks of cardiovascular complications after recent acute myocardial infarction.* Circulation 2002;106:1465-9.

DE LORGERIL M, SALEN P, MARTIN JL, ET AL. : *Mediterranean diet, traditional risk factors, and the rate of cardiovascular complications after myocardial infarction: final report of the Lyon Diet Heart Study.* Circulation 1999;99:779-85.

DJOUSSE L, ARNETT DK, ECKFELDT JH, ET AL. : *Alcohol consumption and metabolic syndrome: does the type of beverage matter?* Obes Res 2004;12:1375-85.

DJOUSSE L, LEVY D, MURABITO JM, CUPPLES LA, ELLISON RC : *Alcohol consumption and risk of intermittent claudication in the Framingham Heart Study.* Circulation 2000;102:3092-7.

ELLISON RC, ZHANG Y, MCLENNAN CE, ROTHMAN KJ : *Exploring the relation of alcohol consumption to risk of breast cancer.* Am J Epidemiol 2001;154:740-7.

GRONBAEK M, BECKER U, JOHANSEN D, ET AL. : *Type of alcohol consumed and mortality from all causes, coronary heart disease, and cancer*. Ann Intern Med 2000;133:411-9.

HENDRIKS HF, VEENSTRA J, VELTHUIS-TE WIERIK EJ, SCHAAFSMA G, KLUFT C : *Effect of moderate dose of alcohol with evening meal on fibrinolytic factors*. BMJ 1994;308:1003-6.

HOWARD AA, ARNSTEN JH, GOUREVITCH MN : *Effect of alcohol consumption on diabetes mellitus: a systematic review*. Ann Intern Med 2004;140:211-9.

KLATSKY AL, FRIEDMAN GD, ARMSTRONG MA, KIPP H. : *Wine, liquor, beer, and mortality*. Am J Epidemiol 2003;158:585-95.

LARRIEU S, LETENNEUR L, HELMER C, DARTIGUES JF, BARBERGER-GATEAU P : *Nutritional factors and risk of incident dementia in the PAQUID longitudinal cohort*. J Nutr Health Aging 2004;8:150-4.

LUKASIEWICZ E, MENNEN LI, BERTRAIS S, ET AL. : *Alcohol intake in relation to body mass index and waist-to-hip ratio: the importance of type of alcoholic beverage*. Public Health Nutr 2005;8:315-20.

MUKAMAL KJ, ASCHERIO A, MITTLEMAN MA, ET AL. : *Alcohol and risk for ischemic stroke in men: the role of drinking patterns and usual beverage*. Ann Intern Med 2005;142:11-9.

MUKAMAL KJ, CONIGRAVE KM, MITTLEMAN MA, ET AL. : *Roles of drinking pattern and type of alcohol consumed in coronary heart disease in men*. N Engl J Med 2003;348:109-18.

MUKAMAL KJ, KULLER LH, FITZPATRICK AL, ET AL. : *Prospective study of alcohol consumption and risk of dementia in older adults*. JAMA 2003;289:1405-13.

NORRIE P : *Wine & Health. A new look at an old medicine*. Apollo Books. Published by C Pierson, Mosman, NSW 2088, Australia.

OBISESAN TO, HIRSCH R, KOSOKO O, CARLSON L, PARROTT M : *Moderate wine consumption is associated with decreased odds of developing age-related macular degeneration in NHANES-1*. J Am Geriatr Soc 1998;46:1-7.

PLATZ EA, LEITZMANN MF, RIMM EB, WILLETT WC, GIOVANNUCCI E : *Alcohol intake, drinking patterns, and risk of prostate cancer in a large prospective cohort study*. Am J Epidemiol 2004;159:444-53.

Renaud S, de Lorgeril M : *Wine, alcohol, platelets, and the French paradox for coronary heart disease*. Lancet 1992;339:1523-6.

Renaud SC, Gueguen R, Siest G, Salamon R : *Wine, beer, and mortality in middleaged men from eastern France*. Arch Intern Med 1999;159:1865-70.

RIMM EB, KLATSKY A, GROBBEE D, STAMPFER MJ : *Review of moderate alcohol consumption and reduced risk of coronary heart disease: is the effect due to beer, wine, or spirits?* BMJ 1996;312:731-6.

RUIDAVETS JB, BATAILLE V, DALLONGEVILLE J, ET AL. : *Alcohol intake and diet in France, the prominent role of lifestyle*. Eur Heart J 2004;25:1153-62.

ST LEGER AS, COCHRANE AL, MOORE F : *Factors associated with cardiac mortality in developed countries with particular reference to the consumption of wine.* Lancet 1979;1:1017-20.

SCHRODER H, MARRUGAT J, VILA J, COVAS MI, ELOSUA R : *Adherence to the traditional Mediterranean diet is inversely associated with body mass index and obesity in a Spanish population*. J Nutr 2004;134:3355-61.

SILER SQ, NEESE RA, CHRISTIANSEN MP, HELLERSTEIN MK : *The inhibition of gluconeogenesis following alcohol in humans*. Am J Physiol 1998;275:E897-907.

STAMPFER MJ, KANG JH, CHEN J, CHERRY R, GRODSTEIN F : *Effects of moderate alcohol consumption on cognitive function in women*. N Engl J Med 2005;352:245-53.

TJONNELAND A, GRONBAEK M, STRIPP C, OVERVAD K : *Wine intake and diet in a random sample of 48763 Danish men and women*. Am J Clin Nutr 1999;69:49-54.

TRUELSEN T, THUDIUM D, GRONBAEK M : *Amount and type of alcohol and risk of dementia: the Copenhagen City Heart Study*. Neurology 2002;59:1313-9.

VLIEGENTHART R, GELEIJNSE JM, HOFMAN A, ET AL. : *Alcohol consumption and risk of peripheral arterial disease: the Rotterdam study*. Am J Epidemiol 2002;155:332-8.

YUSUF S, HAWKEN S, OUNPUU S, ET AL. : *Effect of potentially modifiable risk factors associated with myocardial infarction in 52 countries (the INTERHEART study): case-control study*. Lancet 2004;364:937-52.

Chapitre 3
La botte secrète du vin rouge

AUGER C, TEISSEDRE PL, GERAIN P, ET AL. : *Dietary wine phenolics catechin, quercetin, and resveratrol efficiently protect hypercholesterolemic hamsters against aortic fatty streak accumulation*. J Agric Food Chem 2005;53:2015-21.

BLANCO-COLIO LM, VALDERRAMA M, ALVAREZ-SALA LA, ET AL. : *Red wine intake prevents nuclear factor-kappaB activation in peripheral blood mononuclear cells of healthy volunteers during postprandial lipemia*. Circulation 2000;102:1020-6.

Corder R, Douthwaite JA, Lees DM, et al. : *Endothelin-1 synthesis reduced by red wine*. Nature 2001;414:863-4.

de Rijke YB, Demacker PN, Assen NA, et al. : *Red wine consumption does not affect oxidizability of low-density lipoproteins in volunteers*. Am J Clin Nutr 1996;63:329-34.

Estruch R, Sacanella E, Badia E, et al. : *Different effects of red wine and gin consumption on inflammatory biomarkers of atherosclerosis: a prospective randomized crossover trial. Effects of wine on inflammatory markers*. Atherosclerosis 2004;175:117-23.

Fitzpatrick DF, Bing B, Maggi DA, Fleming RC, O'Malley RM : *Vasodilating procyanidins derived from grape seeds*. Ann N Y Acad Sci 2002;957:78-89.

Fitzpatrick DF, Hirschfield SL, Coffey RG : *Endothelium-dependent vasorelaxing activity of wine and other grape products*. Am J Physiol 1993;265: H774-8.

Frankel EN, Kanner J, German JB, Parks E, Kinsella JE : *Inhibition of oxidation of human low-density lipoprotein by phenolic substances in red wine*. Lancet 1993;341:454-7.

Frankel EN, Waterhouse AL, Kinsella JE : *Inhibition of human LDL oxidation by resveratrol*. Lancet 1993;341:1103-4.

Freedman JE, Parker C 3rd, Li L, et al. : *Select flavonoids and whole juice from purple grapes inhibit platelet function and enhance nitric oxide release*. Circulation 2001;103:2792-8.

Gehm BD, McAndrews JM, Chien PY, Jameson JL : *Resveratrol, a polyphenolic compound found in grapes and wine, is an agonist for the estrogen receptor*. Proc Natl Acad Sci USA 1997;94:14138-43.

Goldberg DM, Yan J, Soleas GJ : *Absorption of three wine-related polyphenols in three different matrices by healthy subjects*. Clin Biochem 2003;36:79-87.

Gryglewski RJ, Korbut R, Robak J, Swies J : *On the mechanism of antithrombotic action of flavonoids*. Biochem Pharmacol. 1987;36:317-22.

Hashimoto M, Kim S, Eto M, et al. : *Effect of acute intake of red wine on flow-mediated vasodilatation of the brachial artery.* Am J Cardiol 2001;88:1457-60.

Jang M, Cai L, Udeani GO, et al. : *Cancer chemopreventive activity of resveratrol, a natural product derived from grapes*. Science 1997;275:218-20.

Kopp P : *Resveratrol, a phytoestrogen found in red wine. A possible explanation for the conundrum of the 'French paradox'?* Eur J Endocrinol 1998;138:619-20.

KLURFELD DM, KRITCHEVSKY D : *Differential effects of alcoholic beverages on experimental atherosclerosis in rabbits*. Exp Mol Pathol 1981;34:62-71.

NIGDIKAR SV, WILLIAMS NR, GRIFFIN BA, HOWARD AN : *Consumption of red wine polyphenols reduces the susceptibility of low-density lipoproteins to oxidation in vivo*. Am J Clin Nutr 1998;68:258-65.

PACE-ASCIAK CR, HAHN S, DIAMANDIS EP, SOLEAS G, GOLDBERG DM : *The red wine phenolics trans-resveratrol and quercetin block human platelet aggregation and eicosanoid synthesis: implications for protection against coronary heart disease*. Clin Chim Acta 1995;235:207-19.

SIEMANN EH, CREASY LL. : *Concentration of the phytoalexin resveratrol in wine*. Am J Enol Vitic 1992;43:49-52.

SOLEAS GJ, DIAMANDIS EP, GOLDBERG DM : *Resveratrol: a molecule whose time has come? And gone?* Clin Biochem 1997;30:91-113.

STEIN JH, KEEVIL JG, WIEBE DA, AESCHLIMANN S, FOLTS JD : *Purple grape juice improves endothelial function and reduces the susceptibility of LDL cholesterol to oxidation in patients with coronary artery disease*. Circulation 1999;100:1050-5.

VINSON JA, TEUFEL K, WU N : *Red wine, dealcoholized red wine, and especially grape juice, inhibit atherosclerosis in a hamster model*. Atherosclerosis 2001;156:67-72.

YAMAKOSHI J, KATAOKA S, KOGA T, ARIGA T : *Proanthocyanidin-rich extract from grape seeds attenuates the development of aortic atherosclerosis in cholesterol-fed rabbits*. Atherosclerosis 1999;142:139-49.

Chapitre 4
Les autres sources de polyphénols

AVIRAM M, DORNFELD L, ROSENBLAT M, ET AL. : *Pomegranate juice consumption reduces oxidative stress, atherogenic modifications to LDL, and platelet aggregation: studies in humans and in atherosclerotic apolipoprotein E-deficient mice*. Am J Clin Nutr 2000;71:1062-76.

BUIJSSE B, FESKENS EJ, KOK FJ, KROMHOUT D : *Cocoa intake, blood pressure, and cardiovascular mortality: the Zutphen Elderly Study*. Arch Intern Med 2006;166:411-7.

CHEVAUX KA, SCHMITZ HH, ROMANCZYK LJ JR : *Food products containing polyphenol(s) and L-arginine to stimulate nitric oxide*. US Patent 6,805,883.

DUFFY SJ, KEANEY JF JR, HOLBROOK M, ET AL. : *Short- and long-term black tea consumption reverses endothelial dysfunction in patients with coronary artery disease*. Circulation 2001;104:151-6.

FISHER ND, HUGHES M, GERHARD-HERMAN M, HOLLENBERG NK : *Flavanol-rich cocoa induces nitric-oxide-dependent vasodilation in healthy humans*. J Hypertens 2003;21:2281-6.

FUKUDA T, ITO H, YOSHIDA T : *Antioxidative polyphenols from walnuts (Juglans regia L.)*. Phytochemistry 2003;63:795-801.

GRASSI D, NECOZIONE S, LIPPI C, ET AL. : *Cocoa reduces blood pressure and insulin resistance and improves endotheliumdependent vasodilation in hypertensives*. Hypertension 2005;46:398-405.

HAMMERSTONE JF, LAZARUS SA, MITCHELL AE, RUCKER R, SCHMITZ HH : *Identification of procyanidins in cocoa (*Theobroma cacao*) and chocolate using high-performance liquid chromatography/mass spectrometry*. J Agric Food Chem 1999;47:490-6.

HAMMERSTONE JF, LAZARUS SA, SCHMITZ HH. : *Procyanidin content and variation in some commonly consumed foods*. J Nutr 2000;130(8S Suppl):2086S-92S.

HOLLENBERG NK, MARTINEZ G, MCCULLOUGH M, ET AL. : *Aging, acculturation, salt intake, and hypertension in the Kuna of Panama*. Hypertension 1997;29:171-6.

KARIM M, MCCORMICK K, KAPPAGODA CT : *Effects of cocoa extracts on endotheliumdependent relaxation*. J Nutr 2000;130(8S Suppl):2105S-8S.

KEALEY KS, SNYDER RM, ROMANCZYK LJ JR. ET AL. : *Procyanidin-L-arginine combinations*. US Patent Application 20030215558.

LEE KW, KIM YJ, LEE HJ, LEE CY : *Cocoa has more phenolic phytochemicals and a higher antioxidant capacity than teas and red wine*. J Agric Food Chem 2003;51:7292-5.

MALIK A, AFAQ F, SARFARAZ S, ET AL. : *Pomegranate fruit juice for chemoprevention and chemotherapy of prostate cancer*. Proc Natl Acad Sci USA 2005;102:14813-8.

MULLEN W, MCGINN J, LEAN ME, ET AL. : *Ellagitannins, flavonoids, and other phenolics in red raspberries and their contribution to antioxidant capacity and vasorelaxation properties*. J Agric Food Chem 2002;50:5191-6.

PETERS U, POOLE C, ARAB L. : *Does tea affect cardiovascular disease? A meta-analysis*. Am J Epidemiol 2001;154:495-503.

RAMLJAK D, ROMANCZYK LJ, METHENY-BARLOW LJ, ET AL. : *Pentameric procyanidin from Theobroma cacao selectively inhibits growth of human breast cancer cells*. Mol Cancer Ther 2005;4:537-46.

ROS E, NUNEZ I, PEREZ-HERAS A, ET AL. : *A walnut diet improves endothelial function in hypercholesterolemic subjects: a randomized crossover trial*. Circulation 2004;109:1609-14.

SABATE J : *Nut consumption, vegetarian diets, ischemic heart disease risk, and all cause mortality: evidence from epidemiologic studies*. Am J Clin Nutr 1999;70(3 Suppl):500S-503S.

SCHROETER H, HEISS C, BALZER J, ET AL. : *Epicatechin mediates beneficial effects of flavanol-rich cocoa on vascular function in humans*. Proc Natl Acad Sci USA 2006;103:1024-9.

SUMNER MD, ELLIOTT-ELLER M, WEIDNER G, ET AL. : *Effects of pomegranate juice consumption on myocardial perfusion in patients with coronary heart disease*. Am J Cardiol 2005;96:810-4.

UCHIDA S, OHTA H, NIWA M, ET AL. : *Prolongation of life span of stroke-prone spontaneously hypertensive rats (SHRSP) ingesting persimmon tannin*. Chem Pharm Bull (Tokyo) 1990;38:1049-52.

USDA Database for the Proanthocyanidin Content of Selected Foods - 2004.

VITA JA : *Tea consumption and cardiovascular disease: effects on endothelial function*. J Nutr 2003;133:3293S-7S.

VLACHOPOULOS C, AZNAOURIDIS K, ALEXOPOULOS N, ET AL. : *Effect of dark chocolate on arterial function in healthy individuals*. Am J Hypertens 2005;18:785-91.

VRHOVSEK U, RIGO A, TONON D, MATTIVI F : *Quantitation of polyphenols in different apple varieties*. J Agric Food Chem 2004;52:6532-8.

Chapitre 5
Remèdes traditionnels, médicaments modernes

DAVID R, MASQUELIER J : *La localisation des composés catéchiques phloroglucìques dans les organes végétatifs du Pin maritime*. C R Hebd Seances Acad Sci 1952;235:1325-7.

GABOR M : *Szent-Gyorgyi and the bioflavonoids: new results and perspectives of pharmacological research into benzo-pyrone derivatives. Commemoration on the 50th anniversary of the award of the Nobel Prize*. Prog Clin Biol Res 1988;280:1-15.

LALUKOTA K, CLELAND JG, INGLE L, CLARK AL, COLETTA AP : *Clinical trials update from the Heart Failure Society of America: EMOTE, HERB-CHF, BEST genetic substudy and RHYTHM-ICD*. Eur J Heart Fail 2004;6:953-5.

MASQUELIER J : *Plant extract with a proanthocyanidins content as therapeutic agent having radical scavenger effect and use thereof*. US Patent No. 4,698,360.

MASQUELIER J : *Identification et dosage des facteurs vitaminiques P dans diverses boissons fermentées*. Bull Soc Chim Biol (Paris) 1956;38:65-70.

MASQUELIER J : *Le vin dans l'alimentation*. Aliment Vie 1965;53:261-70.

MASQUELIER J, MICHAUD J, LAPARRA J, DUMON MC : *Flavonoides et pycnogenols*. Int J Vitam Nutr Res 1979;49:307-11.

ROHDEWALD P. : *Method of controlling the reactivity of human blood platelets by oral administration of the extract of the maritime pine (pycnogenol)*. US Patent No. 5,720,956.

TAUCHERT M : *Efficacy and safety of crataegus extract WS 1442 in comparison with placebo in patients with chronic stable New York Heart Association class-III heart failure*. Am Heart J 2002;143:910-5.

Chapitre 6
Manger, boire et vivre centenaire - en pleine forme !

BAIBAS N, TRICHOPOULOU A, VORIDIS E, TRICHOPOULOS D : *Residence in mountainous compared with lowland areas in relation to total and coronary mortality*. A study in rural Greece. J Epidemiol Community Health 2005;59:274-8.

BERRIGAN D, PERKINS SN, HAINES DC, HURSTING SD : *Adult-onset calorie restriction and fasting delay spontaneous tumorigenesis in p53-deficient mice*. Carcinogenesis 2002;23:817-22.

COLES LS : *Demography of human supercentenarians*. J Gerontol A Biol Sci Med Sci 2004;59:B579-86.

DEIANA L, FERRUCCI L, PES GM, ET AL. : *AKEntAnnos. The Sardinia Study of Extreme Longevity*. Aging (Milano) 1999;11:142-9.

DIRKS AJ, LEEUWENBURGH C : *Caloric restriction in humans: potential pitfalls and health concerns*. Mech Ageing Dev 2006;127:1-7.

EVERT J, LAWLER E, BOGAN H, PERLS T : *Morbidity profiles of centenarians: survivors, delayers, and escapers*. J Gerontol A Biol Sci Med Sci 2003;58:232-7.

FARCHI G, FIDANZA F, GIAMPAOLI S, MARIOTTI S, MENOTTI A : *Alcohol and survival in the Italian rural cohorts of the Seven Countries Study*. Int J Epidemiol 2000;29:667-71.

FONTANA L, MEYER TE, KLEIN S, HOLLOSZY JO : *Long-term calorie restriction is highly effective in reducing the risk for atherosclerosis in humans*. Proc Natl Acad Sci USA 2004;101:6659-63.

KEYS A, ARAVANIS C, BLACKBURN H, ET AL. : *Probability of Middle-Aged Men Developing Coronary Heart Disease in Five Years*. Circulation 1972;45:815-28.

KEYS A, MENOTTI A, KARVONEN MJ, ET AL. : *The diet and 15-year death rate in the Seven Countries Study*. Am J Epidemiol 1986;124:903-15.

KROMHOUT D, KEYS A, ARAVANIS C, ET AL. : *Food consumption patterns in the 1960s in seven countries*. Am J Clin Nutr 1989;49:889-94.

LEE IM, MANSON JE, HENNEKENS CH, PAFFENBARGER RS JR. : *Body weight and mortality. A 27-year follow-up of middle-aged men*. JAMA 1993;270:2823-8.

MANSON JE, WILLETT WC, STAMPFER MJ, ET AL. : *Body weight and mortality among women*. N Engl J Med 1995;333:677-85.

MENOTTI A, KEYS A, KROMHOUT D, ET AL. : *Inter-cohort differences in coronary heart disease mortality in the 25-year follow-up of the Seven Countries Study*. Eur J Epidemiol 1993;9:527-36.

MIMURA G, MURAKAMI K, GUSHIKEN M : *Nutritional factors for longevity in Okinawa – present and future*. Nutr Health 1992;8:159-63.

MOSCHANDREAS J, KAFATOS A, ARAVANIS C, ET AL. : *Long-term predictors of survival for the Seven Countries Study cohort from Crete: from 1960 to 2000*. Int J Cardiol 2005;100:85-91.

NASIR K, RAGGI P, RUMBERGER JA, ET AL. : *Coronary artery calcium volume scores on electron beam tomography in 12,936 asymptomatic adults*. Am J Cardiol 2004;93:1146-9.

PERLS TT, WILMOTH J, LEVENSON R, ET AL. : *Life-long sustained mortality advantage of siblings of centenarians*. Proc Natl Acad Sci USA 2002;99:8442-7.

POULAIN M, PES GM, GRASLAND C, ET AL. : *Identification of a geographic area characterized by extreme longevity in the Sardinia island: the AKEA study*. Exp Gerontol 2004;39:1423-9.

RUMBERGER JA, KAUFMAN L : *A rosetta stone for coronary calcium risk stratification: Agatston, volume, and mass scores in 11,490 individuals*. AJR Am J Roentgenol 2003;181:743-8.

SCHRINER SE, LINFORD NJ, MARTIN GM, ET AL. : *Extension of murine life span by overexpression of catalase targeted to mitochondria*. Science 2005;308:1909-11.

STATHAKOS D, PRATSINIS H, ZACHOS I, ET AL. : *Greek centenarians: assessment of functional health status and life-style characteristics*. Exp Gerontol 2005;40:512-8.

TERRY DF, WILCOX M, MCCORMICK MA, LAWLER E, PERLS TT : *Cardiovascular advantages among the offspring of centenarians*. J Gerontol A Biol Sci Med Sci 2003;58:M425-31.

TRICHOPOULOU A, COSTACOU T, BAMIA C, TRICHOPOULOS D : *Adherence to a Mediterranean diet and survival in a Greek population*. N Engl J Med 2003;348:2599-608.

VLIEGENTHART R, OEI HH, VAN DEN ELZEN AP, ET AL : *Alcohol consumption and coronary calcification in a general population*. Arch Intern Med 2004;164:2355-60.

Chapitre 7

La santé vient en buvant

BERGQVIST J, DOKOOZLIAN N, EBISUDA N : *Sunlight exposure and temperature effects on berry growth and composition of Cabernet Sauvignon and Grenache in the Central San Joaquin Valley of California*. Am J Enol Vitic 2001;52:1-7.

CANTOS E, ESPIN JC, FERNANDEZ MJ, OLIVA J, TOMAS-BARBERAN FA : *Postharvest UV-Cirradiated grapes as a potential source for producing stilbene-enriched red wines*. J Agric Food Chem 2003;51:1208-14.

CHRISTIE JM, JENKINS GI : *Distinct UV-B and UV-A/blue light signal transduction pathways induce chalcone synthase gene expression in Arabidopsis cells*. Plant Cell 1996;8:1555-67.

FULEKI T, RICARDO-DA-SILVA JM : *Effects of cultivar and processing method on the contents of catechins and procyanidins in grape juice*. J Agric Food Chem 2003;51:640-6.

GOLLOP R, EVEN S, COLOVA-TSOLOVA V, PERL A : *Expression of the grape dihydroflavonol reductase gene and analysis of its promoter region*. J Exp Bot 2002;53:1397-409.

GOMEZ-PLAZA E, GIL-MUNOZ R, LOPEZ-ROCA JM, MARTINEZ A : *Color and phenolic compounds of a young red wine. Influence of wine-making techniques, storage temperature, and length of storage time*. J Agric Food Chem 2000;48:736-41.

GONZALEZ-MANZANO S, SANTOS-BUELGA C, PEREZ-ALONSO JJ, RIVAS-GONZALO JC, ESCRIBANO-BAILON MT : *Characterization of the mean degree of polymerization of proanthocyanidins in red wines using liquid chromatography-mass spectrometry (LCMS)*. J Agric Food Chem 2006;54:4326-32.

Kennedy JA, Matthews MA, Waterhouse AL : *Changes in grape seed polyphenols during fruit ripening*. Phytochemistry 2000;55:77-85.

Lesschaeve I, Noble AC : *Polyphenols: factors influencing their sensory properties and their effects on food and beverage preferences*. Am J Clin Nutr 2005;81(1 Suppl):330S-335S.

LINDEMANN B : *Receptors and transduction in taste.* Nature 2001;413:219-25.

LLAUDY MC, CANALS R, CANALS JM, ET AL. : *New method for evaluating astringency in red wine.* J Agric Food Chem. 2004;52:742-6.

MONAGAS M, GOMEZ-CORDOVES C, BARTOLOME B, LAUREANO O, RICARDO DA SILVA JM : *Monomeric, oligomeric, and polymeric flavan-3-ol composition of wines and grapes from Vitis vinifera L. Cv. Graciano, Tempranillo, and Cabernet Sauvignon.* J Agric Food Chem 2003;51:6475-81.

SPAYD SE, TARARA, JM, MEE DL, FERGUSON JC : *Separation of Sunlight and Temperature Effects on the Composition of Vitis vinifera cv. Merlot Berries.* Am J Enol Vitic 2002;53:171-82.

Chapitre 8
Du vin : oui, mais avec moderation !

BECKER U, GRONBAEK M, JOHANSEN D, SORENSEN TI : *Lower risk for alcoholinduced cirrhosis in wine drinkers.* Hepatology 2002;35:868-75.

Health Claims and Other Health-Related Statements in the Labeling and Advertising of Alcohol Beverages (99R–199P); Final Rule. 27 CFR Parts 4, 5, and 7. Department of Treasury, Alcohol and Tobacco and Trade Bureau, March 3, 2003.

KAMPER-JORGENSEN M, GRONBAEK M, TOLSTRUP J, BECKER U : *Alcohol and cirrhosis: dose—response or threshold effect?* J Hepatol 2004;41:25-30.

KLATSKY AL, MORTON C, UDALTSOVA N, FRIEDMAN GD : *Coffee, cirrhosis, and transaminase enzymes.* Arch Intern Med. 2006;166:1190-5.

MANN K, ACKERMANN K, CROISSANT B, ET AL. : *Neuroimaging of gender differences in alcohol dependence: are women more vulnerable?* Alcohol Clin Exp Res 2005;29:896-901.

MUKAMAL KJ, TOLSTRUP JS, FRIBERG J, JENSEN G, GRONBAEK M : *Alcohol consumption and risk of atrial fibrillation in men and women: the Copenhagen City Heart Study.* Circulation 2005;112:1736-42.

PLETCHER MJ, VAROSY P, KIEFE CI, ET AL. : *Alcohol consumption, binge drinking, and early coronary calcification: findings from the Coronary Artery Risk Development in Young Adults (CARDIA) Study.* Am J Epidemiol 2005;161:423-33.

RODGERS A, EZZATI M, VANDER HOORN S, ET AL. : *Comparative Risk Assessment Collaborating Group. Distribution of major health risks: findings from the Global Burden of Disease study.* PLoS Med 2004;1:e27.

STRANGES S, FREUDENHEIM JL, MUTI P, ET AL. : *Differential effects of alcohol drinking pattern on liver enzymes in men and women*. Alcohol Clin Exp Res 2004;28:949-56.

STRANGES S, WU T, DORN JM, ET AL. : *Relationship of alcohol drinking pattern to risk of hypertension: a population-based study*. Hypertension 2004;44:813-9.

TREVISAN M, DORN J, FALKNER K, ET AL. : *Drinking pattern and risk of non-fatal myocardial infarction: a population-based case-control study*. Addiction 2004;99:313-22.

TREVISAN M, KROGH V, FARINARO E, PANICO S, MANCINI M : *Alcohol consumption, drinking pattern and blood pressure: analysis of data from the Italian National Research Council Study*. Int J Epidemiol 1987;16:520-7.

TREVISAN M, SCHISTERMAN E, MENNOTTI A, FARCHI G, CONTI S : *Risk Factor And Life Expectancy Research Group. Drinking pattern and mortality: the Italian Risk Factor and Life Expectancy pooling project*. Ann Epidemiol 2001;11:312-9.

WALSH CR, LARSON MG, EVANS JC, ET AL. : *Alcohol consumption and risk for congestive heart failure in the Framingham Heart Study*. Ann Intern Med 2002;136:181-91.

Chapitre 9

Les idées reçues sur l'alimentation

ABBASI F, MCLAUGHLIN T, LAMENDOLA C, ET AL. : *High carbohydrate diets, triglyceride-rich lipoproteins, and coronary heart disease risk*. Am J Cardiol 2000;85:45-8.

ALMOND CS, SHIN AY, FORTESCUE EB, ET AL. : *Hyponatremia among runners in the Boston Marathon*. N Engl J Med 2005;352:1550-6.

BOS MJ, KOUDSTAAL PJ, HOFMAN A, WITTEMAN JC, BRETELER MM : *Uric acid is a risk factor for myocardial infarction and stroke: the Rotterdam study*. Stroke 2006;37:1503-7.

BRAY GA, NIELSEN SJ, POPKIN BM : *Consumption of high-fructose corn syrup in beverages may play a role in the epidemic of obesity*. Am J Clin Nutr 2004;79:537-43.

CHAO A, THUN MJ, CONNELL CJ, ET AL. : *Meat consumption and risk of colorectal cancer*. JAMA 2005;293:172-82.

CHAREST A, DESROCHES S, VANSTONE CA, JONES PJ, LAMARCHE B : *Unesterified plant sterols and stanols do not affect LDL electrophoretic characteristics in hypercholesterolemic subjects*. J Nutr 2004;134:592-5.

CHOI HK, MOUNT DB, REGINATO AM; AMERICAN COLLEGE OF PHYSICIANS; AMERICAN PHYSIOLOGICAL SOCIETY : *Pathogenesis of gout*. Ann Intern Med 2005;143:499-516.

Diet, Nutrition and the Prevention of Chronic Diseases. Report of a Joint Expert Consultation for the World Health Organization and the Food and Agriculture Organization of the United Nations. WHO Technical Report Series 916.

ELIAS PK, ELIAS MF, D'AGOSTINO RB, SULLIVAN LM, WOLF PA : *Serum cholesterol and cognitive performance in the Framingham Heart Study*. Psychosom Med 2005;67:24-30.

GERMAN JB, DILLARD CJ : *Saturated fats: what dietary intake?* Am J Clin Nutr 2004;80:550-9.

Global Strategy on Diet, Physical Activity and Health. World Health Organization 2004.

HOOPER L, SUMMERBELL CD, HIGGINS JP, ET AL. : *Dietary fat intake and prevention of cardiovascular disease: systematic review*. BMJ 2001;322:757-63.

MIETTINEN TA, RAILO M, LEPANTALO M, GYLLING H : *Plant sterols in serum and in atherosclerotic plaques of patients undergoing carotid endarterectomy*. J Am Coll Cardiol 2005;45:1794-801.

MIYASHITA Y, KOIDE N, OHTSUKA M, ET AL. : *Beneficial effect of low carbohydrate in low calorie diets on visceral fat reduction in type 2 diabetic patients with obesity*. Diabetes Res Clin Pract 2004;65:235-41.

MOZAFFARIAN D, ASCHERIO A, HU FB, ET AL. : *Interplay between different polyunsaturated fatty acids and risk of coronary heart disease in men*. Circulation 2005;111:157-64.

MOZAFFARIAN D, KATAN MB, ASCHERIO A, STAMPFER MJ, WILLETT WC : *Trans fatty acids and cardiovascular disease*. N Engl J Med 2006;354:1601-13.

O'DONOVAN D, FEINLE-BISSET C, WISHART J, HOROWITZ M : *Lipase inhibition attenuates the acute inhibitory effects of oral fat on food intake in healthy subjects*. Br J Nutr 2003;90:849-52.

PARKS EJ, HELLERSTEIN MK : *Carbohydrateinduced hypertriacylglycerolemia: historical perspective and review of biological mechanisms*. Am J Clin Nutr 2000;71:412-33.

PARK Y, HUNTER DJ, SPIEGELMAN D, ET AL. : *Dietary fiber intake and risk of colorectal cancer: a pooled analysis of prospective cohort studies*. JAMA 2005;294:2849-57.

PELKMAN CL, FISHELL VK, MADDOX DH, ET AL. : *Effects of moderate-fat (from monounsaturated fat) and low-fat weight-loss diets on the serum lipid profile in overweight and obese men and women.* Am J Clin Nutr 2004;79:204-12.

SALEM JE, SAIDEL GM, STANLEY WC, CABRERA ME : *Mechanistic model of myocardial energy metabolism under normal and ischemic conditions.* Ann Biomed Eng 2002;30:202-16.

SEHAYEK E, BRESLOW JL : *Plasma plant sterol levels: another coronary heart disease risk factor?* Arterioscler Thromb Vasc Biol 2005;25:5-6.

VAN DAM RM, HU FB : *Coffee consumption and risk of type 2 diabetes: a systematic review.* JAMA 2005;294:97-104.

WASAN HS, GOODLAD RA : *Fibre-supplemented foods may damage your health.* Lancet 1996;348:319-20.

Chapitre 10
Changer ses habitudes pour prévenir les maladies

ABBOTT RD, WHITE LR, ROSS GW, ET AL. : *Walking and dementia in physically capable elderly men.* JAMA 2004;292:1447-53.

APPEL LJ, SACKS FM, CAREY VJ, ET AL. : *Effects of protein, monounsaturated fat, and carbohydrate intake on blood pressure and serum lipids: results of the OmniHeart randomized trial.* JAMA 2005;294:2455-64.

ARAD Y, SPADARO LA, ROTH M, NEWSTEIN D, GUERCI AD : *Treatment of asymptomatic adults with elevated coronary calcium scores with atorvastatin, vitamin C, and vitamin E: the St. Francis Heart Study randomized clinical trial.* J Am Coll Cardiol 2005;46:166-72.

ARD JD, GRAMBOW SC, LIU D, ET AL. : *The effect of the PREMIER interventions on insulin sensitivity.* Diabetes Care 2004;27:340-7.

BARZI F, WOODWARD M, MARFISI RM, ET AL. : *Mediterranean diet and all-causes mortality after myocardial infarction: results from the GISSI-Prevenzione trial.* Eur J Clin Nutr 2003;57:604-11.

BAUDOIN C, COHEN-SOLAL ME, BEAUDREUIL J, DE VERNEJOUL MC : *Genetic and environmental factors affect bone density variances of families of men and women with osteoporosis.* J Clin Endocrinol Metab 2002;87:2053-9.

BOOTH SL, BROE KE, GAGNON DR, ET AL. : *Vitamin K intake and bone mineral density in women and men.* Am J Clin Nutr 2003;77:512-6.

BOOTH SL, BROE KE, PETERSON JW, ET AL. : *Associations between vitamin K biochemical measures and bone mineral density in men and women.* J Clin Endocrinol Metab 2004;89:4904-9.

BONAA KH, NJOLSTAD I, UELAND PM, ET AL.: *Homocysteine lowering and cardiovascular events after acute myocardial infarction*. N Engl J Med 2006;354:1578-88.

CHO E, SEDDON JM, ROSNER B, WILLETT WC, HANKINSON SE : *Prospective study of intake of fruits, vegetables, vitamins, and carotenoids and risk of age-related maculopathy*. Arch Ophthalmol 2004;122:883-92.

DESVARIEUX M, DEMMER RT, RUNDEK T, ET AL. : *Periodontal microbiota and carotid intimamedia thickness: the Oral Infections and Vascular Disease Epidemiology Study (INVEST)*. Circulation 2005;111:576-82.

DIWADKAR-NAVSARIWALA V, DIAMOND AM : *The link between selenium and chemoprevention: a case for selenoproteins*. J Nutr 2004;134:2899-902.

ELLIOTT P, STAMLER J, DYER AR, ET AL. : *Association between protein intake and blood pressure: the INTERMAP Study*. Arch Intern Med 2006;166:79-87.

Food, Nutrition and the Prevention of Cancer: a global perspective. World Cancer Research Fund/American Institute for Cancer Research. 1997.

GIANNOPOULOU I, PLOUTZ-SNYDER LL, CARHART R, ET AL. : *Exercise is required for visceral fat loss in postmenopausal women with type 2 diabetes*. J Clin Endocrinol Metab 2005;90:1511-8.

GILL JM, AL-MAMARI A, FERRELL WR, ET AL. : *Effects of prior moderate exercise on postprandial metabolism and vascular function in lean and centrally obese men*. J Am Coll Cardiol 2004;44:2375-82.

GILL JM, AL-MAMARI A, FERRELL WR, ET AL. : *Effects of a moderate exercise session on postprandial lipoproteins, apolipoproteins and lipoprotein remnants in middle-aged men*. Atherosclerosis 2006;185:87-96.

GONZALEZ-ORTIZ M, MARTINEZ-ABUNDIS E, BALCAZAR-MUNOZ BR, PASCOE-GONZALEZ S : *Effect of sleep deprivation on insulin sensitivity and cortisol concentration in healthy subjects*. Diabetes Nutr Metab 2000;13:80-3.

GOTTLIEB DJ, PUNJABI NM, NEWMAN AB, ET AL. : *Association of sleep time with diabetes mellitus and impaired glucose tolerance*. Arch Intern Med 2005;165:863-7.

HE J, GU D, WU X, ET AL. : *Effect of soybean protein on blood pressure: a randomized, controlled trial*. Ann Intern Med 2005;143:1-9.

HERCBERG S : *The history of beta-carotene and cancers: from observational to intervention studies. What lessons can be drawn for future research on polyphenols?* Am J Clin Nutr 2005;81(1 Suppl):218S-222S.

HERCBERG S, GALAN P, PREZIOSI P, ET AL. : *The SU.VI.MAX Study: a randomized, placebocontrolled trial of the health effects of antioxidant vitamins and minerals*. Arch Intern Med 2004;164:2335-42.

HOLICK MF : *Vitamin D: importance in the prevention of cancers, type 1 diabetes, heart disease, and osteoporosis*. Am J Clin Nutr 2004;79:362-71.

IESTRA JA, KROMHOUT D, VAN DER SCHOUW YT, ET AL. : *Effect size estimates of lifestyle and dietary changes on all-cause mortality in coronary artery disease patients: a systematic review*. Circulation 2005;112:924-34.

ILICH JZ, BROWNBILL RA, TAMBORINI L, CRNCEVIC-ORLIC Z : *To drink or not to drink: how are alcohol, caffeine and past smoking related to bone mineral density in elderly women?* J Am Coll Nutr 2002;21:536-44.

JOHN JH, ZIEBLAND S, YUDKIN P, ROE LS, NEIL HA; OXFORD FRUIT AND VEGETABLE STUDY GROUP : *Effects of fruit and vegetable consumption on plasma antioxidant concentrations and blood pressure: a randomised controlled trial*. Lancet 2002;359:1969-74.

KAWAKAMI N, TAKATSUKA N, SHIMIZU H : *Sleep disturbance and onset of type 2 diabetes*. Diabetes Care 2004;27:282-3.

KHAW KT, BINGHAM S, WELCH A, ET AL. : *Relation between plasma ascorbic acid and mortality in men and women in EPICNorfolk prospective study: a prospective population study. European Prospective Investigation into Cancer and Nutrition*. Lancet 2001;357:657-63.

KHAW KT, JAKES R, BINGHAM S, ET AL. : *Work and leisure time physical activity assessed using a simple, pragmatic, validated questionnaire and incident cardiovascular disease and all-cause mortality in men and women: The European Prospective Investigation into Cancer in Norfolk prospective population study*. Int J Epidemiol 2006;35:1034-43.

KNOOPS KT, DE GROOT LC, KROMHOUT D, ET AL. : *Mediterranean diet, lifestyle factors, and 10-year mortality in elderly European men and women: the HALE project*. JAMA 2004;292:1433-9.

MARCHIOLI R, LEVANTESI G, MACCHIA A, ET AL. : *Vitamin E increases the risk of developing heart failure after myocardial infarction: results from the GISSI-Prevenzione trial*. J Cardiovasc Med (Hagerstown) 2006;7:347-50.

MARES-PERLMAN JA, MILLEN AE, FICEK TL, HANKINSON SE : *The body of evidence to support a protective role for lutein and zeaxanthin in delaying chronic disease*. Overview. J Nutr 2002;132:518S-524S.

MCCABE LD, MARTIN BR, MCCABE GP, ET AL. : *Dairy intakes affect bone density in the elderly*. Am J Clin Nutr 2004;80:1066-74.

MOAT SJ, DOSHI SN, LANG D, ET AL. : *Treatment of coronary heart disease with folic acid: is there a future?* Am J Physiol 2004;287:H1-7.

MILLER ER 3RD, PASTOR-BARRIUSO R, DALAL D, ET AL. : *Meta-analysis: high-dosage vitamin E supplementation may increase all-cause mortality*. Ann Intern Med 2005;142:37-46.

MOSEKILDE L : *Vitamin D and the elderly*. Clin Endocrinol (Oxf) 2005;62:265-81.

NIEVES JW : *Osteoporosis: the role of micronutrients*. Am J Clin Nutr 2005;81:1232S-1239S.

Qualified Health Claims: Letter of Enforcement Discretion - Walnuts and Coronary Heart Disease. US Food and Drug Administration. March 9, 2004.

RENAUD S, DE LORGERIL M, DELAYE J, ET AL. : *Cretan Mediterranean diet for prevention of coronary heart disease*. Am J Clin Nutr 1995;61(6 Suppl):1360S-1367S.

ROBERTS CK, BARNARD RJ : *Effects of exercise and diet on chronic disease*. J Appl Physiol 2005;98:3-30.

ROZANSKI A, BLUMENTHAL JA, DAVIDSON KW, SAAB PG, KUBZANSKY L. : *The epidemiology, pathophysiology, and management of psychosocial risk factors in cardiac practice: the emerging field of behavioral cardiology*. J Am Coll Cardiol 2005;45:637-51.

RUMSFELD JS, HO PM : *Depression and cardiovascular disease: a call for recognition*. Circulation 2005;111:250-3.

SACKS FM, SVETKEY LP, VOLLMER WM, ET AL. : *Effects on blood pressure of reduced dietary sodium and the Dietary Approaches to Stop Hypertension (DASH) diet. DASH-Sodium Collaborative Research Group*. N Engl J Med 2001;344:3-10.

SIMOPOULOS AP : *The Mediterranean diets: What is so special about the diet of Greece? The scientific evidence*. J Nutr 2001;131(11 Suppl):3065S-73S.

SPIEGEL K, TASALI E, PENEV P, VAN CAUTER E : *Brief communication: Sleep curtailment in healthy young men is associated with decreased leptin levels, elevated ghrelin levels, and increased hunger and appetite*. Ann Intern Med 2004;141:846-50.

STAMLER J, ELLIOTT P, APPEL L, ET AL. : *Higher blood pressure in middle-aged American adults with less education – role of multiple dietary factors: the INTERMAP study*. J Hum Hypertens 2003;17:655-775.

TAPSELL LC, GILLEN LJ, PATCH CS, ET AL. : *Including walnuts in a low-fat/modified-fat diet improves HDL cholesterol-to-total cholesterol ratios in patients with type 2 diabetes*. Diabetes Care 2004;27:2777-83.

TAYLOR PR, PARNES HL, LIPPMAN SM : *Science peels the onion of selenium effects on prostate carcinogenesis*. J Natl Cancer Inst 2004;96:645-7.

TSENG M, BRESLOW RA, GRAUBARD BI, ZIEGLER RG : *Dairy, calcium, and vitamin D intakes and prostate cancer risk in the National Health and Nutrition Examination Epidemiologic Follow-up Study cohort*. Am J Clin Nutr 2005;81:1147-54.

VAN GELDER BM, TIJHUIS MA, KALMIJN S, ET AL. : *Physical activity in relation to cognitive decline in elderly men: the FINE Study*. Neurology 2004;63:2316-21.

WANG JS, LI YS, CHEN JC, CHEN YW : *Effects of exercise training and deconditioning on platelet aggregation induced by alternating shear stress in men*. Arterioscler Thromb Vasc Biol 2005;25:454-60.

WEIGLE DS, BREEN PA, MATTHYS CC, ET AL. : *A high-protein diet induces sustained reductions in appetite, ad libitum caloric intake, and body weight despite compensatory changes in diurnal plasma leptin and ghrelin concentrations*. Am J Clin Nutr 2005;82:41-8.

WEUVE J, KANG JH, MANSON JE, ET AL. : *Physical activity, including walking, and cognitive function in older women*. JAMA 2004;292:1454-61.

ZAMBON D, SABATE J, MUNOZ S, ET AL. : *Substituting walnuts for monounsaturated fat improves the serum lipid profile of hypercholesterolemic men and women. A randomized crossover trial*. Ann Intern Med 2000;132:538-46.

ZUREIK M, GALAN P, BERTRAIS S, ET AL. : *Effects of long-term daily low-dose supplementation with antioxidant vitamins and minerals on structure and function of large arteries*. Arterioscler Thromb Vasc Biol 2004;24:1485-91.

Chapitre 11
Le guide de la nutrition optimale

ADOLFSSON O, MEYDANI SN, RUSSELL RM. : *Yogurt and gut function*. Am J Clin Nutr 2004;80:245-56.

BRENNER H, ROTHENBACHER D, BODE G, ADLER G : *Inverse graded relation between alcohol consumption and active infection with Helicobacter pylori*. Am J Epidemiol 1999;149:571-6.

BROUWER IA, HEERINGA J, GELEIJNSE JM, ZOCK PL, WITTEMAN JC : *Intake of very longchain n-3 fatty acids from fish and incidence of atrial fibrillation*. The Rotterdam Study. Am Heart J 2006;151:857-62.

Carmel R : *Prevalence of undiagnosed pernicious anemia in the elderly*. Arch Intern Med 1996;156:1097-100.

DJOUSSE L, ARNETT DK, CARR JJ, ET AL. : *Dietary linolenic acid is inversely associated with calcified atherosclerotic plaque in the coronary arteries: the National Heart, Lung, and Blood Institute Family Heart Study*. Circulation 2005;111:2921-6.

FRANCO OH, BONNEUX L, DE LAET C, ET AL. : *The Polymeal: a more natural, safer, and probably tastier (than the Polypill) strategy to reduce cardiovascular disease by more than 75%*. BMJ 2004;329:1447-50.

FROST L, VESTERGAARD P : n-3 *Fatty acids consumed from fish and risk of atrial fibrillation or flutter: the Danish Diet, Cancer, and Health Study*. Am J Clin Nutr 2005;81:50-4.

HAMPL JS, TAYLOR CA, JOHNSTON CS : *Vitamin C deficiency and depletion in the United States: the Third National Health and Nutrition Examination Survey, 1988 to 1994*. Am J Public Health 2004;94:870-5.

HE FJ, NOWSON CA, MACGREGOR GA : *Fruit and vegetable consumption and stroke: meta-analysis of cohort studies*. Lancet 2006;367:320-6.

HE K, LIU K, DAVIGLUS ML, MORRIS SJ, ET AL. : *Magnesium intake and incidence of metabolic syndrome among young adults*. Circulation 2006;113:1675-82.

Human Vitamin and Mineral Requirements. Report of a joint FAO/WHO expert consultation 2001.

KOH-BANERJEE P, FRANZ M, SAMPSON L, ET AL. : *Changes in whole-grain, bran, and cereal fiber consumption in relation to 8-y weight gain among men*. Am J Clin Nutr 2004;80:1237-45.

LAAKSONEN DE, NISKANEN L, NYYSSONEN K, ET AL. : *C-reactive protein in the prediction of cardiovascular and overall mortality in middle-aged men: a population based cohort study*. Eur Heart J 2005;26:1783-9.

MONTONEN J, JARVINEN R, HELIOVAARA M, ET AL. : *Food consumption and the incidence of type II diabetes mellitus*. Eur J Clin Nutr 2005;59:441-8.

MORRIS MC, EVANS DA, TANGNEY CC, BIENIAS JL, WILSON RS : *Fish consumption and cognitive decline with age in a large community study*. Arch Neurol 2005;62:1849-53.

MOZAFFARIAN D, PSATY BM, RIMM EB, ET AL. : *Fish intake and risk of incident atrial fibrillation*. Circulation 2004 27;110:368-73.

Qualified Health Claims: Monounsaturated Fatty Acids from Olive Oil and Coronary Heart Disease (Docket No 2003Q-0559). US Food and Drug Administration. Nov 1, 2004.

RAITT MH, CONNOR WE, MORRIS C, ET AL. : *Fish oil supplementation and risk of ventricular tachycardia and ventricular fibrillation in patients with implantable defibrillators: a randomized controlled trial*. JAMA 2005;293:2884-91.

ROWLAND IR, WISEMAN H, SANDERS TA, ADLERCREUTZ H, BOWEY EA : *Interindividual variation in metabolism of soy isoflavones and lignans: influence of habitual diet on equol production by the gut microflora*. Nutr Cancer 2000;36:27-32.

SACKS FM : *Dietary phytoestrogens to prevent cardiovascular disease: early promise unfulfilled*. Circulation 2005;111:385-7.

SCHULMAN SP, BECKER LC, KASS DA, ET AL. : *L-arginine therapy in acute myocardial infarction: the Vascular Interaction With Age in Myocardial Infarction (VINTAGE MI) randomized clinical trial*. JAMA 2006;295:58-64.

SETCHELL KD, CLERICI C, LEPHART ED, ET AL. : *Sequol, a potent ligand for estrogen receptor beta, is the exclusive enantiomeric form of the soy isoflavone metabolite produced by human intestinal bacterial flora*. Am J Clin Nutr 2005;81:1072-9.

SISCOVICK DS, RAGHUNATHAN T, KING I, ET AL. : *Dietary intake of long-chain n-3 polyunsaturated fatty acids and the risk of primary cardiac arrest.* Am J Clin Nutr 2000;71(1 Suppl):208S-12S.

US FOOD AND INFORMATION CENTER : *Dietary Reference Intakes (DRI) and Recommended Dietary* Allowances (RDA).

VAN DER SCHOUW YT, KREIJKAMP-KASPERS S, PEETERS PH, ET AL. : *Prospective study on usual dietary phytoestrogen intake and cardiovascular disease risk in Western women*. Circulation 2005;111:465-71.

VIRTANEN JK, VOUTILAINEN S, RISSANEN TH, ET AL. : *High dietary methionine intake increases the risk of acute coronary events in middle-aged men*. Nutr Metab Cardiovasc Dis 2006;16:113-20.

VIRTANEN JK, VOUTILAINEN S, RISSANEN TH, ET AL. : *Mercury, fish oils, and risk of acute coronary events and cardiovascular disease, coronary heart disease, and all-cause mortality in men in eastern Finland*. Arterioscler Thromb Vasc Biol 2005;25:228-33.

WILLETT WC, SACKS F, TRICHOPOULOU A, ET AL. : *Mediterranean diet pyramid: a cultural model for healthy eating*. Am J Clin Nutr 1995;61(6 Suppl):1402S-6S.

WOLTERS M, STROHLE A, HAHN A : *Cobalamin: a critical vitamin in the elderly*. Prev Med 2004;39:1256-66.

ZAMPELAS A, PANAGIOTAKOS DB, PITSAVOS C, ET AL. : *Fish consumption among healthy adults is associated with decreased levels of inflammatory markers related to cardiovascular disease: the ATTICA study*. J Am Coll Cardiol 2005;46:120-4.

ZHANG X, SHU XO, LI H, ET AL. : *Prospective cohort study of soy food consumption and risk of bone fracture among postmenopausal women*. Arch Intern Med 2005;165:1890-5.

INDEX DES RECETTES

PETIT DÉJEUNER / COLLATIONS

ENTRÉES

PLATS

Imprimé sur les presses de Beta à Barcelone (Espagne)